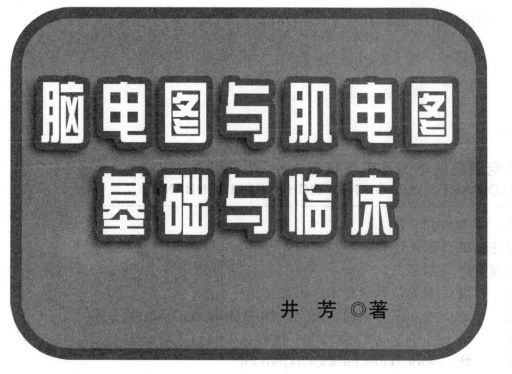

脑电图与肌电图
基础与临床

井 芳 ◎著

U0320511

黑龙江科学技术出版社

图书在版编目（CIP）数据

脑电图与肌电图基础与临床 / 井芳著. -- 哈尔滨：
黑龙江科学技术出版社，2022.3（2023.1 重印）
ISBN 978-7-5719-1274-1

Ⅰ.①脑… Ⅱ.①井… Ⅲ.①脑电图-诊断②肌电图
-诊断 Ⅳ.①R741.044

中国版本图书馆CIP数据核字(2022)第021277号

脑电图与肌电图基础与临床
NAODIANTU YU JIDIANTU JICHU YU LINCHUANG

作　　者	井　芳
责任编辑	陈元长
封面设计	刘彦杰
出　　版	黑龙江科学技术出版社
地　　址	哈尔滨市南岗区公安街70-2号 邮编：150001
电　　话	（0451）53642106　传真：（0451）53642143
网　　址	www.lkcbs.cn www.lkpub.cn
发　　行	全国新华书店
印　　刷	三河市元兴印务有限公司
开　　本	787mm×1092mm　1/16
印　　张	16.75
字　　数	397千字
版　　次	2022年3月第1版
印　　次	2023年1月第2次印刷
书　　号	ISBN 978-7-5719-1274-1
定　　价	60.00元

前　言

近些年,我国的脑电图和肌电图技术的推广速度加快,几乎达到在临床上普及应用的程度。脑电图和肌电图学进展得非常迅速,其结果的准确性和可靠程度也在不断提高,使得这两项检查更广泛地应用于临床实践,使更多临床医生对一些脑病、周围神经和肌肉疾病有了进一步了解,也为更多的神经内科、外科、骨科、内科医生提供了可靠的检查手段和治疗依据。

本书的编写在总结长期工作经验和研究的基础上,广泛参考国内外研究资料和最新进展,全面系统地介绍脑电图和肌电图的基本原理、方法、进展及临床应用。脑电图和肌电图是实践性很强的专业,仅有理论方面的论述是远远不够的,大量阅图是掌握脑电图的最好方法。为了帮助读者更好地理解各种正常和异常脑电图图像,书中提供了大量例图和相关的临床资料,其中绝大多数是我们日常工作的积累,在此愿与广大读者共同分析讨论。

由于能力和水平有限,书中难免存在疏漏之处,敬请使用本书的读者及临床同人不吝指正。

编　者

目　录

脑电图篇

肌电图篇

脑电图篇

第一章　正常脑电图

所谓正常脑电图,在理论上是指在经过严格挑选的健康人群中,各种脑波要素在95％可信限范围内的所见。倘若偏离此范围,则考虑为异常脑电图。

正常脑电图是像做"正常范围内"那样的判定,但是以此作定义时,还有许多尚未规定的情形。例如:假如出现棘波样的异常波形,此时为异常脑电图,但是在其他时候若棘波不出现,便为正常脑电图。特别是小儿癫痫,常常在睡眠之后才出现棘波,像此类病例是否获得睡眠时记录,其脑电图结果便会不同。另外,即使健康者也可见较多的个体差异,因此一般认为在判定脑电图时"正常范围"的界限宽一些较为恰当。

一、成人的觉醒脑电图

成年人在安静、觉醒时的正常脑电图,具有下述的一些特征。

(一)α波

在健康成人安静、闭眼、觉醒时的脑电图,可观察到α波的频率为$10\sim11$ Hz、振幅50 μV左右连续出现,以枕部占优势。

1.频率

α波的频率是$8\sim13$ Hz,但通常健康成人,大多数呈$10\sim11$ Hz。α波大约在8 Hz时称为慢α活动,推测有一些脑机能低下存在。另外,在健康成人也有α波显示$12\sim13$ Hz者,与$10\sim11$ Hz α波相比其出现率很低。α波的频率由于记录部位不同而有一些差异,一般是额部的α波比枕部α波频率略慢,频率差有时达到$1\sim2$ Hz。

2.分布

α波通常在顶、枕部占优势出现,特别是枕部振幅最大、出现率也最高。α波在头皮上分布的部位差减少,不仅在顶、枕部,而且在额、中央、颞部等头部全导出部位持续出现时,被称为广泛性α波。许多时候,广泛性α波多数是频率大约8 Hz的慢α波,但有时α波也不一定慢化。

3.左右差

α波在左右大脑半球的对称部位大致上呈左右对称,其频率、振幅、位相等大多相同。但也有报告,16.6％正常成人的α波振幅有左右差,有12.4％右侧的振幅比左侧大。据说,有时优势半球一侧比非优势半球一侧α波振幅较大。在幼小儿,α波显示左右差的倾向特别大,因此需要注意。由颞部导出的脑波,即使正常人也可以常见α波和快波振幅有左右差,故仅以颞部脑波的振幅有左右差尚难以判定为异常。

4.出现率

α波的出现率或者量,即指在一定时间内的脑电图记录含有何种程度的α波,有相当大的个体差异。α波出现率的生理学意义尚有许多不明之处。

根据α波出现率的正常成人的分类:①α波出现率在75％以上者,为α波优势型(约占被检者的 20％）；②出现率为 50％～75％者，为 α 波准优势型（约占被检者的 35％）；③出现率为 25％～50％者，为混合 α 波形（约占被检者的 20％）；④出现率为 0～25％者，为 α 波劣势型（约占被检者的 25％）。

再者，根据 α 波出现形式的正常成人的分类：①M 型，在闭眼安静时 α 波缺乏；②R 型，在睁眼和集中注意时 α 波显示普通的反应；③P 型，在睁眼时或者精神紧张时 α 波几乎不发生衰减。

α 波的出现率极低，用肉眼观察可见大致上是由振幅低的快波所构成的脑电图，称为低振幅脑电图或低振幅快波图形。低振幅脑电图被定义为不出现 10 μV 以上的节律性脑波，而且见不到有 20 μV 以上的活动的脑电图。正常成人的约 10％可见到低振幅脑电图，病理情况下在头部外伤后遗症等也可出现。

5. 波形

α 波在很多时候显示正弦波样的波形。但是，有时 α 波呈阳性或阴性的尖锐波形，这些判定为正常范围内的波形变异。慢 α 变异型节律是 3～6 Hz（大部分为 4～5 Hz）的特征性节律，其频率大多与 α 波有谐调关系（α 波的 1/2 频率），与 α 波交替出现或者混合出现。慢 α 变异型节律与 α 波同样在枕部占优势出现，由于视觉性注意和精神紧张而被阻滞或衰减。此节律在 20～60 岁出现，与青少年期出现的枕部慢波相区别。大致被认为是在正常范围内的，但也有报告既往有头部外伤者约 1/6 见到慢 α 变异型节律。

6. 调幅现象

α 波的振幅常不一定，许多时候以 1 秒至数秒的周期反复渐增渐减。这种现象被比喻为月满、月缺，称为调幅现象。这样的周期变化是机体生理现象的一个特征，但脑电图上的调幅现象的周期与呼吸、脉搏等节律没有直接关系。α 节律大致上没有振幅的变化，呈单一的波形时，提示有脑广泛性机能障碍，如头部外伤、脑动脉硬化症的可能性增高。

7. 对刺激的反应

α 波对刺激的反应是，若睁眼则发生 α 波阻滞。α 波阻滞的含义是 α 波由于睁眼而被抑制，也称为 α 波衰减。除睁眼外，引起 α 波衰减的因素以光刺激最有效，其他感觉刺激例如声音、触觉也可引起 α 波衰减。

引起 α 波衰减的并不是光刺激本身，而是看到了什么东西，总之是由于枕叶视觉中枢被激活所发生的现象。所以，α 波衰减也可以由想起视觉图像引起。关于 α 波衰减与视觉残留图像的关系，被检者在集中注意残留图像时发生最明显的 α 波衰减。

对于机体有意义的刺激才会引起 α 波衰减。而且不仅外界刺激，内在精神刺激（如心算等）也导致出现 α 波衰减。这在枕部的 α 波衰减最明显，通常也在全导出部位的 α 波见到同样的变化。在睁眼所致的 α 波衰减不够充分或者无衰减时，推测右脑机能特别是觉醒系统机能障碍，因此在脑电图诊断上是重要的。

（二）β 波

比 α 波频率快的波，即频率为 14～30 Hz 的波被称为快波或 β 波。主要出现于额、中央部及颞部，中央部的 β 波与 μ 波的情形相似，如在握拳及松拳时 β 波受到一过性抑制而减弱。

快波不仅在觉醒时出现，入睡时也会出现。β 波与 α 波同样，正常者其振幅和频率在左右半球的对称部位大致上是对称的,因此假若快波仅在一侧阙如或者振幅有显著的左右差时,往往起到病变定位的作用。如脑血管性障碍时快波在患侧显示振幅低下,但也有报告在癫痫及脑肿瘤病例患侧大多显示高振幅快波。

关于 β 波,一般是女性比男性多见,老年人比青年人多见。在应用催眠药和抗焦虑药时常见 β 波增多,如果 β 波不是太显著,那么按照正常看待较为恰当。所以,也需要注意脑电图检查时被检者是否服药及药物的种类。

(三)慢波

比 α 波频率慢的波,称为广义上的慢波,其中 4～7 Hz 者称为 θ 波,0.5～3 Hz 者称为 δ 波。有时在成人从额至中央部可见到一些 θ 波,振幅大多在 10～30 μV。有时在枕部见到相当于 α 波约 1/2 频率的 5 Hz 左右的 θ 波,通常按正常范围内对待。

δ 波在成人安静、觉醒时的脑电图上大致见不到。有时在过度换气诱发试验时可以出现 δ 波,但是如果在过度呼吸停止后 30 s 以内消失,则属于正常。

此外,在觉醒时有时也会见到一些其他的波形,如 μ 波、λ 波及 θ 波等,一般作为正常范围内看待。

若按照 1953 年荣格(Jung)的建议,从整体所见便可以把成人的正常脑电图分为下述的 4 种类型(图 1-1～图 1-4)。

1. α-脑电图(图 1-1)

以 α 波为主要成分,特别是在枕、顶部占优势出现。α 波频率的变动范围在 1～1.5 Hz。此型约占正常成人的 79%。

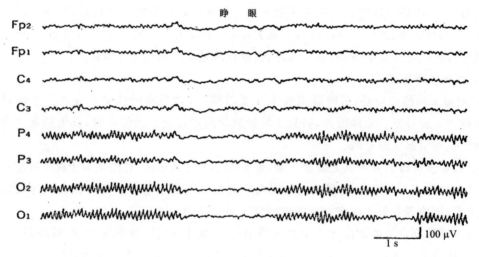

28 岁,男性。参考导联显示枕、顶部占优势的 11 Hz α 波大致广泛性出现,睁眼则发生 α 波衰减。

图 1-1 α-脑电图

2. β-脑电图(图 1-2)

β-脑电图是由 16～25 Hz、20～30 μV 的 β 波所构成的脑电图,α 波仅单个散发或短群出现。β 波在全导出部位出现,在额、中央部振幅最大。此型约占正常成人的 6%。

3. 低振幅脑电图(图 1-3)

α 波的振幅及出现率很低,β 波振幅也低而难以测量其频率。有时在闭眼后极短暂出现

α波或β波。另外,有时可见振幅30 μV以下的θ波像基线漂移那样地出现。低振幅脑电图的出现率因年龄阶段而不同,有报告低振幅脑电图在10～19岁占1%以下,20～39岁约占7%,40～49岁约占11%。

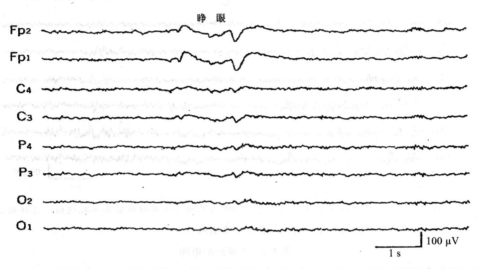

38岁,女性。参考导联显示频率有些变化的β波,睁眼时β波有一些衰减,闭眼则振幅有些增加而再现,闭眼时右枕部α波稍现。

图1-2 β-脑电图

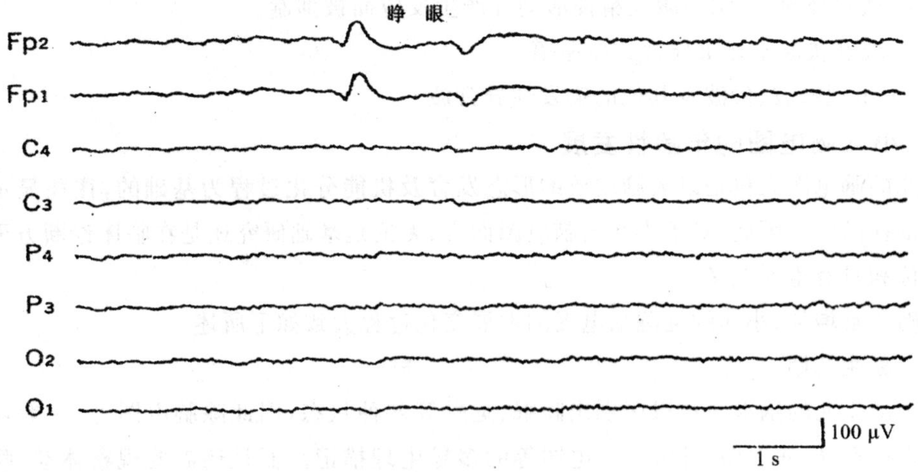

36岁,女性。全部脑区是低振幅脑波,睁闭眼即刻出现低振幅α波。

图1-3 低振幅脑电图

4.不规则脑电图(图1-4)

在整体上看,额部的振幅大,α波不规则,频率的变动范围达到3 Hz,混入振幅小的θ波。这是轻度的广泛性脑电图异常向不明确的界限移行,但在异常脑电图中θ波更常见,或者θ波的平均振幅比α波的振幅更大。约占正常成人的10%,以青春期和老年期人群多见。

总而言之,正常成人在觉醒时的脑电图判定标准,可以概括为下述的内容。

(1)以α波及快波为主体,可见很少量的θ波,大致上无δ波。

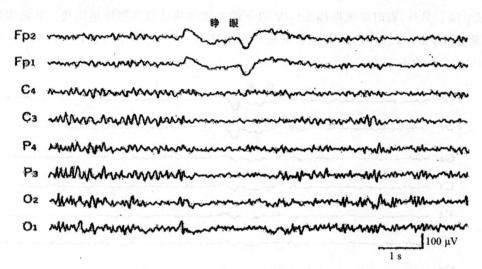

20岁,女性。枕部α波中混入多种频率的θ波,顶、中央及额部等在睁眼前频率较规则。这样的脑电图在小儿期是正常的,而在成人移行为轻度广泛性异常尚没有明确界限。

图1-4 不规则脑电图

(2)α波、快波呈正常分布,即α波在顶、枕部占优势出现,而且快波在额部占优势。

(3)脑波的振幅在左右对称部位相比较,振幅差一般不超过20%,枕部不超过50%。

(4)脑波的频率在左右对称部位相比较,频率差不超过10%。

(5)α波对睁眼、感觉刺激及精神活动等产生反应而被抑制。

(6)α波及快波不显示异常的高振幅。

(7)不出现棘波、尖波及其他的突发性异常波。

二、小儿脑电图的年龄性发展

小儿的脑电图大概是以大脑皮质的形态发育及机能分化过程为基础的,往往显示出明显的年龄依存倾向。因此,对于小儿的脑电图而言,无论是基础研究还是在临床诊断方面都占有特殊地位和具有重要意义。

伴随年龄增加,小儿的觉醒脑电图的发展变化过程大致如下所述。

(一)新生儿期

由于新生儿的脑电图难以区别出睡眠、觉醒等各种状态,因此除脑电图外,一般还需要同时记录眼球运动、肌电图、呼吸及心电图等的多导生理描记。而且还需要观察体动、睁闭眼等以便客观地判定新生儿的状态。另外,新生儿绝大部分时间是在睡眠,通常需要做长时间描记,以便观察其睡眠觉醒周期。

新生儿不仅包括足月产儿,也包括早产儿,所以在观察新生儿脑电图时,便首先需要考虑孕龄(胎龄加出生后周数)。在孕龄31周以前,特别是28周以前的早产儿,不定型睡眠占大部分,脑电图几乎是常常显示非连续性、间歇性的,即指含有慢波等的高振幅波群与比较平坦的时期相间隔而交替出现,像这样的交替性脑电图在孕龄44～46周(一般足月儿出生后1个月)时已经见不到,因此可作为脑电图成熟程度的一个指标。孕龄28～36周时,可见在0.5～1 Hz的大慢波上重叠有8～20 Hz的纺锤样快波,称为δ副波形,此波在孕龄36周迅速减少,至

44 周前完全消失。另外,从孕龄 30～48 周(出生后 2 个月),有时见到一过性的尖波或尖波样波形,但往往不是异常波形。

在孕龄 32～40 周的新生儿觉醒期显示连续性脑电图,由 δ 波、θ 波等混合构成连续性的背景活动(图 1-5)。

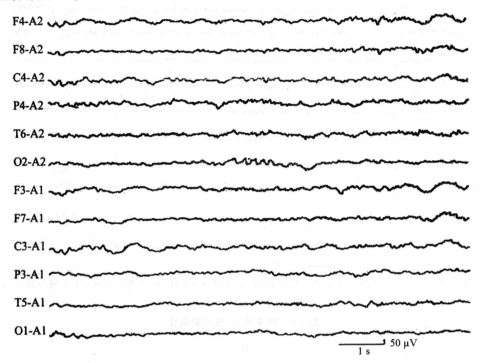

出生后 4 天,男性。觉醒状态参考导联描记示:1.5～3 Hz 低振幅慢波,其上附加不规则频率不同的低振幅活动,无节律性。校正标准 1 s,50 μV。

图 1-5　健康新生儿,觉醒脑电图

(二)2～5 月龄

新生儿在出生后 2 个月时,不规则慢波数量逐渐增加,慢波的频率趋向于一定的节律(3～5 Hz)。这种节律性慢波最先出现于顶部及中央部,然后向枕部扩展。至 3～5 月龄时 δ 波开始减少,3～5 Hz 节律波出现于头部各区域,但是以顶枕部为主(图 1-6)。

(三)6～11 月龄

50 μV 以下的 4～7 Hz 节律性 θ 波在枕部已占优势,断续性地出现,并且开始出现左右侧脑波对称。枕部的 θ 波对光刺激出现反应。

(四)1～2 岁

头部各区域出现较为稳定和规则的高振幅 5～8 Hz α 波、θ 波活动,以枕部显著。大约至小儿 1 岁时开始出现个体差异。以后脑波的频率逐年增加,但直到 3 岁前脑电图的变化不太显著,通常以较规则的 5～8 Hz 波为主体。

(五)3～5 岁

δ 波急剧减少、振幅降低并且逐渐转变为 θ 波,顶枕部出现连续性逐渐增加的 8～10 Hz α 波。在此时期以顶区为主的 4～6 Hz θ 波尚多见,振幅也较高,还可以散见高振幅 δ 波。到

5 岁时,常见 α 波与 θ 波混合出现(图 1-7)。

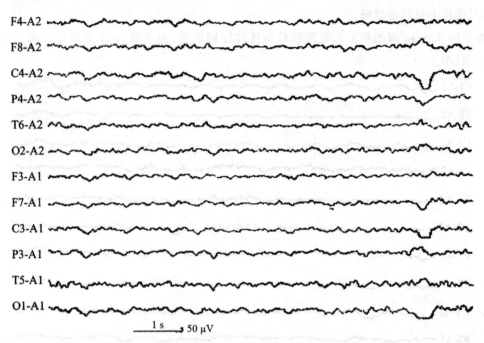

出生后 3 个月,女性。觉醒状态参考导联描记示:较多量 3～4 Hz 的不规则慢波,其上附加低振幅快波。中央及顶部可见 5～6 Hz 的活动,各导联振幅均在 50 μV 以下。

图 1-6　健康婴儿,觉醒脑电图

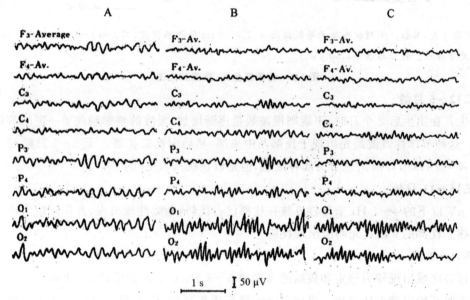

A.3 岁儿的脑电图(睁眼时),5～7 Hz;B.5 岁儿的脑电图(闭眼时),7～9 Hz;C.7 岁儿的脑电图(闭眼时),9～10 Hz。

图 1-7　脑电图的年龄性发展

(六)6～8 岁

6 岁以后 8～9 Hz 的 α 波占优势,特别是在枕部 α 波形成基本节律,慢波成分特别是 θ 波急剧减少，脑电图所见整体上近似于成人的样式。一般在小儿时期，α波振幅的左右差也比成人大，大多数例子是右侧的振幅较大。

(七)9～10岁

α波已占据优势且较稳定，接近于成人的脑电图。枕部的α波多数为10～12 Hz，但是在额、顶部尚有7～8 Hz的节律波，并且见到广泛散发的6 Hz θ波，δ波的出现率在12%以下。在此年龄期θ波的振幅较高，超过150 μV也不一定属于异常。另外，额部出现β波者约占20%，数量在10%左右。

(八)11～17岁

此期的脑电图基本上像成人的脑电图，但尚不稳定，α波的平均振幅下降至50 μV左右。有时在额、顶部出现5～8 Hz群发性慢波，此时若慢波的振幅不超过基本波的2倍则仍属于正常范围(图1-8)。在8～14岁枕部有时出现散发性的尖样波形或者慢波，倘若比较显著便应该作为问题考虑。14岁以后，大约有20%枕部可见低振幅快波。

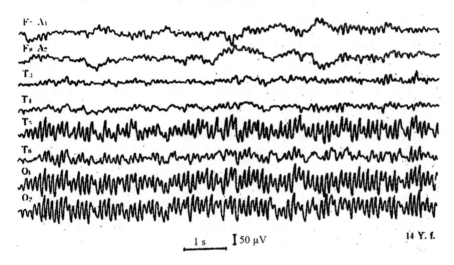

14岁女性。α波在后颞部(T_5、T_6)右侧振幅低，左右非对称(有左右差)，但在枕部(O_1、O_2)是左右对称的，这种情形属于正常。

图1-8　α波的左右差异

(九)18～20岁

为成人的脑电图，δ波大致消失，约有34%的人在额、颞部或各区域可见中等振幅以下的θ波或δ波，并且两者的数量在12%左右。额部β波的数量超过10%者约占44%。另一方面，即使超过20岁，也可以较常见慢波。因此，稳定的α波一般在23岁以后多见。

倘若从枕部脑波频率的发展来看(图1-9)，大致上在1岁时是5～6 Hz，2岁时是7～8 Hz，3岁时是8 Hz左右，9岁时是9 Hz左右，15岁时是10 Hz左右。

由此可见，小儿觉醒脑电图的最大特点是显示年龄差异，即伴随年龄增加脑电图相应地发展，而且是呈阶段性渐进式的发展过程。因此，小儿的年龄阶段不同，便意味着脑电图正常变化的范围也不相同。在判断小儿脑波的发展时，最重要的观察觉醒、安静闭眼时脑波频率的变化。此外，还可以从频率分析、对各种刺激的反应及睡眠脑电图等观察脑波的发展状况。

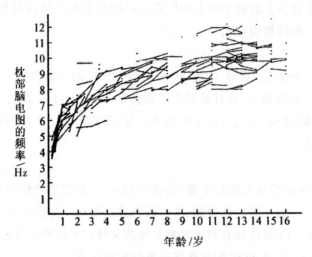

纵轴：枕部脑电图的频率/Hz

横轴：年龄/岁

图 1-9　枕部脑波频率的年龄性发展

伴随年龄增加,脑电图的发展除频率的变化外,也看到振幅及分布的变化。即新生儿的脑电图是低振幅的,其后振幅逐渐增加,有时也达到 200 μV 以上。基本节律的振幅在 6 个月以前顶部占优势,6 个月以后枕部或顶枕部占优势,学龄期以后与成人相同,在枕部形成优势。

如前所述,小儿时期大脑半球的左右对称部位的脑波,常见到相当显著的左右差异。特别是在新生儿时期左右差显著,至出生后 3 年时左右差逐渐减少。另一方面,在小儿时期脑电图的左右差异也并不一定是恒定的,倘若以相当长时间的观察再平均来看,则振幅和频率的左右差异便会较少。

此外,从学龄期到青春期,在枕部可见相当频度的慢波,此种慢波被称为青年性后头部慢波或后头部三角波等。此波的特征是:主要在 10 岁以后出现,26 岁以后几乎不出现;呈频率为 3～5 Hz,振幅为 20～120 μV,与 α 节律没有倍数关系;大多呈单发(散发)性在一侧或两侧的后头部出现,两侧出现时左右不对称多见,一般右侧占优势者多见;此波由于睁眼而衰减,但由一侧的闭眼似乎大多被诱发出现;睡眠时不出现。此波与癫痫、其他特定的脑部疾患不相关,而被认为或许是表示脑发育过程尚不成熟的脑电图波形。需要与类似青年性后头部慢波进行鉴别的,包括由 2 个 α 波相融合那样的慢 α 波变异节律、与头部外伤等病理状态有关的后头部慢波及癫痫失神发作患者的后头部慢波等。儿童后头部高振幅慢波,是指 3～14 岁患者在后头部出现的 3～5 Hz 高振幅突发性慢波。同时,有时伴随脑电图的异常所见(棘波、尖波等突发性异常或基本节律异常),提示儿童后头部高振幅慢波与癫痫(痉挛发作、自主神经发作)相关联。而成人后头部高振幅慢波,是在有性格问题(攻击性、情绪不稳定)的 15～25 岁病例见到的枕部慢波,病理意义尚不明确,在枕部两侧同步性散发出现时属于正常,有其他异常所见时则判定为异常。

关于健康小儿突发性异常波的出现,值得注意。除 14 Hz 和 6 Hz 阳性棘波,其他如棘波、棘慢复合波的成因,大概认为在小儿时期容易出现年龄依存性的遗传素质性异常波,可能有隐匿性轻度的脑机能损害存在。据 1981 年大田原俊辅的报告,经过严格挑选的正常小儿,这种异常波的出现率很低,在 151 例中广泛性棘慢波占 3.3%,6 Hz 棘慢复合波占 4.2%,μ 节律占

1.7%,14 Hz阳性棘波占1.7%。

概括地说,正常小儿的脑电图判定标准可归纳为下述几项内容。

(1)觉醒时不出现高振幅的广泛性δ波活动(可见与年龄相应的基础波的频率、部位的组织化、稳定的波形等)。

(2)慢波不是恒定地局限在某一部位(左右侧大致对称,不显示局限性异常)。

(3)睡眠时的顶尖波、纺锤波、快波不是恒定性地在一侧缺乏或显著减低。

(4)自然睡眠不出现50 μV以上的广泛性β活动(所谓的极度纺锤波)。

(5)不出现棘波等异常波。

(6)对各种刺激的反应正常。

三、老年人的脑电图

观察发现,在无神经病理学所见的60岁以上老年人,异常脑电图的出现率60岁组为33.3%,70岁组为40.8%,80岁及80岁以上组为56.0%,随年龄的增加而增加。相反,正常脑电图的出现率逐渐减少。

一般地说,在60岁以上老年人的脑电图有下述一些特征。

(一)α波

作为基本波的α波频率,在老年人随着年龄增加显示频率减少倾向。健康老年人在60～70岁,优势α波的频率以9 Hz为峰值,左右侧大致对称分布,而到80岁以上则以8 Hz为峰值,显示α波慢化。与青年人的α波平均频率为10.7 Hz对比可知,老年人α波显示出相当的慢化,如图1-10所示。但是,即使90岁以上者也有的显示与中年人完全相似的优势α波,因此并不是绝对的。

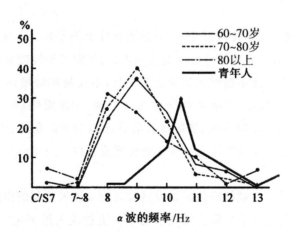

图1-10 正常老年人优势α波频率的年龄差分布

倘若将健康老年人组、有其他疾患但神经系统正常组、神经疾患组进行比较,便会发现优势α波的平均频率依次减低,这提示α波慢化者的脑功能更差。据分析,优势α波的频率为10 Hz且有相当的慢波者,与优势α波的频率为8 Hz而慢波更少者相比较,一般后者更易出现脑机能低下。另外,关于α波的出现率及振幅等的部位差,在老年人枕部的优势性不明显,可见α波广泛化的倾向,如图1-11所示。

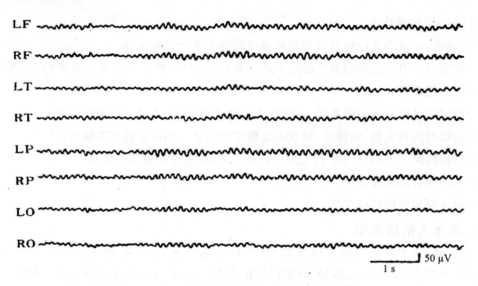

单一节律性 8 Hz 的 α 波,在全部导联连续性出现,没有其他的波形。

图 1-11　广泛性 α 波形(76 岁,正常女性)

(二)快波

老年期快波的出现率比成人增加,但是在阿尔茨海默病(Alzheimer's disease,AD)患者的脑电图中快波出现率低,提示老年人快波多见时,可能智能降低者少见。快波的出现率,在额、中央部最高。观察发现,在老年女性快波的出现率比男性高。

另一方面,在老年人的脑电图广泛性快波最多见的时候,是常见给予精神药物特别是弱安定类药物,容易出现广泛性较高振幅的快波。

(三)慢波

在老年人的脑电图常见 δ 波、θ 波出现,并且有程度上的差异。出现 δ 波时,可以大致判定为异常脑电图。而 θ 波的出现数量可微妙地反映正常、界限乃至轻度异常的判定。

近年研究认为,老年人随年龄增加的脑电图变化,不仅是年龄增加,还应该考虑有轻度脑梗死影响的可能性。研究发现,无症状性脑梗死(CT 或 MRI 阳性)组比对照组 7.7～7.8 Hz θ 波、8.0～8.8 Hz 慢 α 波功率值在额、颞区显著增高,β 波功率值在颞、枕区显著降低。而见于高龄者的颞区 θ 波,一般认为与既往无症状性脑梗死或脑血管障碍有关。

(四)反应性

在脑电图记录时,进行常规的睁闭眼诱发试验观察 α 波被抑制的出现率,老年人比成人组显著减少。在 α 波抑制状态,低振幅快波图形老年人组比成人组多见。老年人由于心肺机能的变化,以及脑动脉硬化,脑组织的反应性降低等,所以过度呼吸时大致上没有变化。在老年人癫痫少见,因此做睡眠试验的必要性和意义也很小。

四、睡眠脑电图

睡眠时期的脑电图有比较明显且特征性的脑波变化,倘若不能正确识别则很容易将正常的脑电图波形误判为异常现象。另一方面,睡眠作为临床诱发试验常用于癫痫的诊断,特别是在疑似癫痫或觉醒脑电图见不到发作波的病例,做睡眠脑电图便很有必要。

(一)成人的睡眠脑电图

关于睡眠的分期标准有多种,目前大多数按照 1968 年国际睡眠分期判定标准(表 1-1)。

表 1-1　国际睡眠分期判定标准

睡眠阶段	特征波形	生理学区别
stage W 觉醒期	α 波、低振幅快波	觉醒
stage 1 入睡期	α 波减少、峰波	NREM 睡眠
stage 2 浅睡期	睡眠纺锤波、κ 复合波	不伴有快速眼球运动的睡眠
stage 3 中度睡眠期	δ 波(20%～50%)	stage 3、4 期称为慢波睡眠
stage 4 深睡期	δ 波(50%以上)	
stage REM	与 stage 1 相似但无顶尖波	REM 睡眠
REM 睡眠期	快速眼球运动与明显的肌张力低下	伴有快速眼球运动的睡眠

按照这种睡眠分期判定标准,便在多导睡眠图的睡眠阶段分为觉醒期,睡眠第 Ⅰ、Ⅱ、Ⅲ、Ⅳ期及 REM 期。

觉醒期(stage W):脑电图显示 α 波,以及低振幅快波等的混合图形。伴有高振幅的持续性肌电图、快速眼球运动和频繁出现的眨眼。

睡眠第 Ⅰ 期(stage 1):此期相当于出现困倦感的入睡期。最初是在觉醒时见到的 α 波振幅降低,连续性逐渐变差,仅断续地出现以至完全消失,成为低振幅图形(抑制期)。与此同时,在中央、额颞部等有低振幅 θ 波单个或几个相连续出现,也有低振幅 β 波出现,脑电图整体上成为像涟漪样的波形(涟波期)。此期的后半段出现顶尖波,即出现两侧同步的 3～4 Hz、可达 200～300 μV 双相性尖波样的高振幅慢波。此波在头顶部位占优势,多数呈单发,有时 2～3 个相连续出现。顶尖波随着年龄增加其振幅变低,在正常成人 15%～20% 不出现顶尖波。在此期有时出现单发或群发的枕部一过性阳性尖波。此期出现慢的眼球运动、肌张力稍降低。

睡眠第 Ⅱ 期(stage 2):也称为浅睡期,显示像轻睡的状态。顶尖波后续大约 14 Hz 的纺锤波,即出现 κ 复合波。κ 复合波自发出现或者由声音等感觉刺激所诱发。睡眠加深则顶尖波消失,纺锤波在顶、中央部占优势出现(纺锤波期)。另外,睡眠加深,在额部出现 10～12 Hz 稍慢的纺锤波,多数为在左右半球独立地出现。

纺锤波也与顶尖波同样,在成人中以青年者显著。随年龄增加其振幅减低,在 60 岁以上的高龄者仅有大约 20% 出现纺锤波。背景脑电图见到低振幅 θ 波、δ 波等的不规则脑波。

睡眠第 Ⅲ 期(stage 3):此期 2 Hz 以下、振幅 75 μV 以上的 δ 波(丘波)占 20%～50%。此期又称为中度睡眠期,显示相当深的睡眠,若不是强烈的刺激被检者便不能感知,在通常的脑电图检查很少用到这一时期。

睡眠第 Ⅳ 期(stage 4):称为深睡期。此期 2 Hz 以下、75 μV 以上的 δ 波占 50% 以上。纺锤波有时也出现。在此期纺锤波的频率多变慢,有时大约为 12 Hz。睡眠再加深则纺锤波消失,仅有大慢波(丘波)。睡眠第 Ⅲ、Ⅳ 期合称为慢波睡眠。参见图 1-12。

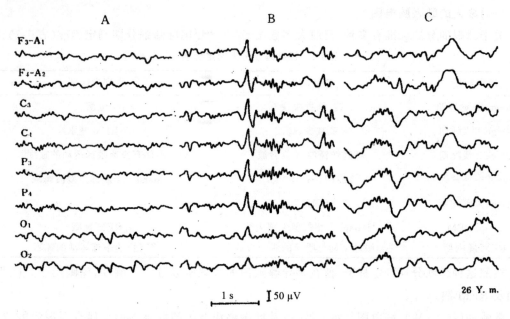

A. 入睡期的脑电图(stage 1),枕部可见阳性尖波样的波形;B. 轻度睡眠时的脑电图(stage 2),头顶部出现尖波样的波形,其持续纺锤波的波形则被称为 κ 复合波;C. 中度睡眠时的脑电图,δ 波出现,并且按其程度分为 stage 3 和 stage 4。

图 1-12　睡眠时的脑电图(26 岁,男性)

REM 睡眠期(stage REM):是指见到快速眼球运动的睡眠期。在 REM 睡眠,显示与睡眠第Ⅰ期类似的低振幅图形、出现水平方向的快速眼球运动(rapid eye movement,REM)、维持躯体姿势的肌张力低下作为三项特征。在脑电图方面,REM 睡眠与睡眠第Ⅰ期的区别困难,但不出现顶尖波。并且有心率、呼吸的加快和变化,以及自律神经机能变化等。另外,倘若给予刺激而醒转,则大多数被检者述说在做梦。

通常与 REM 睡眠相对照,睡眠第Ⅰ~Ⅳ期被称为 NREM 睡眠。在健康成人的夜间睡眠,睡眠第Ⅰ~Ⅳ期及 REM 睡眠依次出现,从入睡后至 REM 阶段结束作为一个睡眠周期,其长度大约为 90 min,因此整夜通常会有 3~5 个睡眠周期(图 1-13)。一般地说,第Ⅳ期在第一个睡眠周期中最显著地出现,多见于睡眠的前半期,后半期接近黎明逐渐变少。与此相对,REM 阶段随着重复周期次数而持续时间增加。在人类整夜 6~8 h 的睡眠中,REM 睡眠约占 1.5~2 h。

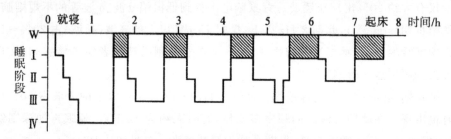

纵轴显示 NREM 睡眠Ⅰ~Ⅳ期各阶段,图的斜线部分为 REM 阶段。REM 在 NREM 之后以大约 1.5 h 的周期较规律地出现,随着接近黎明,REM 阶段变长,慢波睡眠的深度逐渐变浅。

图 1-13　整夜睡眠经过的模式图

将脑电图的睡眠阶段作为纵轴,一整夜的时间经过作为横轴所描记下来的坐标图形,被称为多导睡眠图,而睡眠图不仅包括脑电图,同时也描记呼吸、脉搏、眼球运动等的变化。

（二）小儿的睡眠脑电图

即使是睡眠脑电图,在小儿也显示出许多与成人不同的特征。

概括地说,新生儿的睡眠可以分为:①活动型睡眠,即指伴有快速眼球运动的睡眠;②安静型睡眠;③中间型睡眠。

活动型睡眠相当于成人的 REM 睡眠期,表现为闭眼安静状态,但有时有体动、笑、皱眉、吸吮动作或发出声音,间有缓慢的身体转动;并且可见快速眼球运动、心跳及呼吸不规则;可描记到眼电图（EOG）;脑电图显示低振幅不规则波形、混合型（由高振幅慢波与低振幅的多频率波形组成）,少见高振幅慢波;肌电图显示低振幅。安静型睡眠相当于成人的 NREM 睡眠,表现为闭眼,安静入睡,无体动,呼吸规则;脑电图显示高振幅慢波、交替性波形或混合型;交替性波形是此期的特征性所见,同时肌电图为高振幅。中间型睡眠即指介于①与②之间,难以判定为①或②时的睡眠,因此也称为不定型睡眠。1967 年医学专家建议把眼球运动、呼吸、肢体运动 3 项指标均符合者分别判定为活动型睡眠或安静型睡眠,否则判定为中间型睡眠。

在孕龄 24～25 周的早产儿,绝大多数为中间型睡眠。脑电图显示非连续的波形,所谓非连续性波形是指数秒至十数秒的持续高振幅波群间隔平坦部分（数秒至数十秒）而反复出现。高振幅波群部分为 0.3～1 Hz、100～300 μV 的慢波,混有 8～20 Hz、20～100 μV 的纺锤样快波;4～7 Hz、50～200 μV 的高振幅节律性 θ 波;不规则慢波、尖波等。孕龄 26～28 周的早产儿,仍以中间型睡眠为主,脑电活动也是非连续性的。但活动型睡眠时具有的脑波的连续性逐渐出现而平坦部分逐渐变短（图 1-14）。

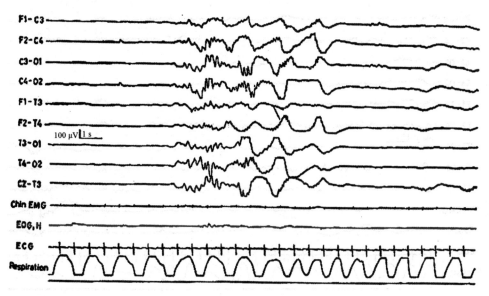

图 1-14　孕龄 28 周,安静型睡眠

至孕龄 32～33 周时,睡眠周期变得比较明确,但仍以中间型睡眠为多。活动型睡眠的脑电图以连续性高振幅慢波附添以纺锤样快波为主,而安静型睡眠的脑电图仍然是非连续性的,可见持续数秒至数十秒的平坦脑电活动与持续数秒的脑波波群交替出现。

在孕龄 36～37 周的早产儿,活动型睡眠时的高振幅慢波逐渐减少,成为较低振幅不规则活动之中混入半节律性 θ 波的波形。安静型睡眠的平坦部分的持续时间变短至 20 s 以下(平均数秒),显示为高振幅部分与低振幅部分相交替出现的交替性波形。孕龄 38～40 周时,活动型睡眠的脑电图显示较低振幅的不规则波形(图 1-15);安静型睡眠的交替性波形的低振幅部分的电活动增加,几乎见不到平坦部分(图 1-16、图 1-17)。

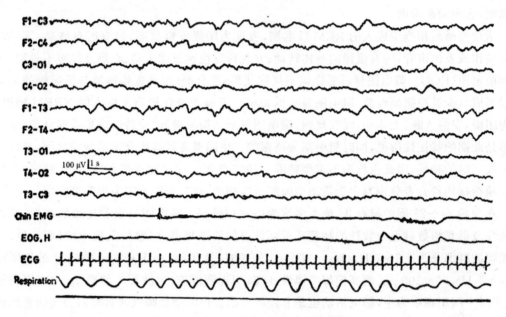

图 1-15　孕龄 38 周,活动型睡眠

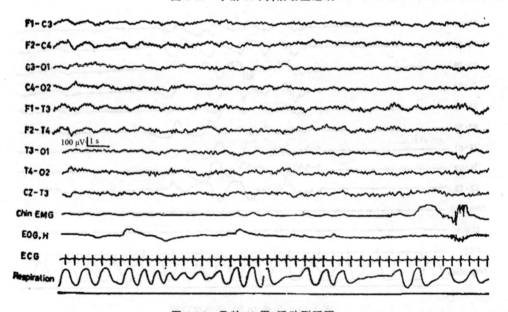

图 1-16　孕龄 40 周,活动型睡眠

在孕龄 41～44 周,安静型睡眠的脑电图逐渐成为高振幅慢波波形,交替性波形至孕龄 44～46 周已经完全消失。

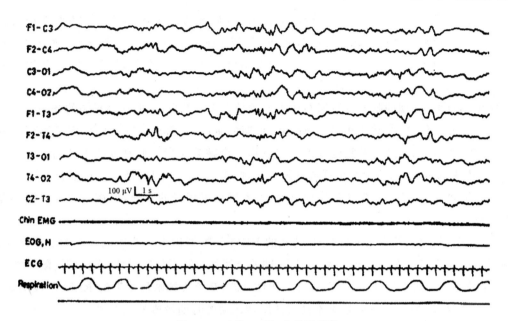

图 1-17 孕龄 40 周,安静型睡眠

另外,在早产儿脑电图中常见的波形有纺锤波样快波和高振幅节律性 θ 波,前者在孕龄 31~32 周最显著,至孕龄 40 周大致消失;后者在孕龄 30~31 周时最明显,32~33 周时减少,34 周以后消失。再者,在孕龄 35~46 周期间常见两侧额部左右同步性出现顶尖波、慢波群、顶尖波-慢波复合波等,与此相似的波形在颞部也可见非同步性出现,多数呈阳性尖样波形。

观察睡眠周期的发展变化,活动型睡眠和安静型睡眠周期从孕龄 32 周开始比较稳定地出现,36 周以后即可明确区分。胎儿发育越不成熟,睡眠周期与脑电图式样的相关性越差,随着孕龄增加,这种相关性逐渐密切。活动型睡眠在孕龄 30 周时少见,35~36 周时增多,以后又减少。安静型睡眠在孕龄 36 周前少见,以后逐渐增加。而不定型睡眠在孕龄 30 周时最多见,以后逐渐减少。一般在成熟新生儿,安静型睡眠占 30%~40%,活动型睡眠占 40%~60%,中间型睡眠占 8%~30%。

关于婴幼儿期的睡眠脑电图,从出生后 2 个月开始,便逐渐出现由睡眠深度的不同阶段而具有特征性的脑电图所见。

睡眠第 I 期即入睡期:出现全部脑区特别是顶部或顶枕部占优势的连续性高振幅(150~200 μV)慢波,其频率到 6 个月时为 2~4 Hz,1 岁时为 4~6 Hz。此时期按照医学专家的建议,被称为入睡时的过渡同步期。2 岁时此种慢波除连续性出现十几秒外,还以短程阵发性慢波的形式出现,容易错看作癫痫性异常波。至 6 岁以后,入睡时高振幅慢波的出现变少,4~6 Hz,大约 100 μV 的 θ 波在中央、顶部短程阵发(群发)出现。11 岁以后入睡期阵发性慢波进一步减少,逐渐成为成人睡眠第 I 期(抑制期)那样的脑电图。

自出生后 5~6 个月时出现顶尖波。在幼儿时期,顶尖波与成人的相比,显示尖锐的波形,倘若不注意便容易误判为癫痫性的尖波。幼儿的顶尖波不仅在中央、顶部,也有在额部和枕部以较低振幅出现的倾向。2~4 岁时顶尖波的振幅最高,随着年龄增加,其振幅减低,波形变单纯,而且局限于中央部。

睡眠第Ⅱ期：出生 2 个月以后，在此期开始出现显著的纺锤波。15～20 岁时纺锤波振幅最高，至 30 岁以后纺锤波的振幅逐渐减低，60 岁以上大约有 20%见到纺锤波。睡眠稍加深，额部出现 12 Hz 的纺锤波，此波在 3～4 岁时开始出现，15～19 岁时最明显，而 60 岁以后显著减少。

睡眠第Ⅲ期：此期的脑电图波形与成人比较没有太大差异，一般地说慢波的频率大概是年龄小者频率慢。但是，在幼儿相当于睡眠Ⅱ、Ⅲ期的阶段，具有成人睡眠脑电图见不到的节律性 θ 波广泛性出现的时期，因此也有人把它看作一个睡眠阶段。此种 θ 波大约为 6 Hz，40～150 μV，中央部占优势，持续性出现或阵发性出现，常与 12～14 Hz 纺锤波相混合。

睡眠第Ⅳ期：此期不规则 δ 波连续出现，不大显示出年龄的差异，但在高龄者一般是慢波的振幅较低。

REM 期：与成人的 REM 期不同，幼儿的 REM 睡眠期出现一些振幅较大的节律性 θ 波，但眼球运动样式与成人的差异不大。REM 期的节律性 θ 波不是广泛性，而比较局限于中央部位，一般是 3～5 Hz、30～150 μV。这种节律性 θ 波，在整夜睡眠后半期的 REM 阶段明显，特别是在一个 REM 阶段结束尚且见不到快速眼球运动的时期最典型地出现。

成人的 REM 期出现于 NREM 睡眠之后，但在新生儿睡眠最初常忽然出现 REM 期。另外，在幼儿常常是在夜间觉醒之后随即出现 REM 阶段。一般在幼儿期与成人比较，REM 阶段的出现次数较多，出现形式规则，在整夜睡眠中所占时间也比成人多。REM 期在新生儿约占 50%，出生后 3 个月约占 40%，3～5 岁时约占 20%，大致接近成人的数值。

此外，在幼儿期，由睡眠中觉醒时也显示与成人颇为不同的反应，即表现为在出生 2 个月以后，约半数以上在移行为完全觉醒时的波形之前，显示 2～4 Hz 连续的广泛性高振幅慢波。随着年龄增加，这种慢波的频率变快，振幅减低，在 5～6 岁时成为 4～8 Hz。高振幅慢波消失，有时也代之以阵发性慢波，多见于 10～20 岁期间。在成人，则不经过这样的高振幅慢波的移行期，直接恢复到觉醒时的波形。

第二章 异常脑电图

所谓异常脑电图,即指超出"正常脑电图的范围"的脑波所见。异常脑电图不仅是在觉醒、安静闭眼时(脑电图记录的基本状态)出现的异常波,也包括诱发试验正常范围以外的脑波异常现象。

一、异常脑电图的分类

对于异常脑电图,按照出现方式可以分为非突发性异常与突发性异常。所谓突发性异常,意思是指不是持续性的基础节律(背景活动)的异常,而是与背景活动有明显区别、突然出现又突然消失的一过性波形。与此相对,非突发性异常则是指基础节律的异常。

(一)非突发性异常波

非突发性异常主要是指脑电图的基础节律(背景活动)的频率和振幅的异常,但在实际上最为常见的是慢波。

1. 慢波

慢波大致上分为 0.5~3.5 Hz 的 δ 波与 4~7 Hz 的 θ 波,这些慢波可以形成持续性的基础节律,或者在 α 波等的正常基础节律之中慢波不规则地混入。判定基础节律倾向于哪种程度的慢波,便需要与该年龄段的正常脑电图模式做对比观察。在成人,假若觉醒、安静时出现 δ 波则明确属异常,倘若 θ 波较显著也可以认为属轻度异常。在小儿,即使正常者其基础节律的频率也比成人慢,而且多有散发性慢波混入,所以对有无异常的慢波化的判定需要特别慎重。

基础节律的慢波化,被认为在许多时候表示各种程度的脑机能低下。脑机能损害波及全脑或者使全脑机能受到影响的神经核或神经通路损伤时,慢波在全脑或左右侧半球对称性地出现,此种情况见于癫痫、脑深部的肿瘤、脑动脉硬化症、各种原因的意识障碍等。

在脑肿瘤和脑挫伤等发生伴有皮质神经细胞结构变化的局限性机能低下时,与其部位一致出现慢波,而这种慢波大多是多形性的(不是正弦波、呈多样的波形),这被认为是病灶处的慢波与从正常丘脑传递的 α 节律相互叠加所造成的。另外,在丘脑、丘脑下部或中脑损害时,广泛性慢波的突发被认为是向脑表面传递 α 节律被中断、衰减或者消失所致。

大脑皮质与间脑、脑干有着机能性的密切联系,在这些部位及联络通路发生障碍时,α 节律便受到相应的影响。

2. α 波慢化

在成人出现 8~9 Hz 的慢 α 波,此时大多伴有 α 波的广泛化、调幅减少和单调化,在脑血管障碍、阿尔茨海默病等有慢性经过的脑机能低下时容易见到。

所谓广泛性 α 波,不仅是 α 波的分布一样,而且 α 波出现率高,呈持续性出现,α 波的振幅和频率的变动少,呈单一节律性,还有调幅减少等特征。广泛性 α 波主要在耳垂作为参考电极的参考导联观察,也常做下述的分类:Ⅰ型为在双极导联也显示广泛性 α 波者;Ⅱ型为在双极导联记录到有部位差的正常波者;Ⅲ型为在双极导联,除枕部以外,其他部位几乎为平坦者。其中,Ⅱ型属于正常范围,Ⅰ型和Ⅲ型病理意义较高,但不伴 α 波慢化时也难以判定为异常。

广泛性 α 波常见于丘脑水平的轻度广泛性损害时(脑震荡、脑动脉硬化症、服用抗癫痫药、针刺麻醉等),被认为意味着丘脑的皮质比同步机能降低。广泛性 α 波大多是 α 节律频率较低,但不一定仅显示慢化,节律的慢化意味着其自身机能相对低下,广泛化与慢化其异常的意义不同。

3. 异常快波

作为基础节律的快波在其有异常高振幅时被看作异常。一般把 30 μV 以上的快波看作异常波。除癫痫外,异常快波在甲状腺功能亢进症、库欣(Cushing)综合征等患者中常见,也可见于罹患脑炎后的小儿和脑性瘫痪的患者。局灶性快波在头部外伤、脑手术后等也可以见到。另外,极度的异常快波(30~40 Hz 的快波为主体)可见于成人,据说与脑器质性精神病或者与某种精神病因素有关。

由于服用巴比妥类、苯二氮䓬类和抗癫痫药等,也常常出现相当高振幅的快波,因此在见到高振幅快波时,首先有必要调查此时的服药情况。

4. α 波及正常构成成分的异常

这些变化包括:①α 波或快波的局限性振幅降低或消失;②α 波或快波局限性振幅增大;③α 波频率的局限性慢化;④α 波的位相紊乱(正常时在对称部位间是同位相);⑤睡眠时的快波、顶尖波、纺锤波、慢波及 κ 复合波等一侧性振幅降低或者阙如。

上述在正常时应该出现的脑波发生局限性(一侧性)振幅降低或者阙如,这样的所见被称为懒波活动或懒波现象。懒波现象对于病变的正确定位没有帮助,但大多有助于确定患侧。懒波现象常见于脑器质性损伤,在慢性硬膜下血肿的病例中懒波现象有较高的出现率。脑肿瘤患侧有时也出现懒波现象,而且懒波现象受到肿瘤深浅的影响,在肿瘤直接侵袭大脑皮质时懒波现象较明显地出现。

(二)突发波

突发性脑电图异常,大致上分为棘波、尖波和阵发性节律波。棘波、尖波可单独出现,有时也与慢波一起形成棘慢复合波、尖慢复合波。

1. 棘波

棘波是突发性异常脑电图最基本的形式,周期 20~70 ms(1/50~1/14 s),具有陡峭的波形,明显有别于背景脑电图。棘波多数为阴性波,有时呈阳性,有时还显示双相、三相性的波形。棘波的出现方式,有散发性和形成节律性群发(阵发)等。单个棘波局限性、散发性出现时称孤立性棘波,由数个棘波相连续形成多发性棘波,多发性棘波呈一定节律性出现时称为节律性棘波。孤立性棘波以较长的间隔散发时,仅表示癫痫原发焦点的存在,通常不出现临床症状。从癫痫外科方面来看,发作间期棘波放电的部位被称为刺激区,由连续成串棘波引起足够强的癫痫样放电(后放电)侵入致痫区才会引起症状。

棘波表示皮质神经细胞的超同步性放电。在癫痫患者,棘波成分被认为是最特异性的发作性放电,特别是阴性棘波在振幅大且周期短时,其出现部位接近癫痫源性病灶,因此在脑电图学诊断上具有重要意义。但有时棘波可能是由其他部位传导而来神经冲动的诱发性棘波,此时的棘波周期较长,其背景活动大多正常。而阳性棘波一般不能作为定位的指标,仅作为参考具有提示意思。如当耳垂参考电极受到阴性棘波的波及时,在颞部以外的其他部位往往记录到阳性棘波。

2. 棘慢复合波

棘波后续一个 200～500 ms 的慢波时称为棘慢复合波或棘慢波。此时若棘波为单发性称棘慢复合波,多发性棘波后续慢波则称多棘慢复合波。

棘慢复合波也与棘波一样,在局限性出现时表示该部位有癫痫原发焦点。棘慢复合波的发生详细机制尚不明确,但发现慢波表示抑制过程,与棘波表示强烈的兴奋过程相反,于是认为由于机体的防御机制立即发挥抑制作用,便出现棘波后续慢波。另外,棘慢复合波比棘波单独出现时,大多表示癫痫源性病灶波及较广范围。局限性棘慢复合波多数呈群发出现。不规则棘慢复合波常见于癫痫强直阵挛性发作。广泛性 3 Hz 棘慢复合波节律的典型波形最多见于失神发作。频率为 1.5～2.5 Hz 的慢棘慢复合波(或称尖慢复合波)广泛性出现时,常见于伦诺克斯-加斯托(Lennox-Gastaut)综合征。多棘慢复合波大多与肌阵挛发作相关。

3. 尖波

尖波又称为锐波,波形与棘波相似,但周期较长为 70～200 ms(1/14～1/5 s),尖波的上升支陡峭而下降支略斜缓。尖波与棘波同样,多数是阴性波,但双相、三相性尖波也多见,特别是具有振幅大的阳性相者较多。尖波有时散发性出现,有时也呈节律性出现。阴性尖波的出现与阴性棘波同样,表示其部位接近癫痫原发焦点。

尖波的周期比棘波略长,呈周期较长的尖锐波形,这被认为是与棘波相比,神经细胞的同步化不够完全所致。其原因可能是:①其部位是原发焦点,由于在"空间上"癫痫源性病灶较广泛,而在广泛区域多数神经细胞的同步化比棘波需要更长的时间。②原发焦点在对侧半球、皮质深部、皮质下诸核等,而从这些部位产生的神经冲动传导至相应的皮质部位时诱发出现尖波,由于传导过程中神经冲动的"时间性"分散增大,遂使尖波的周期变长。因此,阴性尖波的出现,表示有较广范围的原发性癫痫焦点存在,或者原发焦点位于远隔部位。

4. 尖慢复合波

尖波后续慢波所形成的复合波称为尖慢复合波。尖波为单相、双相或者三相性,周期多数为 80～120 ms,而后续慢波的周期为 500～1 000 ms。

尖慢复合波一般在较广泛的致痫灶存在的部位可以记录到。尖慢复合波局限性出现时,可呈散发性、孤立性,也可以形成节律性暴发,还可以与失神发作时的 3 Hz 棘慢复合节律同样,呈广泛性节律性大约 2 Hz 规整地反复出现。

5. 阵发性节律波

阵发性节律波是指不含有棘波或尖波,振幅较大,与背景活动有显著区别的节律性突发活动一起出现时,也被看作发作性放电。不含棘波的阵发性节律波有 3 Hz、6 Hz 的慢波暴发、大约 10 Hz 的高振幅阵发、快波的阵发等。阵发性节律波最初是低振幅快波,但频率逐渐变慢、振幅逐渐增大的波形称为渐增节律。

约 3 Hz 的慢波暴发,在癫痫失神发作的患者有时作为 3 Hz 棘慢复合波的不全型出现,有时也局限性出现于枕、额、顶部等,但在广泛性出现时大多不伴有临床上的意识障碍。据说,特别是在复杂部分性发作的自动症时,大约 6 Hz 的慢波呈长程阵发,左右同步性广泛性或颞部占优势出现。大约 10 Hz 的节律波阵发形成渐增节律的形式,常出现于全身性强直阵挛发作的从初期向强直期移行的时期,但比正常 α 波振幅更高且连续出现,不受外界刺激的影响。以快波开始的振幅渐增的节律波,在癫痫发作初期在其病灶部位常可以见到。

6. 6 Hz 棘慢复合波

6 Hz 棘慢复合波指较低振幅的 6 Hz 棘慢复合波,由于其波形类似于失神发作时 3 Hz 棘慢复合波的缩小型,也被称为"幻象小发作"或"棘慢波幻象"。但是,与临床上的"小发作"无关。频率多数为 4～7 Hz,一般形成大约 1 s 较规整的短程群发,两侧同步、左右对称,额、中央部大多占优势,有时顶、枕部占优势。主要在睡眠第Ⅰ期出现,但过度呼吸、闪光刺激试验可以诱发。

棘波成分大多在 20 μV 以下,多数呈双相、阴性成分尖锐。但有时阳性成分显著,显示类似于 6 Hz 阴性棘波的波形。以女性多见,特别是在青春期至青年期好发。在显示本波形的病例中可见痉挛发作(约占 60%)及自主神经症状或精神症状等,但也可见于健康人。另外,也有的学者认为棘慢波现象是 6 Hz 及 14 Hz 阳性棘波现象的一部分,两者的区别与脑成熟过程有关。本波形与 6 Hz 及 14 Hz 阳性棘波相比,似乎其异常性略高,但其诊断意义迄今不够明确。

7. 14 Hz 及 6 Hz 阳性棘波

14 Hz 及 6 Hz 阳性棘波又称为 14 Hz 及 6 Hz 阳性波群发。频率为 5～7 Hz(6 Hz 最多见)或者 13～17 Hz(14 Hz 最多见),形成"拱形"且群发性出现,在参考导联记录时最明显。一般在睡眠期的后颞、枕部占优势出现,大多为两侧性出现,但两侧同步出现者少见,据说右侧半球优势占其中的 70%。

本波形的频率与年龄有关,在学龄期常可以观察到。据报告,1 岁以下仅显示 6 Hz 阳性棘波者多见,10～30 岁显示 14 Hz 及 6 Hz 阳性棘波者较多(60%～70%),其次是 14 Hz 阳性棘波,显示 6 Hz 阳性棘波者最少。但 40 岁以后仅显示 6 Hz 阳性棘波者多见。出现阳性棘波的睡眠阶段也与年龄有关,在婴幼儿多出现于睡眠Ⅲ～Ⅳ期,10～19 岁容易出现于睡眠Ⅰ～Ⅱ期,40 岁以后出现于觉醒至入睡期。本波形被认为与丘脑及丘脑下部(自主神经症状等)有关,或许是表示极轻微脑障碍的软指征,属于缺乏特异性的异常波。但是,由于这种波形在对照组,甚至健康人群中的出现率也相当高,因此对本波形的意义仍存在争议。

8. 小尖棘波

小尖棘波是指在入睡期至轻度睡眠期,以不规则间隔出现的不太显著的单发性小棘波。振幅在 20 μV 以上(一般为 20～50 μV),偶然出现,呈单发性、非局限性,是非常快的一过性现象,而且不显示棘慢复合波的波形。据吉布斯(Gibbs)等报告,正常成人的 6%～8% 可见小尖棘波,认为不太具有病理意义。另外,此种波形与普通棘波的区别不一定容易。

除癫痫外,具有精神症状的病例有时也出现小尖棘波,在双相型躁郁症患者可见较高的出现率。大多认为其中振幅高者病理意义较大,振幅小者被看作界限所见。从神经生理学角度考虑,小尖棘波比普通的棘波程度轻,但也许是由同一种病理神经元的部分性活动所发生的。因此,小尖棘波也被称为良性癫痫样放电。

9．周期性同步性放电(periodic synchronous discharge，PSD)

PSD是指以一定的周期、较规则反复出现的广泛性左右同步性的突发性异常波。通常突发波是尖波、棘波单发，或由慢波等复合组成3～5相的波构成。有时也可见与肝性脑病的三相波相类似的波形。周期的长度分为短周期(大约1秒)与长周期(数秒至20秒)。PSD在出现初期，周期有时也不甚明显，但逐渐变得稳定出现，至末期PSD的周期大多显示延长倾向。在典型PSD出现时期，背景脑电图呈低振幅慢波化，末期则大致呈平坦化。PSD有难以受到感觉刺激等影响的特征。

PSD的发生机制，据说在大脑皮质和基底核广泛性损害时出现PSD，而仅有大脑皮质或者白质的病变则不出现，这大概被认为是由于皮质下的起搏点及大脑皮质的不应期等相关联而形成周期性的脑电图波形。具有代表性的PSD之一，是在克罗伊茨费尔特-雅各布病(Creutz-feldt-Jakob disease，CJD)时，多见短周期的突发波呈单发(2～3相性)尖波，有时PSD也与肌阵挛发作同步出现，但不同步者多见。另外，短周期性PSD也可见于呼吸心跳停止所致的缺氧性脑病、肝性脑病、阿尔茨海默病等。而在亚急性硬化性全脑炎(subacute sclerosing panencephalitis，SSPE)出现的PSD是长周期、突发波含有慢波的复合波，所以也被称为周期性复合波。

10．周期性一侧性癫痫样放电(periodic laterlized epileptiform discharge，PLED)

PLED通常是指以100～200 μV的较高振幅、短周期(100～200 ms)、2～3相的尖波，呈周期性(1～5 s)、在一侧半球且规则出现的脑电图波形。一般在各尖波之间呈现近似平坦的波形。

PLED常见于急性脑血管障碍所致意识障碍的病例，许多时候在患侧大脑半球的对侧四肢对应部位可见反复出现的部分性(运动)发作。在脑血管障碍，特别是急性出血性梗死、老年者的陈旧性病灶合并代谢异常时容易出现。此外，PLED在脑肿瘤(特别是转移瘤)、脑炎(特别是单纯疱疹病毒性脑炎)等也可以出现。

11．暴发抑制波形(burst suppression pattern，BSP)

暴发抑制波形是由θ波及δ波的暴发(有时也混入快波、棘波样波形)与介于其间的低振幅脑波(相对静止期)构成而具有特征性的脑电图波形。暴发部分呈广泛性两侧同步性，大致上具有一定的周期性。BSP与周期性同步性放电(PSD)的区别，在于BSP时暴发的间歇期显示完全的平坦状态，而PSD时则可以观察到不规则的低振幅脑波。另外，新生儿的交替性脑电图也属于BSP。

BSP常见于大脑的广泛器质性病变，以及脑机能低下(包括深度麻醉时对脑电图的影响)。重症脑损害(例如心肺复苏时)出现的BSP，周期越长预后越差，容易移行为平坦脑电图(flat EEG)。显示BSP的患者大部分为深昏迷。而显示PSD的患者虽然有意识障碍，但大多数不是深昏迷。

在婴儿期的癫痫性脑病显示BSP者，被称为早期婴儿癫痫性脑病伴暴发抑制(大田原综合征)。

二、异常脑电图的出现形式

异常脑电图不仅有上述的出现方式和"异常波形"方面的不同，还具有更为复杂的出现形式。在这里把异常波的出现部位等归纳如图2-1所示，并略作说明。

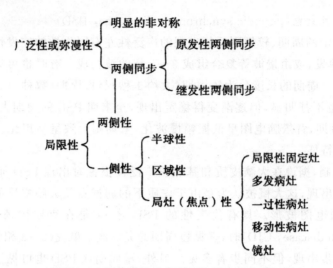

图 2-1　异常脑波的出现部位及出现方式

(一)异常脑波的出现部位

异常脑波一般大致分为广泛性或弥漫性及局限性两种。在局限性异常中包括两侧性(例如两侧额部)、半球性(一侧半球)、区域性(如在额、颞部出现)及局灶(焦点)性等。

(二)异常脑波的出现方式

例如:在时间顺序上有散在性、连续性、间歇性,单发、2~3个连续、成群(持续数秒),暴发或群发即指突然开始又突然终止、区别于背景脑电活动的出现方式。在波形的规则性方面,可以有规则性、不规则性、节律性等。还有周期性、阵发性、两侧同步性、非同步性等形式。

(三)对称性与非对称

在异常脑波广泛性或两侧性出现时,便需要区分是左右对称的还是非对称的。若左右对称部位的异常脑波在波形、振幅、位相及出现率等有明显的差异,称为非对称。假如某种异常波在左右对称部位同步出现,则需要区别它是原发性两侧同步还是继发性两侧同步。所谓原发性两侧同步,如像癫痫失神发作见到的 3 Hz 棘慢波节律那样,是指某种突发波在左右对称部位的频率、振幅、波形、位相及起始点等大致上不显示左右差异。而继发性两侧同步粗略看像是原发性两侧同步,但仔细观察振幅、波形、位相等多少有些左右差,实际上是源于局限性皮质的突发波。原发性两侧同步与继发性两侧同步的区别,在于后者有清晰的左右差。例如:通过设法精确测量左右侧棘波的时间差,便可以做出区别。倘若时间差在 6 ms 以内可看作原发性两侧同步,而相差 9 ms 以上时则作为继发性两侧同步。此外,若发现一侧有局灶性异常,则也有助于鉴别出原发侧。

关于异常波两侧同步性出现的机制,一般认为是丘脑及脑干的异常兴奋对称性投射到两侧半球,在大脑皮质诱发出现原发性两侧同步的异常波。而皮质病灶部位的兴奋可通过胼胝体传导至对侧半球的对称部位,使对侧也随之发生异常兴奋,从而产生继发性两侧同步性突发波(如棘慢波)。

(四)局限性异常波

异常脑波在一侧出现时,按照异常波出现范围的大小,可以分为局限在较小范围的焦点性、涉及略大范围的区域性、波及一侧半球全部的半球性等。所谓的局限性异常,也有人称为局部性或限局性异常。

　　焦点性突发波最典型者,呈周期短的阴性棘波恒定地在一定部位反复出现,这被称为局限性固定性表浅皮质灶,表示该部位附近有癫痫源性病灶存在。在两个以上部位同时存在局限性固定性病灶则称为多发病灶,此时各焦点的突发波可以同时出现,也可以是相互无关地各自放电,后者称为独立性多发病灶。但也可以见到突发波不一定恒定地在一定部位出现,有时在某部位出现的焦点性异常波突然消失(一过性病灶),或者焦点转移至另一部位(移动性病灶)。因此,在两个以上部位独立出现突发性异常波时,便需要注意是多发病灶还是移动性病灶所致。

　　在一侧皮质有突发波的焦点时,有时在其对侧半球的对称部位也出现继发性突发波焦点,对于原发病灶而言,这被称为镜灶(或称镜像焦点)。此时,原发焦点的异常波如棘波的振幅较高、周期较短、波形尖锐,背景活动大多混有慢波等异常波;而镜灶的棘波稍不显著,同时或略迟出现,有时也不伴棘波,背景活动大多正常。若测量原发焦点与镜灶的棘波出现时间,镜灶棘波可延迟出现5～15 ms。一般认为,镜灶是原发焦点的异常神经冲动经过胼胝体、前连合、穹隆等的联系纤维传导至对侧的对称皮质部位,引起该部位的兴奋而产生的。

　　镜灶有时出现自发性放电。当原发焦点停止放电后,仅镜灶显示突发波时好像是焦点的移动。但在理论上,镜灶除由原发焦点继发性发生的之外,原来镜灶处也可能有独立的焦点存在,甚至原发焦点和被认为是镜灶的双方可能都是源自真正原发焦点(如皮质下部)的继发焦点。镜灶在颞叶或额叶有焦点的癫痫最容易出现。与成人比较,在小儿镜灶的出现率较高。

　　此外,所谓埋藏病灶是指焦点不在大脑皮质表面,而是在距离表面较远的皮质或白质,如半球内侧面的矢状窦旁、大脑基底面、裂沟的深部(如岛叶)等,一般用头皮电极难以定位。

三、异常脑电图的判定标准

　　综合上述关于异常脑电图的知识,在整体地阅读脑电图时,成人的异常脑电图判定标准大致如下。

　　(1)基础节律的优势频率在8 Hz以下的慢波带,以及少见的优势基础节律为14 Hz以上的高振幅快波(低振幅快波图形也常见于正常者)。

　　(2)基础节律中混有非突发性慢波,混入0.5～3 Hz δ波时属异常;慢波为4～7 Hz θ波者,若较明显出现则一般考虑为异常。特别是慢波局灶性出现时,异常的可能性更大。

　　(3)基础节律的平均振幅异常增大,或者相反,基础节律完全成为平坦或仅有低振幅慢波出现。

　　(4)构成基础节律的波,即使给予各种觉醒刺激(睁眼等),也不出现一侧性或两侧性抑制。

　　(5)基础节律的振幅在左右对称部位间有恒定的20%(枕区50%)以上的差异,或者左右对称部位脑波频率的平均周期有10%以上的差异。

　　(6)出现棘波、尖波、棘慢复合波或尖慢复合波等。

　　(7)出现高振幅的慢波或者快波的群发(暴发)。

　　(8)过度换气试验出现(6)(7)的所见时。

　　(9)睡眠时出现包括棘波、尖波的波形,但正常时出现的顶尖波等除外。

　　(10)对于其他诱发试验(如戊四氮、贝美格等诱发),异常波的出现阈值较正常者显著减低时。

(11)正常睡眠时出现的快波、顶尖波、纺锤波、κ复合波等,有显著的左右差异或者有一侧性阙如。

对于异常脑电图的分类和分级,迄今尚未取得完全统一。目前在国内许多实验室是按照异常的程度,将异常脑电图依次分为轻度、中度及重度3级。但也有不同的主张,如有人曾提出,将成人异常脑电图分类为广泛性异常与局限性异常,在广泛性异常之内划分出轻度、中度及重度3级,另有局限性异常(仅指出异常波的部位、出现方式及波形特征等)。所以相对来说,异常所见的具体内容显得更为重要。

此外,所谓界限性脑电图,一般是指介于正常与轻度异常之间,并且比较少见的某些情形或脑电图波形。在理论上,界限性脑电图是存在的,而且其诊断意义未能明确,或者学术观点尚有争议。例如:一些过去认为属于界限性脑电图的变化,如今认为属于正常范围的变异可能更为恰当。而另外某些过去认为属于异常的脑电图波形,也有人考虑属于界限性脑电图所见,这些波形包括 14 Hz 及 6 Hz 阳性棘波、小尖棘波、6 Hz 棘慢复合波、μ 节律、睡眠时枕部一过性阳性尖波及成人潜在性节律性放电等。

倘若在小儿的脑电图有下述所见则判定属于异常。

(1)2 岁以上有大量的 3～5 Hz 慢波。

(2)4 岁或 4 岁以后,枕部的基础节律在 6 Hz 以下。

(3)5 岁或 5 岁以后,枕部的基础节律在 7 Hz 以下。

(4)9 岁或 9 岁以后,枕部的基础节律在 8 Hz 以下的 θ 波时为异常。

(5)7 岁或 7 岁以后,出现不规则、弥漫性、对称性 2 Hz 以下的 δ 波者。

(6)不规则慢波恒定性两侧不对称出现或局限性出现,或者一侧 α 节律消失等明显不对称。

(7)出现振幅在 50 μV 以上的弥散性快波或局限性快波。

(8)10 岁以后,枕部仍有少量以上的 3～5 Hz 慢波。

(9)出现弥漫性 α 波图形者为异常。

(10)出现间歇性节律性 δ 波或 θ 波时为异常。

(11)睡眠时一侧纺锤波恒定性减弱或消失,或者持续出现高振幅纺锤波者。

(12)出现棘波、尖波及棘(尖)慢复合波,或者有不对称性 δ 波、θ 波暴发,以及节律性突发波等。

再者,新生儿的脑电图判读,需要在确定觉醒、各种睡眠状态的基础上,结合其孕龄周数再做判定。关于新生儿的异常脑电图,一般分为背景脑电图异常与突发性异常两类。

(1)背景脑电图异常。常见于围生期缺氧缺血性脑病,包括:①轻度异常,如安静型睡眠交替性波形的低振幅部分近乎平坦,几乎见不到高振幅慢波。脑电图成熟延迟 2 周以上,或者睡眠周期障碍(如不定型睡眠增加)。②重度异常,表示有严重脑功能障碍,预后不良,包括:出现暴发抑制波形,或者出现平坦脑电图(或称电静息),持续低振幅脑电图(振幅不超过 20 μV);弥漫性高振幅δ波;显著不对称或者不同步。

(2)突发性异常。包括:①出现局灶性棘波或尖波;②多灶性癫痫样放电;③不伴临床发作的电发作;④反复节律性放电,指在临床发作时的突发性异常波,可见反复出现棘波、尖波及其复合波,发作性 δ 波、θ 波或 α 波、β 样波,以及去同步化、发作性渐增节律等。

第三章　脑电图的阅读与分析

为了有效地利用脑电图,从整体上说,需要强调规范脑电图技术、改进描记方法和提高判读水平的重要性和必要性。所以脑电图的阅读及判定,便也需要由具备资格的脑电图医生来完成。

一、脑电图的阅读及描述

实际上,人们所见到的脑电图,是把时间的推移作为横轴、电位的变化作为纵轴,用一定走纸速度描记下来的生物电活动的"波形"曲线图谱。

在阅读脑电图时,首先需要明确了解被检者的一般情况,包括被检者的姓名、年龄、性别、病史及临床诊断、用药情况等。特别需要注意各种技术参数、电极配置法和导联组合法等描记条件的设置,以及被检者的描记时状态。

然后,对脑电图进行阅读及判定,即采用肉眼的观察(目测)和手工测量。一般地说,对常规脑电图即在觉醒安静闭眼时脑电图的阅读和判定,其步骤如下。

(一)浏览

将脑电图图谱由前至后大致上完整地浏览一遍,注意有无明显异常,左右是否对称,有无局限性改变,异常波形的特征及排除伪差等。

(二)测量

使用脑电图测量尺(通常用透明塑料制作)详细测量与多方面观察,确认包括 α、β、θ、δ 等成分的周期(频率)、振幅、波形、规则性、连续性、出现量(指数)、部位差异、位相关系及出现方式等,仔细观察和测量比较左右对称部位有无差异,以便发现局限性异常;在测量振幅时,一般以参考导联为准,慢波的出现量用参考导联做评价。

(三)对比与判定

在观察和测量之后,对全部的脑波所见进行对比并做出判定,包括确定出基础节律(背景活动)属于哪种频率,空间分布、持续程度如何,局限性、非对称的有无(局限性慢波、低振幅、懒波现象等),慢波的出现及其程度(频率、振幅、部位、持续性等),以及特殊波形等;确定对诱发试验的反应是否正常,局限性慢波出现的有无,突发性异常波是否被诱发或增强(突发波的波形、出现部位);若突发性异常波出现时,确定是广泛性还是局限性。在广泛性时,确定是广泛性的非对称性还是两侧同步性。在局限性时,判定是区域性、多焦点性、镜像焦点,还是继发性两侧同步;判定突发性异常波在哪一导联出现,最大振幅在哪一部位,放电的先行部位、位相倒转在哪里出现等。

(四)得出判定结论

将一份完整的脑电图图谱做出上述全面、综合的比较、观察和判定,然后再与该年龄组的脑电图判定标准做对照,得出判定结论。倘若判定属于正常脑电图,则不仅需要满足正常标准中的所有条件,同时也不得有异常标准之中的任何一项;假如判定为异常脑电图,则需要显示符合异常标准中的至少一项,符合条件越多,异常的可能性便越大。

在判读脑电图时,假如完全不考虑被检者的临床症状,仅观察脑电图记录描述其所见,称为绝对的判读法;或者在对脑电图所见的意义进行分析时,与其临床症状密切结合进行综合评价,则称为相对的判读法。显然有理由认为,只有脑电图相对的判读法具有实际的临床意义。

将脑电图所见客观地描述下来并得出判定结论,这便是常见的临床脑电图报告书。临床脑电图的描述法及判定标准也有地域差异,以至于报告书的记载各有特点,常见的有表格式和描述式等。

正式的报告书格式应该包括一般项目(患者的基本信息)介绍、客观地描述详细所见、综合判定结论及解释等三个主要部分。在一般项目,首先需要说明被检者的状态,特别是检测不合作或不安静(如紧张)等情况,标明被检者在描记开始时的意识状态,正在服用的药物或为了描记睡眠脑电图而服用的药物,电极的配置法或描记其他生理参数的电极也需要提及,还包括描记所用的时间。在描述部分,应该遵循"所写即所见,所见即所写"这一客观而忠实的原则,对所有脑电图的特征包括正常或异常现象进行记载,尽可能避免主观性判断。

一般地说,脑电图的正式报告书以描述背景活动开始,可以做如下所述的分类。

1. 关于觉醒安静时的基础节律或背景活动特征的描述

首先描述作为优势活动(基础节律)如α波的频率、振幅、出现量(指数)、连续性、对称性、出现部位,以及是否为节律性或不规则性,对睁闭眼诱发试验所致的衰减情况等。对其他成分,如快波或慢波也做同样的描述,描述其频率、振幅、出现量、出现部位、对称或不对称、有或无节律性等。在异常脑电图、婴儿脑电图或睡眠脑电图可能没有明显的优势频率,此时应针对不同的活动分别描述。若在两侧半球间显示明显不对称,则对每一侧的脑电图特征分别加以描述。

2. 异常波的描述

对异常波的波形(如棘波、尖波和慢波)、出现部位(广泛性或局限性)、对称性、同步性(半球内和半球间)、振幅、出现方式(散发性、持续性、间歇性、短程或长程、暴发)、数量等进行描述。异常波在诱发试验出现时,则在该试验项目里描述。

3. 诱发试验效果的描述

如过度换气试验,首先叙述在脑电图常规检测进行的过度换气试验的影响,记载过度换气试验的效果良否,在异常波出现时,描述其在过度呼吸的第几分钟出现,并描述在试验终止后异常波的变化情况。进行其他诱发试验如闪光刺激时也同样描述其结果,包括正常或异常的反应。

4. 结论及解释

对脑电图进行综合判定之后得出结论或印象,判定结论可分为:①正常脑电图;②界限性脑电图;③异常脑电图(包括轻度、中度、重度)。其中界限性脑电图的判定一般用于临床意义尚不明确的波形,而且界限性脑电图这一结论实际上对临床诊断缺少积极意义,所以需要慎重。另外,每个实验室对脑电图异常程度的定义可能会有所不同,但在同一个实验室则最好能够保持一致。

在确定了脑电图正常或者不同程度异常的结论后,还应该简洁地列举得出此结论的原因或依据;有几种不同类型的异常时,则最好列举出 2～3 种最主要的异常。如果有以前的脑电图报告,便应该做对照比较。

有某些类型的脑电图模式对一些特殊的临床诊断有或多或少的提示,例如局灶性 δ 活动可能提示与临床相符合的结构性损伤;特殊类型的棘波或尖波可能提示潜在的癫痫灶。倘若脑电图异常与临床的诊断或疑似诊断相符合,也可以说明该脑电图与诊断一致或者支持该诊断。此外,根据实际需要,还可以建议做进一步的附加检查(如睡眠脑电图)或者脑电图追踪检查。

如果是做长程脑电图监测(如新生儿的长程监测),报告内容将大量增加,除了按照上述常规脑电图的阅读及描述方法外,正式报告中应该包括觉醒和睡眠脑电图,脑电背景异常的评估,确认癫痫发作或临床下发作等。录像脑电图监测或癫痫长程监测的脑电图报告,应该包括背景活动和发作前的癫痫样放电的模式、波形、发作起始定位、扩散和发作终止的脑电特征、发作后改变。另外,对临床症状和发作期脑电之间的时间关联也需要特别注意和详细描述。

二、脑电图的分析方法

脑电图的正常或异常,从背景活动有无慢波化、快波化、左右差异、局限性异常,有无突发性异常等进行综合判定。假若有明显的突发性异常存在,肉眼判定结果不一致者少。但是,对背景活动有无异常,在判读者间的一致性就不一定高。这是因为 α 波的频率、出现量及慢波化的程度等个体差异大,而且又有年龄差异,即使是相同年龄也有相当大的个体差异。所以,对脑电图背景活动的肉眼观察便容易带有一定的主观性和经验性。

为了弥补这种人为的缺点和局限性,人们在很早就期待能够借助自动分析装置做出客观、定量的判定。例如:对背景活动的自动判定方面,设想借助快速傅立叶变换法(FFT),计算求出脑电各频率的功率值或作为其平方根的振幅值。1986 年松浦等、1989 年加藤等也尝试采用波形识别法分析脑电图背景活动,将每个记录部位计 21 个要素进行定量及统计学分析,获得了与肉眼判定大致相同的结果。

关于脑电图的分析,对波形处理的方法还包括频谱分析(功率谱阵)、自身相关分析、脑电地形图(又称二维脑电图)、时域分析(棘波的自动检出),甚至还有偶极子源定位、脑磁图研究等,其中有一些方法已经开始应用于临床。

通常认为采用数学模型和统计学的分析方法,不仅能够客观地精确量化,还可以通过数学解析对复杂的脑电图曲线的特性有更深入的了解。

以目前最常用的脑电地形图(BEAM)为例,与传统脑电图目测分析相比,BEAM 的特点是能够对脑电图做定量的分析和参数统计学处理。其分析内容包括:背景脑电各频带(δ、θ、α_1、α_2、α_3、β_1、β_2)的绝对功率值和相对功率值,比值检验如$(\delta+\theta)/(\alpha+\beta)$、$(\delta+\theta)/\alpha$、$\theta/\alpha$、$\beta/\alpha$、$\alpha_1/\alpha_2$、$\alpha_3/\alpha_2$、$(\delta+\theta)L/(\delta+\theta)R$、$\alpha L/\alpha R$、$\alpha F/\alpha O$ 等。另外,一般还采用显著性概率地形图(SPM)

再进一步做统计学分析,包括 t 检验 SPM 和 Z 检验 SPM,前者用于某一特定组与对照组的比较,而后者用于某一特定个体与对照组(如正常受试者组)的比较,当 z 值不小于 2.0 个标准差时则判定为异常。实践证明,最好是对各频带的 BEAM 进行多因素分析。已经发现,BEAM 分析在显示脑电图背景活动局灶性改变方面较目测分析敏感,倘若发现局灶性改变则具有定侧定位意义。但是也应该注意,BEAM 不能反映波形和出现方式,没有位相概念,也不能识别伪差等,所以 BEAM 作为一种有用工具需要在结合脑电图肉眼判读分析的基础上,才能够真正发挥出它的有力补充作用。

第四章　癫痫与脑电图

自脑电图问世以后,癫痫的诊断及治疗有了飞速进展。或者说,脑电图最能够发挥其威力的也是在癫痫领域。

一、癫痫的定义

关于癫痫的定义,在世界卫生组织(WHO)的癫痫辞典里描述为:癫痫是"由多种原因所致的慢性脑部疾患,是以大脑神经细胞过度放电引起的反复发作(癫痫发作)为主征,它具有复杂多样的临床表现及检查上的所见"。癫痫不是单一的疾患,而是具有各种成因的综合征。既有原因不明或许与遗传因素有关的特发性癫痫,也有作为围生期脑损害、出生后脑炎、脑外伤等后遗症的症状性癫痫。

一方面,癫痫发作,如上述的定义,在生理学方面是大脑神经细胞过度放电引起的发作,在临床上则是由于脑的一过性机能异常而出现运动、感觉、自律神经及意识方面的突然且短暂的障碍。另一方面,癫痫便意味着是产生癫痫发作的慢性病态,也包括与病因、临床表现、经过、转归等相关联。也就是说,癫痫发作仅是癫痫症状的一个方面,也应该考虑在症状的发展过程中经常出现的精神症状或智能、性格方面的障碍。

关于癫痫的定义,也在临床实践经历中不断得到修正。例如:2005 年国际抗癫痫联盟(ILAE)和国际癫痫病友会(IBE)联合发表了统一的癫痫发作和癫痫的新定义。在新定义中,癫痫发作是指由于脑部神经细胞异常过度或同步性活动而出现的一过性体征和(或)症状。强调癫痫发作必须有临床表现,这既可以是患者主观感觉到的症状,也可以是客观观察到的体征。而癫痫的新定义则是:癫痫是一种脑部疾病状态,以具有能够产生癫痫发作的持久易患性和出现相应的神经生物、认知、心理及社会等方面的后果为特征。诊断癫痫需要患者出现至少1 次的癫痫发作。癫痫不是一个独立的疾病实体,而是有着不同病因基础,以反复出现癫痫发作为共同特征的一组神经系统疾病状态。

二、癫痫的诊断分类

按照 1964 年杰克逊(Jackson)的观点,癫痫是"放电性损伤",这种放电性损伤是癫痫发作的始发点,即焦点。他认为,所有的癫痫发作都是焦点性癫痫发作,而且由癫痫源性焦点存在的部位及放电向其他部位的扩散,规定发作的症状。他还认为失神发作与大发作的不同,仅是开始于同一焦点部位的放电强度的差异。

彭菲尔德(Penfield)及贾斯珀(Jasper)也基于脑生理学的研究和丰富的脑外科手术经验,认为多数癫痫患者显示有局限于皮质某一部位的癫痫源性焦点,证实了杰克逊把大部分癫痫作为焦点发作来理解的观点。他们把这样的发作称为焦点(局灶性)发作,而把癫痫焦点位置不明确(推测在皮质下中枢)的失神发作和全身痉挛发作称为中央脑系统发作。他们所提出的癫痫发作的分类,成为下述的现在国际分类的基础。

为了能够进行学术交流,加强国际合作,进一步提高癫痫研究水平,从 1964 年起提出癫痫的国际分类方案,之后不断进行修订,如 ILAE 在 1981 年修订的《癫痫发作的临床和脑电图分类》(表 4-1),如今其已经成为主流。

表 4-1　癫痫发作的临床和脑电图分类(1981)

Ⅰ.部分(焦点,局限)性发作

  A. 单纯部分性发作(无意识障碍)

    1. 出现运动症状

      a.不出现扩展的焦点运动性

      b.出现扩展的焦点运动性(Jackson 型)

      c.转动性(偏向性)

      d.姿势性

      e.发音性(发声或者语言停止)

    2. 出现躯体感觉或特殊感觉症状(单纯幻觉,如针刺感、闪光、嗡嗡声)

      a.体感性

      b.视觉性

      c.听觉性

      d.嗅觉性

      e.味觉性

      f.眩晕性

    3. 出现自律神经症状或证候(包括上腹部感觉、苍白、出汗、潮红、竖毛及瞳孔扩大)

    4. 出现精神症状(高级大脑机能障碍),这些症状有时伴随意识障碍,但多数作为复杂部分性发作经过

      a.言语障碍性

      b.记忆障碍性(如似曾相识)

      c.感知性(如梦样状态、时间感觉改变)

      d.情感性(恐怖、愤怒等)

      e.错觉性(如视物变大)

      f.结构幻觉性(如音乐、景象)

  B. 复杂部分性发作(伴随意识障碍,有时也由单纯部分性发作开始)

    1. 由单纯部分性发作开始移行为意识障碍

      a.由单纯部分性发作(A1～A4)移行为意识障碍

      b.伴有自动症

    2. 由意识障碍开始

      a.仅有意识障碍

      b.伴有自动症

C. 由部分性发作至继发性全身性发作(可以是全身强直-阵挛发作、强直发作或者阵挛发作)

  1. 单纯部分性发作(A)进展为全身性发作

  2. 复杂部分性发作(B)进展为全身性发作

  3. 单纯部分性发作经过复杂部分性发作进展为全身性发作

Ⅱ. 全身性发作(痉挛性或者非痉挛性)

  A. 失神发作

    1.典型失神发作

    a.仅有意识障碍

    b.伴有轻微的阵挛成分

    c.伴有张力丧失成分

    d.伴有强直成分

    e.伴有自动症

    f.伴有自律神经成分

    (从 b 至 f 可以单独或者合并)

    2.非典型失神发作

    a.肌张力的变化比 A 明显

    b.发作开始及(或)结束不是突然的

  B. 肌阵挛发作(单独或者连续)

  C. 阵挛发作

  D. 强直发作

  E. 强直-阵挛发作

  F. 失张力发作(起立不能发作)

  (上述发作可有合并,如 B 与 F、B 与 D 的合并)

Ⅲ. 上述分类不能包括的癫痫发作

Ⅳ. 附录

此后,ILAE 于 1989 年发表的修订版《癫痫及癫痫综合征的国际分类方案》如表 4-2 所示。在 1989 年的分类中,包括:①与一定部位有关的(焦点性、局限性、部分性)癫痫及癫痫综合征;②全身性癫痫及癫痫综合征;③不能确定为局限性或全身性的癫痫及癫痫综合征;④特殊综合征。对这种分类可以采取二分法,即先根据患者具有的发作,区分为全身性与部分性两种类型,再按照病因分为特发性(原发性)癫痫、症状性癫痫、潜因性癫痫。该分类方案对属于各组的各种类型癫痫综合征的好发年龄、临床症状及脑电图所见等均做了相当详细的描述。

但是这些毕竟是描述性的定义,因此在日常临床进行癫痫的诊断及分类时可能会略感烦琐。

表 4-2 癫痫及癫痫综合征的国际分类方案(1989)

1.与部位有关的(焦点性、局限性、部分性)癫痫及癫痫综合征

  1.1 特发性(发病与年龄有关)

    伴有中央-颞部棘波的小儿良性癫痫

    伴有枕部突发波的小儿癫痫

    原发性阅读癫痫

  1.2 症状性

    颞叶癫痫

    额叶癫痫

    顶叶癫痫

    枕叶癫痫

    小儿期慢性进行性持续性部分癫痫[拉斯马森(Rasmussen)综合征]

    由特殊方式诱发发作的综合征

  1.3 潜因性

    发作类型(参照癫痫发作的国际分类),根据临床特征、病因、解剖学的定位做出定义

2.全身性癫痫及癫痫综合征

  2.1 特发性(发病与年龄有关,依年龄顺序排列)

    良性家族性新生儿惊厥

    良性新生儿惊厥

    婴儿良性肌阵挛性癫痫

    小儿失神癫痫

    青少年期失神癫痫

    青春期肌阵挛癫痫(冲动性小发作)

    觉醒时伴有大发作的癫痫

    上述以外的特发性全身性癫痫

    具有特殊的赋活法诱发发作的癫痫

  2.2 潜因性或症状性

    韦斯特(West)综合征(婴儿痉挛,闪电样、点头样、鞠躬样痉挛)

    Lennox-Gastaut 综合征

    肌阵挛-起立不能性癫痫

    肌阵挛-失神性癫痫

  2.3 症状性

    2.3.1 非特异性病因

      早期肌阵挛性脑病

伴有暴发抑制波形的早期婴儿癫痫性脑病

上述以外的症状性全身性癫痫

2.3.2 特异性综合征

癫痫发作合并多种疾病时,包括发作占临床表现主要部分的疾患

3.不能确定为局限性或全身性的癫痫及癫痫综合征

3.1 具有全身性及局限性发作者

新生儿发作

婴儿重症肌阵挛癫痫

慢波睡眠期显示持续性棘慢波的癫痫

获得性癫痫性失语[兰道-克勒夫纳(Landau-Kleffner)综合征]

上述以外的不能确定的癫痫

3.2 缺乏全身性或局限性特征者

发作类型是全身性强直阵挛性痉挛,但其临床表现及脑电图所见难以明确区分是全身性或局限性时,如包括睡眠时有大发作的许多实例

4.特殊综合征

与特殊状况有关的发作(机会性发作)

热性惊厥

孤立性发作或者孤立性癫痫连续状态

仅在急性代谢性或中毒性事件时发生的发作,如乙醇、药物、子痫、非酮症高血糖等因素

三、癫痫的类型与脑电图的关系

癫痫患者的脑电图异常,其内容从本质上看,包括大致认为是有特异性的癫痫性波,以及在癫痫以外的脑机能障碍也能见到的非特异性(慢波等)脑电图异常。

癫痫波(癫痫样放电),是指与癫痫发作相对应由脑内产生的超同步性神经细胞过度放电,经过头颅由头皮上导出并记录到的。癫痫波从形态上看,一般有棘波、尖波或者与慢波结合成为棘慢复合波、尖慢复合波,而高振幅慢波暴发也被作为与棘慢复合波相近似的癫痫波形看待。癫痫波,按其出现部位及分布,可以分为广泛性与局限性。另外,按照描记的时期,有发作间期与发作期的区别。癫痫波在发作间期大多呈散发或暴发,而在发作期形成连续性出现。

癫痫与年龄关系密切。小儿癫痫具有与成人癫痫不同的一些特征,尤其是具有年龄特异性,即在各年龄阶段可见到特有的发作类型、脑电图类型,这些又显示随年龄变化是最大的特征。这被推测为在发育过程的中枢神经机能为背景的痉挛预备性或癫痫预备性的年龄性变化所致。一般认为,痉挛预备性在新生儿期较低,自婴儿中期增大,2~3岁达到高峰,以后又降低。

以兴奋、联络与抑制两种结构的发育为背景,在早产儿的新生儿期癫痫波的广泛化见不到,即使有广泛性器质性脑损害或代谢性异常也显示焦点性的倾向。在同侧半球内或者从一侧半球向对侧半球及部位移动。在婴儿期有时也显示两半球间的交替性放电。此后随着联络

结构的发育,传播倾向增强。自婴儿中期以后癫痫波可见到高度失律那样的广泛性、连续性杂乱的异常。但是同步性机制尚未成熟,因此随着半球间联络机能的成熟,广泛性两侧同步性放电在 1 岁以后开始出现。随着脑的进一步发育,显示出节律性、间歇性倾向,高度失律向弥漫性慢棘慢复合波移行。3 Hz 两侧同步的棘慢复合波出现于 3 岁以后,即 2~6 岁出现弥漫性慢棘慢复合波,6~9 岁出现上述的 3 Hz 两侧同步棘慢复合波的特征性波形。但是,两者之间见不到相互移行。

青春期以后由于大脑抑制机制的发育,能够全面抑制癫痫波的出现,棘慢复合波的持续性变短、振幅降低、形态多样化的特性增强。在青春期,与素质明显相关的机能性癫痫波的消失引人注目。至成人期,癫痫波的检出率低,同时广泛性放电也减少。3 Hz 棘慢波、光敏性、中央-颞及枕部棘波那样的机能性焦点性棘波,在学龄期达高峰,青春期以后迅速消失。这些癫痫波反映了遗传因素,而且在癫痫患儿的亲属中也有较高的出现率,此时也显示出同样的年龄依存性。其他如 4~7 Hz 异常 θ 节律、枕部 δ 节律等素质性非癫痫性脑电图异常,也从幼儿期至青春期显示出年龄依存性。前者觉醒时头顶部占优势并且广泛性出现 4~7 Hz θ 活动,睁眼不受抑制,2~7 岁时出现率最高,推测是幼儿期素质性痉挛预备性亢进的表现。而后者是在枕部优势出现,睁眼受抑制的高振幅 2~4 Hz δ 活动,被认为与抑制机能相关。

对于焦点的出现部位,年龄也是重要因素。幼儿期(4 岁前后)在枕部、学龄期在中颞部焦点多见,而且随着年龄增加向前方移动,逐渐地前颞多见,枕部及中颞部焦点到青春期有消失的倾向。但是,在同一个体是否会真的发生焦点的移动则并不确定。也有人认为,这种焦点的移动可能反映了脑的成熟过程,在特定年龄脑的特定部位是脆弱的,既有与年龄相对应的好发部位,还说明反复发作所诱发的焦点,与出生时的缺血性病变所造成的海马硬化有联系。但是,在机能性的枕部与中央-颞部棘波,不仅有向前方性,还可见到相互移动。另外,1985 年休斯(Hughes)指出,在难治性癫痫的脑电图追踪观察中,癫痫波的种类及焦点不固定,随年龄不仅向前方而且向后方、侧方或者对侧变化,最终颞叶焦点增加,这似乎是年龄与颞叶的低痉挛阈值所造成的。

显示皮质焦点起始的发作及脑电图所见的部分性癫痫,一般认为是大脑皮质有局限的器质性病变(与外因关系密切)的症状性癫痫。但是,也发现其中有缺乏器质性原因及神经病学异常,以遗传因素为背景的机能性焦点(也推测为从皮质下的投射)的年龄关联性良性癫痫。因此,在部分性癫痫的诊断上鉴别两者对治疗和预后也是重要的。

作为小儿的良性部分性癫痫的共同临床特征,包括:①无智能障碍及神经系统异常。②大多有癫痫特别是良性癫痫家族史。③发病在出生后 18 个月以后。④发作类型以运动或感觉性单纯部分发作多见,也有复杂部分性发作、继发全身性发作等,但无强直性或失张力发作。⑤发作时间短暂、频度也少者占多数。⑥治疗效果良好,精神运动发育正常且预后良好。在脑电图学方面,应该注意基础波,癫痫波的特征、出现部位、出现形式及对各种诱发试验的反应等。基础波大致显示与年龄相应的发展,同时没有左右侧差异、局灶性慢波等局限性异常,所以是正常的。但可以见到前述的异常 θ 节律、枕部 δ 波暴发等素质性慢波。癫痫波焦点的部位在中央-颞、顶-颞、顶-枕部位者占多数,额及头顶则少见。也有两侧性或者伴有其他焦点的多焦点性,焦点有年龄性移动者也多见。

有许多的年龄依存性癫痫综合征由国际癫痫分类方案(1989)所提出,这些是伴特有的脑电图所见的临床类型。按照癫痫分类建议,将目前已知的一些癫痫类型与脑电图所见的关系,列举如下。

(一)伴有中央-颞部棘波的小儿良性癫痫

伴有中央-颞部棘波的小儿良性癫痫也称为罗兰多(Rolandic)癫痫。发病以 3~13 岁(高峰为 9~10 岁)的男性患儿为主,因口腔内异常感觉、一侧颜面部为主的短暂部分性运动发作而发病,有时也发展为继发性全身痉挛发作。脑电图如图 4-1 所示,在中央-中颞部见到棘波。此种棘波具有振幅高、波形钝,往往呈双相,有暴发倾向,睡眠时显著增加,容易从一侧向对侧移动等特征。预后良好,至 15~16 岁时脑电图也逐渐正常化而治愈。

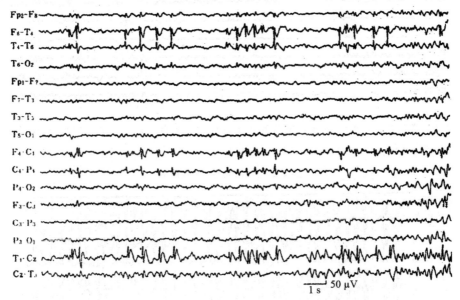

精神运动发育正常。自 3 岁 4 个月睡眠中出现全身强直阵挛抽搐,左半身痉挛,每月 1 次。睡眠脑电图(stage 1)见到右侧中央-颞部暴发的 150~300 μV 高振幅棘波、棘慢波(校正标准 1 s,50 μV)。

图 4-1　5 岁 11 个月,男性,Rolandic 癫痫

(二)伴有枕部放电的小儿癫痫

伴有枕部放电的小儿癫痫又称为枕叶癫痫。以视觉发作(暗点、闪光、错视、幻视)与脑电图上枕部占优势的棘慢波、尖波为特征(图 4-2),在学龄期好发。枕部的棘慢复合波显示被过度换气试验诱发,而睁眼或睡眠被抑制者多见。另外,有时也伴广泛性棘慢波或中央-颞部棘波。约 1/3 的病例可以见到光敏性。

(三)慢波睡眠期呈癫痫放电状态的癫痫(epilepsy with electrical status epilepticusduring slow sleep, ESES)

ESES 如图 4-3 所示,在睡眠中特别是慢波睡眠时期,见到大致呈持续出现的广泛性棘慢波的小儿期特殊的非痉挛性癫痫持续状态。幼儿至学龄期发病。发作症状有多种,以非典型失神发作与主要在睡眠中见到全身或部分运动发作为主体,不出现强直发作。ESES 的出现多数是在癫痫发作初发后 1~2 年,伴随 ESES 出现智能或记忆力降低、时间空间认知障碍或行为异常等。从 10~15 岁时,临床发作与脑电图所见一起缓解者多见。

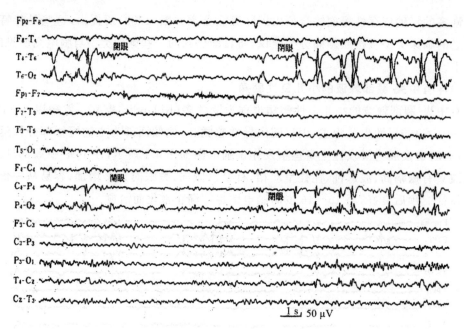

精神运动发育正常。诉说约 10 天前眼前片刻出现数秒的变白。觉醒时脑电图顶、枕及后颞部常出现 150～300 μV 的高振幅、波形稍钝的双相性棘慢波,睁眼受抑制。

图 4-2　5 岁,女性,枕叶癫痫

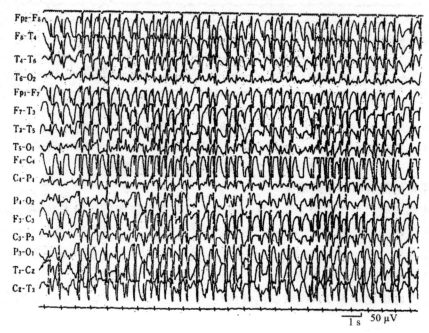

5 岁 1 个月出现全身强直阵挛性发作,脑电图可见多焦点性棘波和广泛性棘慢波。5 岁 10 个月时如图所示在 stage 2～4 的慢波睡眠期见到 1.5～2.0 Hz 高振幅尖慢波大致持续性出现,有轻度智能低下、遗忘。

图 4-3　6 岁 6 个月,女性,ESES

但是,在小儿期特异性的非痉挛性癫痫持续状态、非典型良性部分癫痫、获得性癫痫性失语综合征等也显示与 ESES 相类似的睡眠脑电图所见。

(四)肌阵挛性癫痫

以瞬间电击样的上肢或全身挛缩的肌阵挛发作为主征的肌阵挛性癫痫,与极短暂的强直发作的鉴别往往有困难。此时,若仔细研究发作时的脑电图,前者如图 4-4 那样,见到广泛性出现的多棘慢波,而在后者见到募集节律或同步性快活动这样的区别。假如同时描记肌电图,则对应关系更明确。

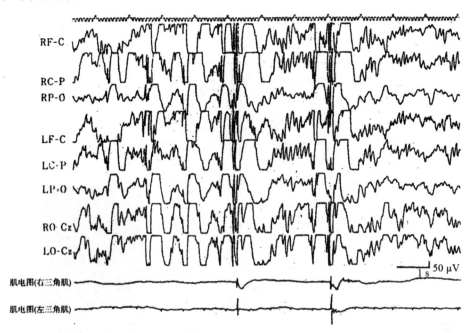

自 2 岁 2 个月出现全身强直性痉挛,数月 1 次。3 岁 3 个月在觉醒及入睡时出现肌阵挛发作,每日数次至数十次。发作间期可见额部占优势的广泛性 2.5～5 Hz 棘慢波、多棘慢波,睡眠时显著增多。发作时如图所示,与广泛性多棘慢波相一致,见到两侧三角肌放电。

图 4-4　4 岁 1 个月,男性,儿童肌阵挛性癫痫

其他继发性全身癫痫,主要有作为 Lennox-Gastaut 综合征的多样发作类型之一,与强直痉挛发作、非典型失神发作同时见到的及肌阵挛发作为主的 LGS 肌阵挛演变。这些情形,在脑电图上有基础波慢波性节律异常,发作间期脑电图有 2 Hz 前后的弥漫性慢棘慢波成为主体,另外合并多焦点性异常等,以此作鉴别。

1.婴幼儿良性肌阵挛性癫痫

婴幼儿良性肌阵挛性癫痫是指显示正常发育的出生后 6 个月至 2 岁的婴幼儿,以全身性肌阵挛发作发病,对治疗有良好反应。但青春期有时会出现全身性强直-阵挛发作。

发作时的脑电图,显示广泛性 3 Hz 前后的棘慢波、多棘慢波。发作间期可见在睡眠初期容易诱发的短暂群发性的广泛性棘慢波。浅睡期有时也可见到发作,但是在慢波睡眠期棘慢波减少且见不到发作,在 REM 睡眠期两者均消失。常显示出光敏性,而广泛性棘慢波、多棘慢波往往伴随肌阵挛发作出现。脑电图基础波大致正常。

2.婴儿重症肌阵挛性癫痫

婴儿期(出生后 2～10 个月),主要是发热时的全身痉挛或交替性一侧痉挛发病,在反复多次且持续时间长的发作中,从婴儿期后半至幼儿期(1～3 岁),能够见到肌阵挛发作、非典型失神发作、复杂部分性发作等,并且见到精神运动发育的退步。至学龄期,小型发作有时也减少或消失,但痉挛发作极其难治。

如此显示伴随年龄的特征性症状的展开,脑电图的变化也特殊,在婴儿期尽管激烈的肌阵挛发作频发,但癫痫波难以检出。从肌阵挛发作出现时,便能够见到往往是暴发性的 2.5～4 Hz 广泛性棘慢波、多棘慢波,而且出现光敏性或图形敏感性(图 4-5)的比例也较高。具有广泛性放电,同时合并多焦点棘波也是其特征,在癫痫分类上被作为"不能确定是局灶性还是全身性"的类型。

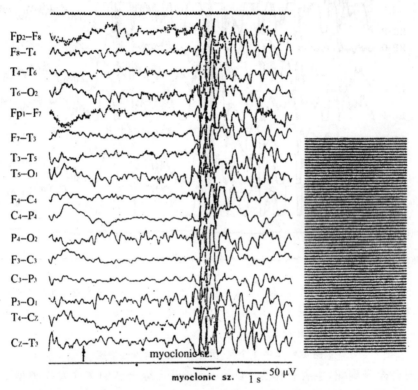

出生后 7 个月发热时、入浴时出现全身痉挛、交替性偏身痉挛(每月 1～2 次)。2 岁前出现肌阵挛发作(每日 5～10 次)及意识混浊发作(每月 1 次)。在婴儿期的脑电图见不到癫痫波,但此时见到 2.5～4 Hz 广泛性棘慢波、多棘慢波暴发,常伴有肌阵挛发作,且长程暴发因瞬目及意识变化而中断。显示光敏性和图形敏感性,若让其观看图中的图形,则可诱发伴肌阵挛发作的广泛性棘慢波、多棘慢波暴发。

图 4-5　3 岁 6 个月,女性,婴儿重症肌阵挛性癫痫

3. 肌阵挛-失立发作性癫痫

从 1 岁至 5 岁时发病,发育正常的男童占多数。以站立不能或者肌阵挛-失张力(手腕或颜面的肌阵挛继之引起肌张力降低而跌倒)为主征。

脑电图方面,发病初期睡眠中可见广泛性棘慢波。其后,频繁地见到额区占优势的广泛性棘慢波、多棘慢波,睡眠容易被诱发。在 5～15 岁期间显示光敏性的病例也较多。发作时的脑电图,难以清晰地描记到。基础波方面,前述的 4～7 Hz 异常 θ 节律,从幼儿期到青春期来看是特征性的(图 4-6)。关于预后,发病早者(2 岁以内)、有连续发作者及强直阵挛发作次数较多者等难治,可见智能低下。

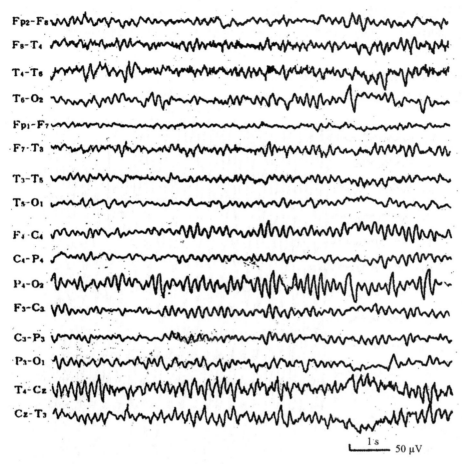

精神运动发育正常。2岁4个月出现全身强直阵挛发作(每月1～3次),2岁6个月时肌阵挛发作,2岁11个月时肌阵挛后续失张力而跌倒(肌阵挛-失张力),每日数次至数十次。脑电图基础活动见到头顶部占优势的广泛性5～6 Hz异常θ节律,发作间期常见广泛性棘慢波、多棘慢波,与多棘慢波相一致,有时见到肌阵挛发作。

图4-6　3岁1个月,男性,肌阵挛-失张力癫痫

4.青少年肌阵挛性癫痫

青春期发病,主要是出现上肢不规则的两侧性肌阵挛发作,呈单发或反复性,属于原发性全身性癫痫。大多数(80%)合并全身强直-阵挛发作,有时也见到失神发作(主要是青年失神癫痫)。这些发作在醒后不久容易连续出现,由于剥夺睡眠常常被诱发。

发作间期脑电图,见到3.5～5 Hz稍不规则的广泛性棘慢波、多棘慢波。光敏性、闭眼敏感性也可见到。

(五)失神癫痫

在被称为单纯小发作癫痫之中,失神癫痫可以分为小儿失神癫痫和青少年失神癫痫两种。失神发作,需要与属于继发性全身癫痫的非典型失神发作及由部分性癫痫继发全身化的假性失神发作相区别。

在脑电图上,失神如图4-7所示,见到额部稍占优势出现的两侧同步性节律性3 Hz棘慢波暴发。与此对比,在非典型失神两侧的同步性或节律性存在差异,有时也显示比3 Hz慢的慢棘慢波暴发,一般持续时间短暂。而假性失神,在额、颞或枕部等见到明显的棘波先行出现或者残存,同时合并有焦点性棘波。但是,由于典型失神也可以见到中央-颞、枕部等机能性棘波,所以需要注意。

失神癫痫,采用过度换气试验通常能够诱发出现失神或棘慢波暴发,但是对非典型失神缺乏诱发效果。也可以见到光敏性,而非典型失神、假性失神则极少见。

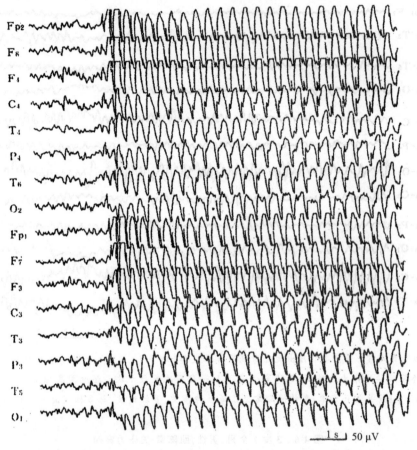

5岁5个月觉醒时出现伴有轻度口部自动症的失神发作,每日数次。脑电图见到额部占优势的3 Hz广泛性两侧同步性规则性棘慢波暴发,持续5 s以上时伴有失神,由过度呼吸所诱发增强。

图4-7 7岁2个月,女性,儿童失神癫痫

脑电图基础波,在非典型失神病例伴有相当显著的慢波性节律异常,而在典型失神癫痫时基础波大致是正常的。但是失神频发的病例,见到枕部高振幅较规则的δ波群发者有相当的比例。

1.小儿失神癫痫

小儿失神癫痫,指达到一日数十次或以上频繁的失神发作,以脑电图上两侧同步性节律性3 Hz棘慢波暴发出现为主征,学龄期(6～7岁为高峰)的女孩好发。过度呼吸容易被诱发。

再者,频繁失神与大致同样的3 Hz两侧同步性棘慢波暴发时,显示伴随四肢相当显著的节律性肌阵挛的失神发作,而这一组患者是被称为肌阵挛-失神性癫痫的独立的复合体。

2.青少年期失神癫痫

失神发作的频度低,呈散发性出现。脑电图往往显示比3 Hz还快的棘慢波。青春期发病多数合并全身性强直-阵挛发作(主要在觉醒时)。另外,有时也伴有肌阵挛发作。

(六)年龄依存性癫痫性脑病

年龄依存性癫痫性脑病是婴幼儿期显示非常显著的年龄依存性的早期婴儿癫痫性脑病(earlyinfantile epileptic encephalopathy with suppression butst,EIEE)、West综合征和Lennox-Gastaut综合征的总称。即这些具有一些共同的特征:①特定的好发年龄;②显示频发的特有的小型发作;③呈现激烈且大致持续性的癫痫性脑电图异常;④病因及基础疾患的多样性;⑤多数合并智能障碍;⑥难治,预后不良。而且在三型之间随年龄增加,可以见到出生后2~6个月时从EIEE向West综合征移行,在1~2岁从West综合征向LGS移行,推测有着共同的病理生理学基础。但是,这三型是各自具有特异的临床及脑电图所见的不同病型,被认为是特定发育阶段(年龄)的脑规定病状的内容。

1.早期婴儿癫痫性脑病伴暴发抑制

EIEE又称为大田原综合征。本病是年龄依存性癫痫性脑病的最幼小型,全部病例以粗大的器质性脑损害为基础,从新生儿期到未满3个月的婴儿早期,以短暂的强直痉挛发病。发作间期的脑电图如图4-8所示,不论觉醒还是睡眠状态都见到高振幅棘波、慢波的不规则性混合的暴发,与近乎平坦的抑制期交替性、周期性地出现,形成特征性的暴发抑制。在出生后3~6个月时,脑电图向高度失律移行,临床方面向West综合征转变者多见,也有的进一步向LGS移行。另外,本病还应该与早期肌阵挛性脑病[艾卡迪(Aicardi)综合征]相鉴别。

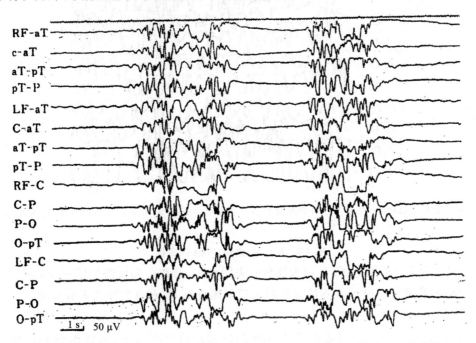

发育迟滞,无脑回样脑回形成异常,视神经萎缩。出生1.5个月时单发及连续性强直痉挛混合出现。脑电图上无论觉醒还是睡眠均见到大致的抑制与暴发交替性出现。

图4-8 3个月,男性,EIEE

2.West综合征

West综合征也称为婴儿痉挛或点头癫痫。数秒的短暂强直痉挛,与脑电图上的高度失律及精神运动发育停滞作为三大主征,婴儿中期(4~7个月为高峰,大致到1岁)好发。强直发作其特征是觉醒时数次至数十次、间隔大约 10 s,容易形成一连串的连续发作。

　　高度失律如图 4-9 所示,是指高振幅慢波与棘波、尖波在时间上及空间上无秩序地广泛出现持续性的高度脑电图异常。若进入睡眠,高度失律便显示群发化倾向,在 REM 睡眠则被显著抑制。也有显示明显群发化倾向者(周期性高度失律)或棘波成分少且非典型的情形(缓和型高度失律),特别是伴有左右侧差异或局部异常(不对称性高度失律)者预后尤其不良。慢波及棘波完全没有同步性是其特征,但是到 1 岁前后则见到多少有些同步性(弥漫性慢棘慢波的移行型),随年龄增加而逐渐明显,该综合征的约半数病例显示向伴有弥漫性慢棘慢波的 LGS 转变。

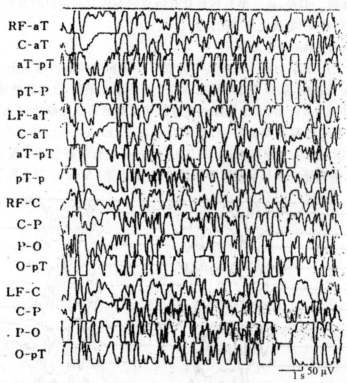

　　有精神运动发育迟滞,出生后 6 个月出现连续性强直痉挛。脑电图显示典型的高度失律,睡眠则显示暴发(群发)化。

图 4-9　6 个月,男性,West 综合征

　　强直痉挛发作时的脑电图,显示为数秒的去同步化,通常在起始部位伴有 1 s 以内的 16～18 Hz 快活动,形成连续性。在连续强直痉挛反复出现期间,高度失律大多被抑制。

3. Lennox-Gastaut 综合征

　　Lennox-Gastaut 综合征以数秒至十几秒的短暂强直痉挛为主,其他尚有非典型失神发作、肌阵挛发作及失张力发作等多种小型全身发作,与脑电图上的弥漫性慢棘慢波群发(暴发)作为主征,在 1～8 岁发病,特别是幼儿期好发。

　　弥漫性慢棘慢波如图 4-10 所示,大致上是同步性,对称性地出现,同时具有假节律性的特征。在入睡期显著增加,深睡期减少,同时出现特异性的快节律。这是广泛性出现的 8～14 Hz、200～400 μV 的高振幅波群发。通常除弥漫性慢棘慢波以外,常见到多焦点性的癫痫波,

特别是从 West 综合征移行的病例更为显著,也有弥漫性慢棘慢波缺乏同步性对称性的倾向。

脑电图基础波显示慢波性节律异常。

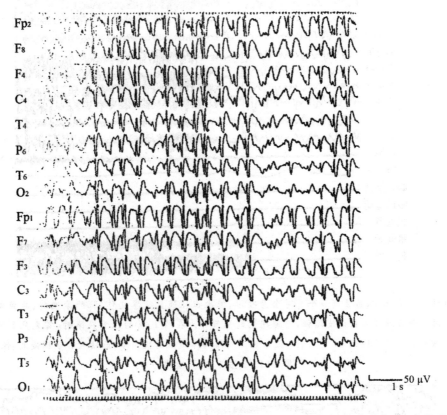

有新生儿窒息,新生儿痉挛及精神发育迟滞。6 岁 6 个月时出现强直痉挛,肌阵挛发作,非典型失神,强直发作。脑电图有基础波显著的慢波性节律异常,2～2.5 Hz 慢棘慢波假节律性出现,在睡眠 stage 1 显著增多,stage 2 发生减少,但多次出现快节律,也可见到引起微小发作。

图4-10　14岁2个月,男性,LGS

发作时脑电图,肌阵挛发作呈现多棘慢波图形,非典型失神发作显示弥漫性不规则棘慢波或弥漫性慢棘慢波的暴发。强直痉挛,初期低振幅化,继之出现 8～14 Hz 及 18～24 Hz 的快活动,是振幅逐渐增大的募集节律(图 4-11),或者见到快的同步化(图 4-12)。其中,由 West 综合征移行而来的病例,在发作时的脑电图也见到从去同步向募集节律或快同步化的转变。另外,在特别难治病例,有时在睡眠中诱发出现伴呼吸不规则且有睁眼的小型发作。伴随有时也达到 300～400 μV 的高振幅不规则快活动暴发,被认为大多是由苯二氮䓬类药物诱发。

（七）全身性强直-阵挛发作（癫痫大发作）

全身性强直-阵挛发作可见于各年龄阶段,但青春期发病者最多见。此种发作型可以单独出现,也有合并其他发作类型者,据说前者占全部癫痫的 40%～50%,后者占合并者的 80%～90%。

发作间期脑电图,不仅基础活动(背景活动)而且在突发波方面,均见到多样的种类及程度的异常。作为基础活动的异常大多见到慢波,在有脑炎等病因或发作次数较多者,其脑电图异常程度增强。基础活动正常的病例约占 30%,其中特发性癫痫较多,而且发作预后较好者占多数。

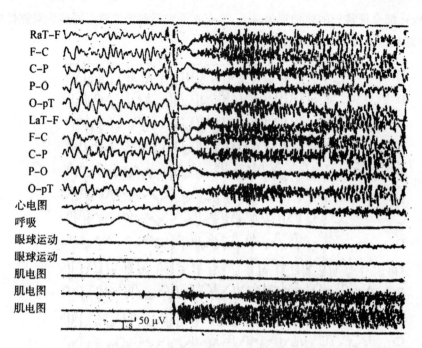

精神运动发育正常,自2岁9个月时全身痉挛,依次出现强直痉挛发作、肌阵挛发作、非典型失神发作。发作间期睡眠时慢棘慢波被诱发增强,深睡期见到快节律。在约10 s的强直痉挛时,首先见到低电压化,随之出现渐增的30~24 Hz到24~18 Hz,最后为12 Hz频率减低的快同步,后续数秒多棘慢波、棘慢波。

图4-11　5岁1个月,女性,LGS

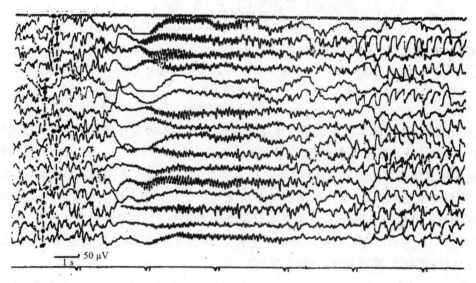

6个月时发生症状性West综合征,因难治1岁10个月时转为LGS。强直痉挛发生时,见到由低电压化到振幅渐增至150 μV的约8 Hz募集节律。

图4-12　5岁10个月,男性,LGS

作为突发波,本发作型没有特异性的波形,可以出现不规则棘慢波或多棘慢波的单发或暴发(图4-13)或者高振幅慢波暴发。这些突发活动原则上是广泛性两侧同步性、分布和振幅的左右对称性出现。另外,闪光刺激容易被诱发。

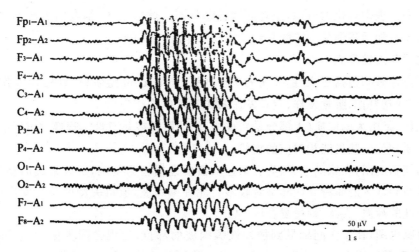

自9岁开始出现意识丧失、全身性痉挛发作，1～2次/月。X线、CT正常；脑电图显示从右额部开始，迅速呈继发性广泛化的尖慢复合波图形；PET检查见到局部脑葡萄糖代谢率（rCMRglc）减低。

图4-13　19岁，男性，全身性痉挛发作

发作时脑电图，一般在强直期出现两侧性广泛性（额、中央部占优势）振幅渐增至高电位近似尖波样的节律性6～10 Hz活动（图4-14C、D）。在阵挛期，上述节律波由低振幅慢波或者平坦波逐渐周期性地被中断，显示慢波与多棘波交替出现的脑电图（图4-14E）。痉挛停止，同时脑电图成为广泛的平坦波形（图4-14F）。

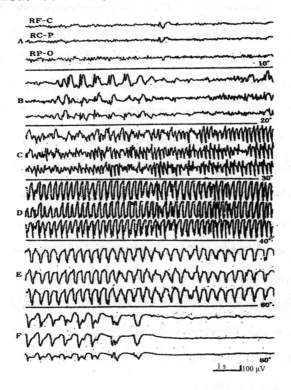

为避开全身痉挛所致的肌电图伪差，采用简便稳妥的双极导联记录，贝美格药物诱发。

图4-14　全身性强直阵挛发作的发作时脑电图

在脑电图呈现平坦化的时期,患者显示昏睡状态。此后不久,脑电图出现不规则 δ 波(发作后蒙眬状态),随后逐渐从 θ 波恢复到 α 波和发作前的脑电图。

(八)皮质焦点性癫痫

皮质焦点性癫痫包括焦点性(部分性)运动发作、Jackson 型发作、旋转性发作,焦点性躯体感觉发作、视觉发作、听觉发作、嗅觉发作及味觉发作等。

这种发作,是由大脑皮质(大部分是新皮质)的局限性或焦点性癫痫样放电所引起,发作性出现与其皮质部位的脑机能相对应的症状。

发作间期脑电图,在原则上,因为有某些脑器质性损害为基础,所以基础活动具有广泛性或局限性慢波异常等的非特异性异常者较多。此种癫痫波,值得关注的是与发作症状相对应的脑部局限性的棘波、尖波、棘慢复合波。

发作时脑电图,在发作间期见到散发性癫痫波的部位,出现去同步化(低电压化)或慢波化,或者散发性棘波增多。不久即在该部位发生快同步化(快的 α 波频带波活动,棘波或快波的连续)。其逐渐地振幅增加、频率减慢,有时也显示为棘慢复合波的波形。上述这些逐渐向周围区域传播,与此同时痉挛也往往扩展到上、下肢等,这称为 Jackson 型进展(图 4-15)。

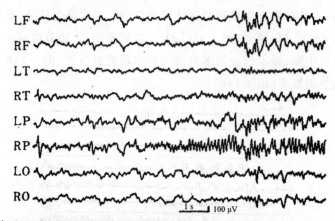

A:右中央占优势,振幅渐增而频率渐减的波突发且连续出现,临床上还见不到发作症状。入睡期。

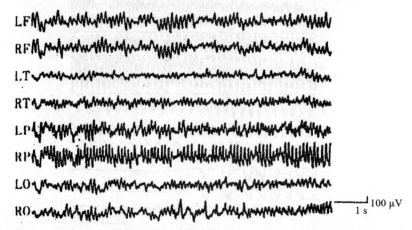

B:右中央占优势连续出现的波变为棘波样,并慢慢向周围传播,患者的左腕开始发生挛缩。患者觉醒。

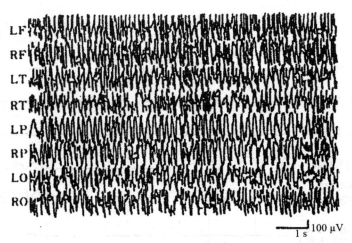

C：全部导联连续出现高振幅棘波，也可见肌电图混入。似乎患者有意识丧失，眼球上转，左腕挛缩（11岁）。

图 4-15 Jackson 型进展的脑电图

（九）复杂部分性发作（精神运动性发作、颞叶癫痫）

精神运动性发作，是意识改变，自主神经症状，错觉、幻觉及情绪变化等主观症状，短时间的蒙眬状态，记忆丧失、行为异常和言语性自动症等的一部分，或者是某些的组合成为恒定的形式，短时间（数秒至数分钟）的反复发作，属于部分性癫痫的一种类型。其中的发作先兆，可作为单纯部分性发作看待，若合并意识障碍或自动症则称为复杂部分性发作。

发作间期的脑电图，在颞部特别是前颞部显示棘波或尖波一侧或两侧性出现。这些癫痫样放电呈现尖波或近似尖波的波形者较多，一般比在局灶痉挛所见到的新皮质焦点性棘波不太尖锐，提示了这种病灶的深度。

颞部棘波在入睡期容易出现。根据 Gibbs 的报告，具有本发作型的癫痫患者在觉醒时记录颞部棘波仅占 30%，而睡眠时记录则达到 88% 的较高出现率。

关于背景活动，在仅有本发作型的病例觉醒时记录其异常程度比较轻。但合并全身性强直-阵挛发作的病例，则背景活动的异常率较高。

发作时脑电图，作为精神运动发作自动症时的脑电图，一般的描述是连续性的高振幅慢波呈广泛性出现的研究者较多，但是其复杂的临床症状以发作时症状与脑电图的关系难以解释，未能得到发作时脑电图概括的及统一的见解。

宫坂及福泽等将本发作的全部症状，从相（表现）的结构及其发展的见解上加以整理，把发作结构分为发作进展的 4 相，在脑电图及多导图所见上指出各相的一些特征。即在第 0 相（前兆），脑电图变化最多的是出现包括群发的不规则慢波，随后大多出现衰减波形，其他多导生理描记见不到特别的变化。在第 1 相（精神运动性失神）及第 2 相（口部自动症），脑电图上出现广泛性高振幅节律性 2～6 Hz 慢波，并见到脉搏增快、呼吸停止、脉波振幅降低等大致共同的变化。一般在第 3 相（行为自动症）的脑电图见到振幅不高、节律不整的不规则慢波图形，同时见到急速的心率渐慢、呼吸恢复、脉波振幅增大（图 4-16）。

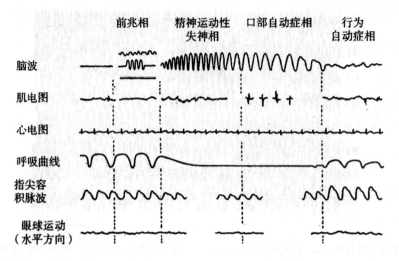

图 4-16 精神运动发作时的脑电图,多导生理描记变化的模式图

构成核心的精神运动性失神相和口部自动症相,脑电图显示高振幅节律性慢波,心率增快,呼吸曲线变动停止,手指脉波的振幅减低等是特征性的。在口部自动症相,往往见到与口部动作相一致的节律性肌电图簇群的重叠。

由上述结果可知,第 1 相及第 2 相是本发作的核心部分,第 3 相从生理学角度来看,则是本发作停止之后的现象,即作为恢复期的初期。

(十)额叶癫痫

关于额叶癫痫,进一步将其区分为辅助运动区、扣带回、额极部、眶额部、背外侧部、岛盖及运动皮层的发作。上述各区域之间的密切联系,使电活动在额叶内快速传播,遂使各种发作症状有许多的重叠。近些年研究观察显示额叶癫痫有下述的特征:①发作频繁、短暂,常有连续成串的发作。②发作快速开始且快速终止,发作后的恢复迅速。③特别是夜间浅睡期有群发倾向。④容易进展为继发全身性发作。⑤发作症状多样且不典型,包括躯体运动性自动症、不对称性强直、局部阵挛、发声、情绪变化、自主神经症状及性动作等。额叶癫痫的主要发作症状是出现自动症,额叶性自动症显示四肢或躯体的动作,伴发声或笑声、表情变化为主的症状,发作快速开始且快速终止,发作后的恢复也快。发作持续短暂至 1 min 程度,在同一病例,发作症状在时间上、空间上的推移常常是相同的。发作时没有或者有轻度意识障碍。

发作间期脑电图可见额部为主的异常电活动,其特点是棘波、尖波数量稀少,振幅偏低,波形不典型,主要出现在睡眠期。由于额叶癫痫常起源于额叶内侧面、眶额部等深层结构,因此常规头皮脑电图的阳性率偏低。文献报告 37%～84% 的额叶癫痫发作间期无癫痫性电活动,发作期也有半数以上无明确的异常放电,目前认为同步录像脑电图(Video-EEG)是额叶癫痫很有效的非损伤性诊断手段,特别是睡眠监测对诊断更有帮助,但精确定位需要深部脑电图记录。

由于额叶发作症状不够典型,难以用一般的癫痫发作类型解释,躯体运动性自动症很容易被误诊为癔症、夜惊症、行为异常等非癫痫性发作。另外,还需要注意额叶性自动症与颞叶性自动症的区别。

四、注意事项

癫痫的基本病态是大脑神经细胞过量异常放电(也可能是脑抑制机能的相对减弱而致),检出它的唯一方法——脑电图检查在癫痫的诊疗方面是不可缺少、最为有用的检查法。但是,其有用性依赖于癫痫波的检出率。一般地说,小儿时期比成人癫痫波的检出率高。但在3岁以下小儿,特别是从新生儿至婴儿初期癫痫波不容易检出,因此在小儿癫痫的诊断上需要注意。

癫痫不是单一的疾患,而是具有多种原因的临床综合征,包括原因不明或被认为与遗传因素有关的特发性(原发性)癫痫及临床常见的作为围生期脑损害、出生后脑炎、脑外伤等后遗症时的症状性(继发性)癫痫。小儿的症状性癫痫,理论上与成人病例没有本质上的不同,但应该注意在小儿期发作症状、脑电图所见由于脑的成熟度背景而被修饰。

另外,在成人期发生的癫痫,被称为迟发性或晚发性癫痫。大多数癫痫(约75%)在20岁以前发病,成人期以后发生癫痫者较少见,其中脑外伤、脑肿瘤及脑动脉硬化等原因的器质性癫痫占多数。

癫痫也是误诊率高的疾患,造成把非患者误判为患者(假阳性)或者把患者误判为非患者(假阴性)。癫痫诊断和脑电图判定的关键是医师的资质,其中关于脑电图癫痫样波形的误判或漏判是重要问题之一。英国癫痫协会曾经指出,调查非专业医生所致癫痫误诊的理由,发现主要原因是医师的知识不足。

在癫痫的诊断上,详细的病史、神经学检查及脑电图检查都是很重要的。特别是对有否癫痫的诊断,脑电图是目前最敏感的检查方法。但是,实际上常规脑电图的阳性率有限,能够记录到发作期脑电图的机会很少,近些年长程脑电图监测技术(如同步录像脑电图)的应用及发展,有力地提高了临床对癫痫诊断分型和鉴别诊断的水平。

此外,在查找癫痫的原因及癫痫焦点部位确定的过程中,神经影像学诊断也起到重要作用。癫痫的影像学检查,大致上可分为研究症状性癫痫的基础疾患形态学异常的方法,与研究包括特发性与症状性两者的癫痫机能性异常的方法。前者有单纯X线摄影、CT、MRI、脑血管造影等,后者包括SPECT、PET等。因此,重要的是根据病例需要,将这些检查法有效地组合应用。

第五章　热性惊厥

所谓热性惊厥,指不是由中枢神经系统感染疾病原因的发热所伴随的痉挛,在痉挛准备性(易感性)高的小儿出生后 6 个月至 3 岁初发,5 岁以后大致上消失。一般在小儿时期热性惊厥的出现率占 3%～10%,有明显年龄依存倾向,大多数至学龄期自愈。因此,在 2001 年的癫痫综合征方案中,热性惊厥被归为不需诊断为癫痫的癫痫发作。但是其中一部分热性惊厥将移行为癫痫(无热惊厥)。

研究发现,热性惊厥具有明显的遗传倾向,家族内发生者约占 25%。根据 Lennox 的资料,有 45% 可见惊厥家族史。热性惊厥从临床表现方面可以分为单纯型与复杂型。1974 年福山幸夫曾提出单纯型热性惊厥的 8 项条件,包括:①无癫痫家族史;②无分娩外伤或其他原因造成脑损害的过去史;③发病年龄 6 个月至 6 岁以内;④发作持续时间在 20 min 以下;⑤痉挛呈左右对称、非局灶症状;⑥发作终止后无持续性意识障碍及偏瘫;⑦无明显的神经症状、智能及性格障碍;⑧发作在短时间内无频发。因此,若有 1 项以上条件不符合上述者,则被作为复杂型看待。一般认为,复杂型向无热性惊厥(癫痫)移行的危险性大。

从过去被认为是良性的单纯型热性惊厥中也有检出癫痫波的病例,增加上脑电图有无癫痫波,因此 1972 年利文斯顿(Livingston)建议将热性惊厥区分为单纯性、复杂性和癫痫性 3型。据统计,后者的约 10% 以后将见到无热时的癫痫发作。

热性惊厥的临床发作型一般是全身强直-阵挛发作,其发作间期的脑电图所见包括正常、基础节律异常及显示明显突发波者。一般在临床发作后 6 天以内进行脑电图检查,约 1/3 的病例觉醒期可见不同数量的慢波,慢波大多在枕部明显。3 岁以下的重症患儿大多会出现高振幅慢波或局限性慢波。当出现显著的弥漫性或局限性慢波时,也需要注意与脑器质性损害(如急性脑炎)等相鉴别。另外,在入睡时常见的假性发作小的放电、入睡期阵发性棘慢波活动还需要与狭义上的癫痫波相区别。前者如图 5-1 所示,是入睡期 3～5 Hz 高振幅慢波暴发,伴随中央、顶部的尖波、棘波。而后者也是相类似的图形,但棘慢波常更广泛地出现。两者随阵发性 θ 波消失而不再出现,故被认为不属于明确的异常现象。

1982 年及 1983 年大田原俊辅等认为关于热性惊厥的脑电图与过去的报告有许多不一致,这是由于检查条件不固定,并且强调从觉醒至睡眠各阶段的完整脑电图记录的必要性。在大田原俊辅等的 270 例热性惊厥研究,除外阳性棘波、6 Hz 棘慢波、高振幅慢波群发等,狭义的癫痫波(棘波、棘慢波)的出现率占全部病例的 47.4%,其中单纯性占 37.8%,复杂性占49.1%,追踪 5～15 年期间其出现率分别为 57.5%、74.8%。可见单纯性热性惊厥也有相当高的"癫痫波"出现率。广泛性棘慢波与焦点性棘波的出现率无差异,两者并存的病例也较多。1983 年,山磨康子、大田原俊辅报告认为,棘波焦点的部位在中央、顶部较多见,其次是枕、颞部等。

观察热性惊厥的脑电图与临床所见的联系,在大田原俊辅的病例中,据报道在出生后未满

6个月的早发组、总发作次数多者、发作持续时间在 20 min 以上时、疑有脑器质性损害的病例、有癫痫因素等,癫痫波的出现率较高,可见到某种程度的临床与脑电图的相关性。

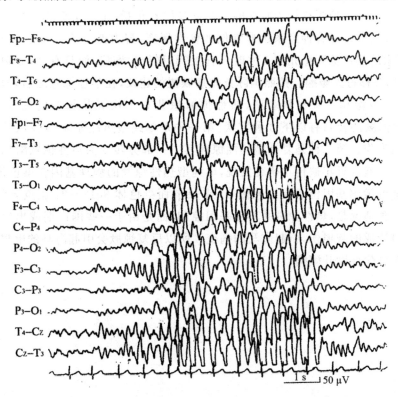

$1 s$　$50 \mu V$

　　2岁9个月在一次发热时出现全身痉挛,发育正常。脑电图显示入睡时伴随中央-顶部占优势的广泛性 3～4 Hz 高振幅慢波群发,中央-顶部可见棘波、尖波,即出现假性发作性小的放电。

图 5-1　4 岁 5 个月,女性,单纯性热性惊厥

　　关于热性惊厥的预后,特别是向无热惊厥的移行,脑电图所见是否起作用,则意见不一。大田原俊辅等建议,把有狭义的癫痫性突发异常波的热性惊厥在本质上作为癫痫看待,首先按照是否有癫痫性突发异常波将热性惊厥大致分为 2 类,无狭义癫痫波的病例根据其临床特征分为单纯型及复杂型,而有癫痫波者作为癫痫型,这样把热性惊厥分为 3 型(表 5-1)。这是因为癫痫波的有无与热性惊厥的预后有很大关系,在病程中未能检出狭义的癫痫波 75 例,最迟至 7 岁热性惊厥消失,完全见不到无热发作出现。但在伴有癫痫波的病例向无热发作的移行约占 10%,特别是具有焦点性棘波或广泛性棘慢波的病例占多数。

表 5-1　热性惊厥分型

脑电图所见	热性惊厥的分类	例数	6 岁以后的热性惊厥	无热性惊厥
无狭义癫痫波	单纯型	24	0	0
	复杂型	51	6(11.8%)	0
有狭义癫痫波	癫痫型	195	41(21.0%)	19(9.7%)
	合计	270	47(17.4%)	19(7.0%)

考虑到 3 岁以下婴幼儿癫痫波的检出率低,因此即使是单纯型热性惊厥,也期望能定期追踪脑电图检查到 5～6 岁。

一般认为,由热性惊厥移行为癫痫的主要危险因素包括:①复杂型热性惊厥;②有阳性癫痫家族史;③发病前已经有神经系统异常例如脑性瘫痪、智力低下等。1996 年有医学报告报道,无危险因素的热性惊厥患儿到 7 岁时仅有 1.2％移行为癫痫,而具有 2～3 项危险因素者,到 7 岁时有 10％移行为癫痫。按照国际抗癫痫联盟的建议,在热性惊厥之后若出现 2 次无热惊厥,即应考虑为癫痫。有资料表明,热性惊厥患儿有 1 次无热惊厥的发生率为 4.2％～20.2％。热性惊厥的转归有以下 3 种方式:第一种是单纯型热性惊厥,3 岁以后发作减少,至 5～6 岁前不再发作。第二种是复杂型热性惊厥其中一部分转变为热性惊厥附加症,另一部分则移行为颞叶癫痫。近年遗传学研究发现,单纯型热性惊厥的病理基因在染色体 19p13.3,热性惊厥附加症的敏感基因位点在染色体 2q 或 19q,而染色体 8q13～21 位点异常最终造成颞叶癫痫。第三种情况是,热性惊厥并不受基因控制,而是由于一些围产期或出生后的脑损伤,或者惊厥本身造成的脑损伤,引起海马的病变。所以反复惊厥会引起海马的电损伤,以致最终可能造成海马硬化性颞叶癫痫。

第六章　意识障碍与脑电图

由于引起意识障碍的原因有很多,所以在引起意识障碍疾患的鉴别诊断上,进行详细问诊,确实掌握意识障碍的程度,并且密切观察意识障碍的伴随症状和体征是非常重要的。

一、意识障碍的分类

所谓意识障碍,是关于正确理解事物及对周围刺激的适当反应受到损害的状态。意识的构成有"清晰度""范围"和"内容"三个要素,但一般将其中的"清晰度"降低称为意识障碍。意识范围的减弱(意识缩窄)包括催眠、意识混浊、昏迷、晕厥等。以意识内容改变为主,则是指谵妄、蒙眬及精神错乱等。

觉醒的关键在于脑干网状结构调节系统,被认为由脑干网状结构的上行性激活系统与丘脑下部调节系统所组成。网状结构上行性激活系统接受所有感觉刺激的输入,即认为疼痛或呼唤刺激通过网状结构上行性激活系统能够提高觉醒程度。再者,关于认知功能,可以说存在于大脑皮质整体。通常在意识障碍时被认为有上述的一方或两方受到损害,但即使没有脑器质性疾患,假如有全身性疾患也可能有上述两者的损害。因此,一般在见到意识障碍时,应该考虑涉及脑干、大脑皮质、全身性疾患三个方面。

在广义上,从意识清晰到昏迷之间各种不同程度的意识障碍都可以称为意识混浊。而狭义的意识障碍,是指以一般性感知觉清晰度(意识水平)降低为基本特征。在临床上一般按照意识清晰度做如下的分类。

(一)嗜睡

嗜睡是指不给予刺激即处于睡眠状态,给予刺激便清醒,能够说出名字、正确回答简单问话的反应状态。嗜睡属于最轻度的意识障碍。

(二)意识混浊

意识混浊,即对环境的知觉模糊,注意难以集中,反应迟钝,判断容易发生错误,可以有定向障碍。

(三)昏睡

昏睡指处于睡眠样状态,对疼痛刺激做用手推开等有目的的动作,大声呼唤仅获得简单无意义的应答。

(四)昏迷

若仅对强烈刺激有逃避反射、防御反应,为浅昏迷;如果对呼唤姓名、用力拉掐机体完全没有反应,瞳孔反射减弱甚至消失,则称为深昏迷。

再者,还有谵妄、精神错乱等可作为轻症意识障碍的变异型看待。

此外,近些年对急性脑损伤后意识障碍(特别是脑外伤),建议采用量表测评例如格拉斯哥昏迷评分法(Glasgow coma scale,GCS)进行判断,如表6-1所示。这也是在世界上被广泛应用的一般性评价标准,该法是通过对患者进行言语、动作和眼球运动功能的观察评分,由E、

V、M 大项目中各相应小项的得分合计来表示。按照该法评分最高为 15 分,最低为 3 分,得分越低则表示意识障碍程度越重。GCS 评分可作为急性脑损害性昏迷的预后指标,但也有对迁延性昏迷等不能够正确评价的弱点。

表 6-1 格拉斯哥昏迷评分法(GCS)

睁眼功能(E)	言语反应(V)	肢体运动(M)
自发睁眼 4 分	回答正确 5 分	依指令动作 6 分
呼唤可睁眼 3 分	答非所问 4 分	对刺激定位 5 分
刺激则睁眼 2 分	含混不清 3 分	刺激则躲避 4 分
无反应 1 分	仅能发声 2 分	刺激则屈曲 3 分
	无反应 1 分	刺激则伸直 2 分
		无反应 1 分

注:GCS 评分为 15 分,表示意识清晰;12~14 分为轻度意识障碍;9~11 分为中度意识障碍;8 分以下为重度意识障碍(大多呈昏迷)。

一般认为,大脑皮质广泛受损伤和(或)脑干网状结构损害是造成意识障碍的主要原因,而意识障碍也能够导致机体发生一系列生理学改变和代谢紊乱,将进一步加重脑损害。对于昏迷患者,通常强调做连续脑电图描记或动态脑电图监测,最好采用同时记录包括眼球运动、下颌肌电图等的多导生理描记法。

二、意识障碍的脑电图特征

意识障碍由多种原因引起,但终归是脑机能全面降低的结果,所以在脑电图上既有共同之处,也可以见到某些差异。关于意识障碍的程度与脑电图变化,可见到某种程度的相关性。或者说,在发生意识障碍时,脑电图常显示带有某种特征性的波形,因此正确判定这些特征性波形具有重要意义。一般认为意识障碍的脑电图所见,可以列举下述几种类型。

(一)慢波化改变

这是与意识障碍的基本型,即意识混浊相对应的脑电图变化。最典型者是各种麻醉时的脑电图变化,即随着意识混浊的加深,α 波的频率慢化,α 波消失,θ 波、δ 波出现,由于平坦期插入的暴发抑制波形出现,因此最终出现平坦化图形。观察还发现,慢波周期的延长,与意识混浊的程度基本上呈平行关系,即意识混浊越严重,慢波的周期便越长。

δ 波昏迷这种波形的脑电图最常见,而且脑电图所见与意识障碍的程度相关。这被认为是在脑血管障碍、脑炎、代谢障碍,以及中毒、缺氧时对脑干网状结构的直接损害,或者占位性病变时颅内压增高导致继发性网状结构机能异常所引起的。在意识障碍时,额或额-中央部占优势出现以 θ 波为主(无调节性,对刺激不出现反应)的脑电图所见,考虑是由于丘脑或脑干网状结构受损伤而出现的,这被称为 θ 波昏迷。

(二)α 昏迷

α 昏迷是指在昏迷时显示与正常成人觉醒状态相类似的 α 波或以 α 波占优势的脑电图,或称为 α 样昏迷。此种图形与正常觉醒脑电图的不同之处,是对各种觉醒刺激(如被动睁眼)不出现 α 波阻滞现象。研究发现,引起 α 昏迷的疾患,主要见于缺氧性脑病(如心博骤停,其中以心肌梗死最多见）、脑干损害（脑桥与中脑交界特别是脑桥被盖上部梗死、外伤）及药物中毒等。

其脑电图特征是，以 8～12 Hz α 样频率占优势，振幅较低为 15～40 μV。多数报告在缺氧性脑病 α 样波广泛性出现而且有前头部占优势的倾向，频率较慢（8～9 Hz），几乎没有自发性调节或对传人刺激的反应。而脑干损害所致者大多后头部 α 样波占优势，频率较快（9～12 Hz）。药物中毒引起的 α 昏迷，其脑电图改变大致与缺氧性脑病时相似，有时振幅较高，频率较快，或伴有 β 波活动，有时也见到自发调节变化。

α 昏迷脑电图大多见于昏迷初期（1～4 天），以后移行为 δ 波昏迷等异常图形。除药物中毒者外，预后不良的病例多见。

(三)β 昏迷

β 昏迷是指在昏迷状态，脑电图全部导联持续出现低振幅快波为特征，可见于椎基底动脉闭塞、低位脑干出血等。其发生机制可能是，由于脑干延髓内存在降低上行性网状结构激活系统机能的结构，当低位脑干受损害或其作用在脑桥部位受阻时即可出现昏迷，而脑电图显示 β 波或去同步化波形。此外，β 昏迷也可见于药物中毒，例如大剂量巴比妥、安定类药物可引起意识障碍，同时脑电图上显示广泛性 β 波，以前头部振幅最高。

(四)纺锤波昏迷

在昏迷状态脑电图显示与自然睡眠时相似的纺锤波，被称为纺锤波昏迷。脑电图显示广泛性 12～14 Hz 纺锤波，大致呈持续性或暴发性出现，以中央-顶部占优势，常伴有顶尖波。若给予觉醒刺激时纺锤波可消失，但患者不引起觉醒，背景脑电图的慢波化仍持续存在。

纺锤波昏迷多见于脑外伤（主要涉及脑干部位）急性期，少数见于非器质性损害，此型昏迷一般预后较好。另外，也有人提出昏迷预后的严重程度依次为：α 昏迷≥δ 昏迷＞β 波昏迷≥纺锤波昏迷。

三、意识障碍的特殊类型

有一些状态与昏迷相似，但是在确诊昏迷时，首先通过鉴别诊断排除昏迷以外的可能性。例如闭锁综合征、无动性缄默、紧张症性模糊等。

(一)闭锁综合征

闭锁综合征又称为假性昏迷、脑桥腹侧综合征等，是指患者意识清晰，能够认识外界，但由于脑桥底部两侧损害而发生四肢瘫痪、假性延髓性麻痹、两侧面神经及外展神经麻痹，造成不能够表达个人意愿的状态。患者的手足动作和言语表达丧失，但动眼神经正常，此时仅能利用眼球上下运动和眨眼与人简单交流。大多数因脑桥底部两侧性梗死引起，其他有中脑腹侧两侧性梗死、脑桥肿瘤或出血等原因。此外，重症肌无力、吉兰-巴雷（Guillain-Barre）综合征、肌萎缩性侧索硬化症等也可见到类似闭锁综合征的现象。

脑电图大致正常，与真正昏迷的脑电图明显不同。但若继发广泛的脑损害而缺少正常 α 节律时，则与昏迷脑电图难以区别。

(二)去皮质综合征

本征以往也称为迁延性昏迷，是指由于大脑皮质广泛损害而致大脑皮质机能减退或丧失的状态，可见肌张力亢进、去皮质强直姿势。患者有眼球活动，但躯体完全不动，不能言语，睡眠与觉醒周期保持。迁延性昏迷持续 3 个月以上时,则被视为植物状态。植物状态是指患者丧失认知机能,不能意识周围环境,但保持着非认知机能和睡眠觉醒周期;患者有自主呼吸,有自发动作或对刺激产生反应而睁眼,但不能说话或遵从指令。植物状态极少有恢复,病因常见交通事故脑外伤、缺氧及脑血管障碍等多种。植物状态的脑电图大多见到广泛性慢波其至平坦波形。

(三)脑死亡

所谓脑死亡是指包括脑干在内的全部脑机能不可逆性低下至不可能恢复阶段的状态。或者说,脑死亡是指生命维持所需要的脑干机能发生不可逆性停止的状态。目前大多数国家把强调大脑和脑干机能低下的"全脑死"作为脑死亡,而在英国采用仅有脑干机能低下为条件的"脑干死"。脑死亡判定的前提条件包括:①深昏迷;②原有疾患已确诊,没有恢复的希望。脑死亡判定与器官移植没有关系,需要由 2 名以上有脑死亡判定经验的医师做出诊断。

脑死亡判定标准包括:①深昏迷(GCS 3 分);②瞳孔固定,两侧 4 mm 以上;③脑干反射(对光反射、角膜反射、睫脊反射、头眼反射、前庭反射、咽反射、咳嗽反射)消失,需除外失明、鼓膜或眼球损伤等;④平坦脑电图(即使给予刺激,也至少 4 个导联描记 30 min 以上呈平坦波形);⑤自主呼吸消失。

平坦波形或称无脑电活动,又称为脑电静息。在做这样的判定时通常需要遵循特殊的技术要求,国际脑电图·临床神经生理学会联盟也曾发表"昏迷患者-无反应状态"的电生理学监测标准(1996)。这可概括为,脑电图记录应该由熟练的技术员或医师实施,脑电图判读也需有经验的医师进行;仪器噪声应低于 2 μV;除通常的仪器校正标准外,灵敏度增加至 2 μV/mm 或 50 μV/20 mm,头皮电极间阻抗需低于 10 kΩ,而大于 100 Ω;至少在头皮上安放 8 个记录电极,耳垂参考电极导联和电极间长距离的双极导联两种方式记录,尽可能识别和消除各种干扰伪差;至少需要进行 30 min 连续脑电图记录,在间隔 6 h 后以同样条件进行记录。

此外,也有必要采用反映脑干机能的脑干诱发电位对脑死亡判定。例如脑干听觉诱发电位(BAEP)的各波均消失、短潜伏期体感诱发电位(SEP)的 N13 或 N20 之后的波形消失,可作为判定脑死亡的参考依据。因此,主张在躯体检查的基础上做出综合的分析判断,才能够提高脑死亡诊断的可靠性。

第七章　脑的炎症性疾患

脑的炎症性疾患主要包括脑炎和脑膜炎。而所谓脑膜炎者,也往往是以脑膜脑炎的形式出现。一般地说,脑炎或脑膜炎,在急性期脑电图显示非特异性的弥漫性或局限性 δ 波、θ 波异常;在恢复期,除作为后遗症状而残留神经损害或癫痫发作以外,脑电图异常大致上逐渐消失,但通常是脑电图的改善比临床症状的消失更晚。在亚急性脑炎或者慢性脑炎,脑电图异常呈缓慢进展。

脑炎、脑膜炎在病毒感染者最多见。经过多年免疫接种的普及和深入开展,近些年在我国一些危害较大的重症脑炎,如流行性乙型脑炎、流行性脑脊髓膜炎、麻疹脑炎等已经明显少见。但由于自然环境和人们生活、工作环境的变化,人们所接触的病毒种类及其生物学性状也在变化。这些综合因素的影响,使引起病毒感染的病原谱发生改变,某些病毒性脑炎的发生率容易被低估。研究发现,在目前临床观察到的病毒性脑膜炎和脑炎,大多数由各型肠道病毒(包括 CoxVA、B,EchoV,EV68-71)引起,也可见到腮腺炎病毒、单纯疱疹病毒(HSV)等。但是其中轻症病例占据大多数。据我们的资料,小儿拟诊轻型病毒性脑炎 134 例,其中拟诊脑炎 69 例,可疑脑炎 65 例,结果发现拟诊脑炎与可疑脑炎初诊时的脑电图异常率分别为84.0％和93.8％,若以弥漫性慢波异常作为特征性评定指标,则脑电图对拟诊或可疑脑炎患儿的诊断敏感性分别为82.5％和93.4％;脑电图作为间接证据对脑炎早期诊断帮助较大,轻症特别是非典型脑炎的发生率比临床估计的更高。

一、病毒性脑膜炎

病毒性脑膜炎是指由病毒感染而引致脑膜的炎症。病毒性脑膜炎,有时在病原未明确前还被称为无菌性脑膜炎。在概念上,所谓脑膜炎是显示蛛网膜、软脑膜及其两者围成的蛛网膜下隙的炎症。脑膜炎表现以持续头痛和发热为主征,可见脑膜刺激症状,脑脊液细胞数量增加。有时炎症从蛛网膜下隙越过软脑膜波及脑实质,发生意识障碍、痉挛或局灶症状等,则被认为是呈现脑膜脑炎的病型。

据统计,大约 85％的无菌性脑膜炎由肠道病毒感染引起。临床上以发热、恶心呕吐或头痛急性发病,可有颈项强直、克尼格(Kernig)征阳性等脑膜刺激症状,而腱反射亢进或病理反射等脑实质症状缺乏。在典型病例可见发热、头痛、呕吐三个主要症状,但症状不典型、缺少脑膜刺激症状和病理反射者也常见,所以容易被低估而造成漏诊或误诊。资料显示,这些病例以3～9 岁儿童占大多数,有年龄依存倾向。基本呈散发趋势,但夏季和冬春季有集中发病的较小流行性,其临床经过及脑电图异常所见与腮腺炎病毒脑炎相似。另外,也由于脑电图变化比临床表现更敏感,因此对急性脑膜炎的早期诊断很有提示意义。对于病因方面,则需要有脑脊液等的病毒学的实验室诊断相关证据。

脑膜炎一般是伴有脑表面实质炎症的脑膜脑炎。一般说来,病毒性脑膜炎与化脓性或结核性脑膜炎比较,炎症的程度较轻,脑实质受损害也少,所以临床症状轻、脑电图异常的程度也不严重。

此外,过去曾发现,在某些病毒感染而不显示脑炎的中枢神经症状的病例,有时也见到一过性的脑电图异常,并认为这属于一过性脑炎,其中包括麻疹、流行性腮腺炎、水痘、猩红热和风疹等。因此,这种"无脑炎症状的病毒感染症的脑电图异常"似乎颇值得关注,也很可能属于轻症(轻型)病毒性脑膜炎的一种类型。

脑电图异常的特征,一般与脑炎时的情形类似,以慢波出现为主,但比脑炎时程度较轻。在炎症急性期,往往出现弥漫性或弥散性δ波、θ波,左右常不同步,生理波如α波也可见不同程度的改变甚至明显减弱;在后头部异常慢波占优势,往往与患儿的年龄有关,而并不提示病变的部位。有时可见到局限性异常,也可见到慢波呈群发倾向。从亚急性期至恢复期,δ波减少,同时θ波及α波不断增多,逐渐正常化。有痉挛发作的病例,多显示棘波、尖波、棘慢波等突发性异常波。

脑电图异常与临床症状大致上呈平行关系。在脑膜炎初期和急性期,特别是在非典型或疑似病例,由于脑电图的异常率高,所以对早期诊断很有帮助。但是,至恢复期即使症状消失,也有一部分病例仍然残留脑电图慢波异常。据说,在临床症状消失后1个月时,还有约1/2的急性期病例可见脑电图异常。

二、结核性脑膜炎

关于结核性脑膜炎,并不是结核菌血行性急性扩散至脑膜而发生的。在结核感染初期,有少数粟粒大小的结核结节散布在脑实质及脑膜。结核结节采用融合与增殖而增大,通常形成干酪化。而干酪化病灶是否显示引起脑膜炎倾向,则由病灶距离蛛网膜下隙的远近、纤维性包膜形成的速度来决定。天幕下的干酪化病灶数月乃至数年间仍处于非活动性状态,以后由于向蛛网膜下隙传播结核菌或结核抗原而引起脑膜炎。结核性脑膜炎的神经并发症,是结核菌或结核抗原向蛛网膜下隙散布、对此发生过度反应而产生的。其结果渗出液充满脑底池,数日内形成增殖性蛛网膜炎,最终发生梗阻性脑积水或交通性脑积水。由结核对血管壁的直接浸润而发生的血管炎乃至蛛网膜炎,脑底部血管受压而发生脑缺血或脑梗死。

结核性脑膜炎与真菌性脑膜炎一样,是从亚急性走向慢性经过的脑膜炎的代表,但其症状不一样。在脑膜刺激症状出现之前,往往有发热、头痛、恶心、呕吐、食欲缺乏等持续至少2周以上,这称为前驱期。随着病程大多显示脑膜刺激症状。另外,也有以性格变化、记忆障碍的缓慢进行性认知机能低下发病者。

结核性脑膜炎的经典脑脊液异常:包括脑脊液压力上升,100~500 mg/dL范围的脑脊液蛋白量上升,10~500 μL范围的淋巴细胞占优势的白细胞增多,糖含量降低。另外,脑脊液细菌培养的灵敏度为71%,培养结果的得出需要2~4周时间。行脑脊液PCR检测,其灵敏度为56%,特异性为98%。

头部MRI:初期有时也见不到异常。结核性脑膜炎为脑底脑膜炎的形式,故可见到脑底部均一的增强效果。在病程中若见到环流障碍所致的继发性脑积水、血管炎性脑梗死、结核瘤形成时,则结核性脑膜炎的可能性增大。

一般在脑膜炎时,与脑炎相比,脑电图的异常程度较轻,但是在结核性脑膜炎急性期,几乎全部病例显示脑电图异常,特别是小儿可见高度的脑电图异常。因此,在病毒性还是结核性区别困难的脑膜炎,假如脑电图见到高度异常,则最好考虑可能是结核性脑膜炎。

在结核性脑膜炎的急性期,脑电图出现弥漫性慢波(图7-1)。这种慢波与意识障碍的程度相平行,而成为高度的脑电图异常。在伴有痉挛发作的病例,也见到突发性异常波。恢复期慢波逐渐减少,脑电图正常化者较多,但残留突发性异常波或额部慢波者也不少见。

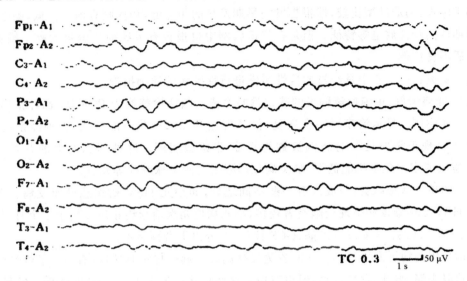

因头痛、发热、恶心而发病。其后出现呕吐、痉挛发作,意识障碍于第19日入院,翌日做了脑电图检查,当时有39℃的发热,轻度意识障碍。脑电图显示弥漫性1.5~2 Hz、70~150 μV的慢波,α波完全见不到,中央及顶部出现10~12 Hz慢的纺锤波样波形。

图7-1 28岁,女性,结核性脑膜炎

结核性脑膜炎即使进行适当的治疗,也有约10%一时性的加重。有的报告致死率在20%~50%。据说在20%~30%的生存者可见脑神经麻痹、眼球运动障碍、精神症状、运动失调、偏瘫、失明、耳聋等后遗症。

由细菌、真菌或寄生虫所致的局部感染侵害脑组织时,根据有无包膜形成,称为脑脓肿或脑实质炎症。脑脓肿通常显示类似于脑肿瘤的脑电图所见。幕上脑肿瘤大多为一侧性或局限性多形性δ波,可见0.5~2 Hz的高振幅慢波。慢波的范围较大,可能与脓肿周围水肿有关。约1/3的病例伴有癫痫发作,脑电图可见到棘波、尖波。若有多发性脑脓肿,可显示多发性焦点。

三、单纯疱疹脑炎

单纯疱疹脑炎占全部脑炎的10%~20%,是已判明病毒的散发性脑炎中最多的疾患。推测单纯疱疹脑炎的95%由HSV-1感染所致,70%~80%为HSV的复发或再感染。在相当于全部单纯疱疹脑炎约80%的典型病例,呈现颞叶、额叶眶回等选择性损害、左右非对称急性坏死性脑炎的病理所见,因此引起精神症状者多见。而其余的20%为非典型病例,且常见轻症、慢性脑炎、脑干脑炎等形式。在对各年龄的研究中,发现尽管有适当的治疗,包括死亡和严重后遗症的转归不良率仍高达30%~50%,社会回归率也限于约半数。作为后遗症多见记忆障碍、行为异常、症状性癫痫等。

本病的临床类型已知有多种,举例如下。

颞叶型或边缘系型:所谓边缘系脑炎是典型的单纯疱疹脑炎,主要损害颞叶下内侧部、额叶眶回、岛回、带状回、海马、杏仁核、壳核等,所以呈现精神症状。

颞叶脑干型:与颞叶型同样,而见到脑神经区域的损害。有脑干 HSV 感染的可能性与颅内压增高的可能性。

脑干脑炎:与颞叶型比较,据报告发病早期发热的频度低,初次脑脊液压力低,脑电图上见不到周期性同步性放电等特征。但是在尸检病例中也报告有单纯疱疹脑炎的脑干脑炎型,也存在预后不良病例。

慢性脑炎:有 4～5 个月经过的慢性缓慢进行性脑病的病例报告。

轻症-非典型例:单纯疱疹脑炎的确定诊断由依赖脑活检替换为 PCR 法,已经指出存在非典型的轻症病例。显示治疗后完全恢复、仅呈现痉挛和精神状态的变化,无神经系统局部症状,脑 CT 呈现正常所见等的病例被称为轻症-非典型病例。这种病态发生的背景,据说有 HSV-2 感染或宿主免疫机能低下、脑炎病灶局限于右侧半球颞叶等几点。

小儿的单纯疱疹脑炎:与成人有一些不同之处,如小儿 HSV 初次感染而发病者多见,新生儿由 HSV-2 感染发病呈现全脑炎者较多,小儿病例初次治疗终止后 2 周至 2 个月以内复发率可达 20％～30％。3 岁以下发病、GCS 评估 10 分以下者预后不良。

本病各年龄均可发生,而 50～60 岁为发病高峰。起病提示有急性(有时亚急性)脑炎的表现。症状以头痛、呕吐、发热多见,但也有报告这些症状仅见于大约 50％的病例。常见脑膜刺激症状,急性意识障碍(觉醒水平降低,幻觉、妄想,精神错乱等意识改变),痉挛,局部神经缺失症状(失语症、听觉失认或幻听等听觉障碍、记忆障碍、运动麻痹、脑神经麻痹、视野障碍、异常行为等)不随意运动,自律神经障碍等。

脑脊液检查:显示脑脊液压力上升、淋巴细胞增多,蛋白量增加。糖定量大多正常。有时也可见到红细胞。

病毒学检查:如采用脑脊液的 PCR 法,可检出 HSV-DNA。但即使是阴性也不能否定诊断。在治疗开始后阴性化的可能性较高。采用 PCR 由脑脊液能够较高频度分离到 DNA,但分离到病毒的可能性少。

头部放射性学检查:在颞叶及额叶(主要是颞叶内侧面、额叶眶回、岛回皮质、角回)等检出病灶。

脑电图:在早期诊断上,脑电图也是有用的辅助诊断方法之一。在脑电图上,与其他脑炎同样即使显示弥漫性慢波的病例,大多也见到左右差异;与脑炎的病变相一致,大多显示一侧颞部棘波或尖波,或者出现周期性复合波。这种周期性复合波(图 7-2),是以 1～5 s 的间隔,高振幅慢波或尖波单独或者群发性出现。周期性复合波有时在全导出部位出现,或者与病变相一致,在一侧半球或一侧颞部出现,大多呈现周期性一侧性癫痫样放电(PLED)的形式,而作为比较特征的 PLED 可见于约 30％的病例。疱疹性脑炎时的周期性复合波,主要出现在急性期,如据 1970 年厄普顿和贡佩尔特(Upton & Gumpert)报告在发病 2～15 天内出现。在这一点上,也与慢性期出现的亚急性硬化性全脑炎或克罗伊茨费尔特-雅各布病的周期性复合波不相同。另外,疱疹性脑炎时的周期性复合波不伴肌阵挛。

其他病毒性脑炎,例如麻疹脑炎、水痘脑炎、腮腺炎脑炎、风疹脑炎等,与脑炎一般的脑电图所见相差不大,但一般是脑电图的改善比临床症状改善晚些,有时脑电图异常也持续相当长时间。

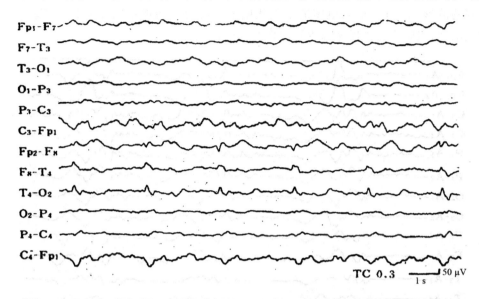

因全身倦怠感,嗅觉异常,健忘等发病。第5日入院,翌日出现意识障碍,脑电图检查时(入院第5日)处于浅昏迷状态。脑电图显示低振幅3～5 Hz慢波活动,在F8有位相倒转的尖波以2.5～3 s的周期反复出现,可看作周期性复合波。

图7-2 单纯疱疹脑炎(32岁,男性)

四、亚急性硬化性全脑炎

亚急性硬化性全脑炎(subacute sclerosing panencephalitis,SSPE)曾被称为包涵体脑炎、亚急性硬化性白质脑炎,现在则认为是由慢病毒性质的麻疹病毒(变异麻疹病毒)在脑内持续感染所致的小儿期好发、预后不良的脑炎。男性病例多见,95%为3～14岁发病,特别是6～9岁病例最多。从麻疹感染至SSPE发病经过4～10年时间,其中10%为麻疹隐性感染。临床常见以学业成绩下降、性格变化等发病现象,以至出现肌阵挛和去脑强直。

本病的临床经过大致可分为4期,第1期(发病期)出现智能减退、性格变化及行为异常等;第2期(痉挛及运动障碍期)出现肌阵挛发作、大脑锥体系及锥体外系症状;第3期(昏迷期)处于昏迷状态、无反应、去脑强直等;第4期(终末期)显示脑机能大致丧失、出汗及高热等自律神经症状。

脑脊液检查,显示麻疹抗体的上升。头部CT检查,发现白质、有时基底核的低吸收区,侧脑室扩大、脑萎缩。MRI检查可见白质、基底核、小脑、脑干的T2高信号区,脑室周围T2高信号区、脑萎缩。

本病大致上在全部病例出现持续性的周期性复合波(图7-3),因此脑电图在诊断上也是重要的。这种复合波,按1950年科布(Cobb)等的最早记载,最初出现振幅大的尖波,随后出现几个慢波(周期性突发性高振幅慢波群发),在慢波不出现的间歇期成为近于平坦的波形。最初出现振幅大的慢波时,常伴随肌阵挛抽搐或其他不随意运动。

1975年神经专家归纳报告了本病31例的脑电图所见,其中30例见到周期性复合波。复合波由两侧同步性、左右对称性的100～500 μV数个高振幅慢波组成。复合波持续1～3 s,以

5～20 s 的周期反复出现,并且与临床肌阵挛相对应出现。在高振幅复合波不出现的间歇期成为低振幅的波形。在死亡前脑电图的平坦化明显。与疱疹脑炎不同,SSPE 周期性复合波在慢性期也出现,但随病情进展振幅逐渐地降低,至末期消失。

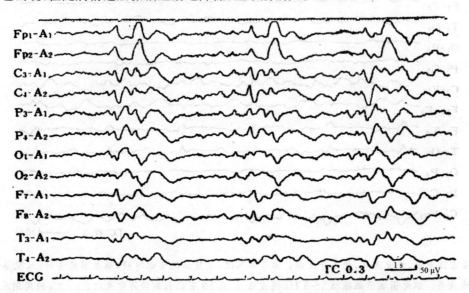

9 岁时因兴趣缺乏、记忆障碍、智能减低而发病。其后有缓慢经过,脑电图检查当时可见失立、失张力发作及震颤等症状。脑电图显示两侧同步性、左右对称性的 100～300 μV 高振幅慢波暴发(群发),持续 1.5～2 s,有时混入尖波,以 4～5 s 的周期反复出现。在这种周期性复合波不出现的间歇期,显示 10～30 μV 的较低振幅 θ 波。

图 7-3 亚急性硬化性全脑炎(12 岁,女性,SSPE)

采用偶极子追踪法研究 SSPE 出现的复合波及周期性同步性放电的起源,发现该起源局限于大脑深部、丘脑-中脑近旁。

第八章　脑器质性障碍

广义的脑器质性障碍,也包括脑部感染症,或药物、各种内分泌疾患、血液疾患及中毒等。但这里叙述的是发生在脑结构上的损害,即关于狭义的脑器质性障碍及其脑电图变化。

自头部 CT、MRI 等影像学检查法相继出现,给沿用的诊断以很大变革,但这主要是在病灶定位诊断上发挥了巨大作用,而在病变的种类和定性上仅能提供某种程度的参考。但是,脑电图能够得到影像学检查所不能提供的信息,在临床脑机能障碍方面的有用性仍然没有减小。因此,在脑器质性损害的诊断上:一方面,脑电图可以作为进一步做头部 CT、MRI 检查的过渡检查法,起到筛选作用;另一方面,将影像学检查与脑电图结合,两者互补不足,则有助于进一步深入了解病态变化。

一、脑肿瘤

由于脑肿瘤占据的部位及其扩展影响,而产生各种神经及精神方面的症状。这些症状可以分为:受到侵袭的脑局灶症状(如额叶肿瘤时的主动性降低、意志减退、无欲状态等),以及颅内压升高所致的全脑障碍(主要是意识障碍),如果肿瘤继续进展则不例外地从意识障碍移行至昏迷。癫痫发作与脑肿瘤的关系,各家报告不一。据报道 20 岁以后发生癫痫发作时,脑肿瘤的可能性占 10%,40 岁以后发生者占患者的 11%,50 岁以后上升至 15%,而这些包括原发性与转移性两方面的肿瘤。

脑肿瘤没有特异性的脑电图所见,但尽管如此,已经知道也有一些特征性的脑电图变化。脑电图的创始人伯杰(Berger)曾经指出,在脑肿瘤时出现慢波。而关于脑肿瘤的定位,大概最初 1936 年由 W. G. 沃尔特(W. G. Walter)进行了详细研究。他报告肿瘤位于深部或者天幕下时,不显示局限性慢波;当肿瘤存在于皮质内给予皮质直接影响时出现局限性慢波,这种慢波与其说来自肿瘤自身,还不如说是来自其邻接组织,之后便将这种慢波命名为 δ 波。在脑肿瘤脑电图上可记录到慢波,这种观点至今也没有改变。

(一)δ波

1. 当持续性不规则(多形性)出现时

一般认为局限性、持续性的多形性 δ 活动,表示脑白质的破坏性损伤。在初期而且肿瘤位于深部时,δ 波振幅常较低,这种 δ 波特别在过度换气试验时呈现群发、连续或短程发放(表示向大脑皮质的传递性慢波或远隔性异常波)。颅内肿瘤的最一般特征性所见,是局限于肿瘤(特别是假如接近皮质表面)部位附近,往往是出现一偏侧性的、比背景脑波更大的不规则(多形性)局限性 δ 活动。在典型的时候,视觉注意或紧张(刺激)、睡眠时 δ 波不衰减。1951 年,据施瓦布(Schwab)报告在距离肿瘤 6~7 cm 的区域,则可记录到接近正常的脑电图。

图 8-1 的病例是 24 岁女性,自 1987 年 8 月受到剧烈头痛的折磨,12 月感到左眼视力降低,于 1988 年 2 月在脑外科初诊。CT 检查可见右额叶大的低吸收区(肿瘤)、中线移位。在脑电图上,枕部的 α 波变慢为 8~9 Hz,右侧的额、中央、顶、前颞及中颞出现多形性的不规则 δ 波。

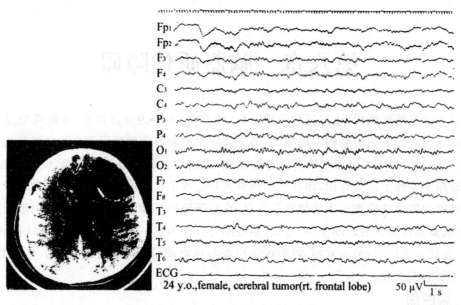

24 y.o., female, cerebral tumor(rt. frontal lobe)　50 μV⎡1 s

图 8-1　24 岁, 女性, 右额叶脑肿瘤

2. 当间歇性、节律性(规则性)出现时

这种 δ 波发放, 是规整、节律性的, 通常在额部两侧性出现, 少见枕部两侧性出现。波形与频率一定, 呈阵发(群发)出现。此波形在 1957 年由范德·德里夫特(Vander Drift)描述为单一节律性正弦样 δ 波, 而被其他研究者描述为间歇性节律性 δ 波(intermittent rhythmic delta activity, IRDA), 这样即有额部的 IRDA(FIRDA)、枕部的 IRDA(OIRDA), 或者较持续出现的单一节律性额部 δ 波等。这种波形的上升支比下降支迅速, 频率 2.5 Hz 左右, 与难以受到刺激影响的局限性 δ 活动不一样, IRDA 常有反应。

IRDA 主要为两侧同步性出现, 在一侧性出现时 70%～80% 见于患侧脑干或小脑半球的对侧, 但有时也为同侧性出现。据 1959 年中井的资料, 单一节律性 δ 波在额部(61%)比枕部(33%)多见。从年龄上看, 14 岁以下 77% 在枕部, 14 岁以上 80% 在额部有焦点。另外, 单一节律性 δ 波在中脑及小脑蚓部的肿瘤时出现率较高。此时, 由于中脑导水管附近的脑脊液通路完全被阻断, 造成第 3 脑室扩大、间脑诸结构高度变形, 推测与此波的发生关系密切。

单一节律性 θ 波, 即指在额、颞部等两侧同步性出现的 4～7 Hz θ 波, 大多呈正弦波样波形群发出现, 多见于中脑、间脑的正中线附近肿瘤。

图 8-2 的病例是 17 岁男性, 因头痛、情绪不稳、失眠而就诊。除有被毒害、被跟踪的被害妄想外, 也有情绪高涨与抑制等变化。CT 可见第 3 脑室附近较大的不均一高吸收区(肿瘤)。脑电图上, 随着不规则的基础波反复出现 IRDA。

(二)基本节律的不对称

由临床症状或表现能够确定诊断时, 通常可以见到 α 节律的改变。α 节律的慢化一般比其振幅的差异更为重要, 在肿瘤一侧常可见到 α 波慢化, 特别是位于后头部一侧半球的神经胶质瘤时, 可见 α 节律慢化、持续性消失、θ 波混入所致的障碍。在有占位性病变的顶部、顶枕部肿瘤, 有时 θ 节律由视觉注意刺激而不受到抑制。

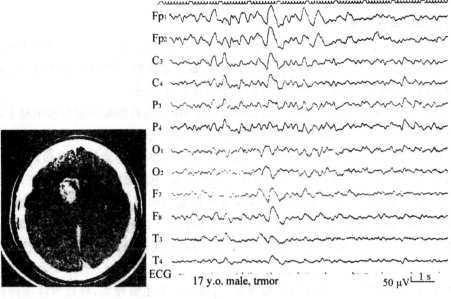

图 8-2 17 岁，男性，第 3 脑室附近的脑肿瘤

脑肿瘤除可见 α 波的改变以外，还可见到在患侧的 β 波、睡眠纺锤波等阙如，即出现所谓懒波活动。懒波活动往往受到肿瘤深度的影响，在大脑皮质直接受侵袭时最明显，肿瘤位于脑干时几乎不受影响，而肿瘤位于皮质下白质深部或脑底部时懒波活动以不完全的波形出现。这种懒波现象对肿瘤的正确定位没有直接作用，但对患侧的判定多有帮助。

(三)棘波、尖波及棘慢复合波活动

发作性反复出现的棘波、尖波及棘慢复合波局限于一定的部位，对肿瘤而言不是多余的。1974 年有医学报告报道，肿瘤病例的 20%～30% 是癫痫性的，但不能清楚区别是否来自脑肿瘤。1957 年范德·德里夫特也曾认为癫痫样放电与肿瘤的部位不是特别有关联。

在脑肿瘤患者，除上述那样的局限性脑电图异常外，还可显示各种程度的背景活动异常。恶性程度较高、生长快速的肿瘤，脑电图的异常率高，背景活动弥漫性异常者多见，主要为 δ 波、θ 波普遍性增多，α 波改变甚至消失。而良性肿瘤(如脑膜瘤)生长缓慢，一般不显示有明显的慢波，背景活动也大多数正常。

此外，据说 CT 检查所见与异常脑电图的定位一致率，幕上(半球)肿瘤为 70%～80%。如 1984 年驹井等的资料显示，脑实质内肿瘤两者的一致率为 81%(26/32)，而脑实质外肿瘤则为 38%(8/21)。1997 年有医学研究认为，δ 波来自脑损害本身，而 θ 波与脑水肿关系密切。

二、脑血管障碍

脑血栓形成和脑栓塞引起的脑缺血，其结果皆可导致脑梗死，但其临床症状并非由血管病变本身引起，而是由脑缺血、脑梗死及脑出血等脑神经细胞病变引起的。近些年，神经影像学检查如 CT、MRI，以及 SPECT、PET 等对脑血管障碍的早期确诊也成为可能。

由脑血管障碍所致的脑卒中(包括缺血性与出血性)的脑电图变化，没有特异性，但脑电图对代谢障碍和皮质缺血敏感。因此，应用脑电图仍然有助于了解大脑受损害的部位及其扩展范围、估计预后等。对于脑卒中的病例，若发病早期的 CT 检查除外出血而又未显示梗死灶，

则脑电图特别有价值。

(一)急性脑血管障碍

急性脑血管障碍作为临床症状,以突然发生卒中的情形为多见,但有时见到头痛、眩晕、四肢麻木、无力等前驱症状。大部分病例伴随脑的局部机能缺损症状和意识障碍,但神经症状、意识障碍等因出血部位、出血灶大小及血肿形成速度而有不同。

在脑电图上,基底节外侧型脑内出血的脑电图,局限性的高振幅慢波容易出现于颞、额部,有时也出现于患侧半球。基底节内侧型脑内出血,大多出现两侧广泛性慢波,但有时可见到患侧半球占优势的 θ 波、δ 波群发。伴有穿破脑室的脑内血肿,随着意识障碍和症状恶化,可见两侧性慢波异常或普遍性低电压化及平坦化。脑桥出血,虽然患者处于昏迷状态,但往往显示意料之外的正常安静觉醒时那样的规则性 α 波或低振幅快波,或其两者混合的脑电图所见。若病变波及中脑或丘脑,则见到从含有 θ 波的异常到含有 δ 波的异常脑电图。一般地说,脑出血的急性期及亚急性期多见到两侧性脑电图异常,与此对比,在脑梗死患侧局限性脑电图异常多见。

动脉硬化、脑血管狭窄逐渐发展形成脑血栓,或急性发生脑栓塞,导致灌注压降低而造成脑缺血性病变。病变部位因缺血、水肿、变性坏死等损害,故伴随出现相应的脑机能缺损症状。脑梗死的脑电图改变与梗死发生的急缓、损害范围和程度,以及梗死部位、脑水肿程度,有否意识障碍等相关联。在皮质或靠近皮质的梗死,脑电图往往出现局限性 δ 波、θ 波活动。而深部脑梗死时,临床虽然有偏瘫症状,但脑电图可见到广泛性异常或者在患侧显著。

图 8-3 的病例是 65 岁女性,临床症状见右侧半身不遂,左侧动眼神经麻痹,CT 检查可见左侧丘脑至中脑的出血灶。在脑电图上显示左右差异,右侧见到 7~8 Hz 的慢波,左侧则见到频率更慢的 2~4 Hz 的 δ 活动。图 8-4 是 MRI 显示左颞叶皮质下出血的病例及其脑电图所见。

此外,1967 年 Gibbs 报告,据说在成人见到的特殊异常波有额部节律性慢波,这种波形多见于脑结构损害,特别是脑血管障碍,而在脑肿瘤少见。

图 8-5 的病例是诊断为脑梗死的 66 岁男性,自 1987 年 8 月有时因起立性低血压出现意识丧失。1988 年 1 月在读书时意识丧失而就诊于脑神经外科。脑电图上显示广泛性慢化和节律异常,并出现额部慢波节律。

蛛网膜下隙出血时的脑电图,由于同时发生的脑组织破坏程度而有相当大的差异。有脑损伤或者意识障碍时,脑电图出现局限性慢波或广泛性慢波化。若无脑损伤时,一般不显示明显的脑电图异常。

2000 年据相关医学报告,颅内出血患者中有 10.6％继发癫痫发作,缺血性脑卒中有 8.6％继发癫痫发作。其中 95 例动脉瘤性蛛网膜下隙出血者入院前 17.9％继发癫痫发作,入院后 4.1％继发癫痫发作。

近年李新宇等报告,初诊脑梗死 16 例,男 11 例,女 5 例,年龄 49~71 岁,头部 CT 检查均正常(此后 MRI 确认为半球梗死)。发病 24~48 h 内的脑电图异常率为 88％(14/16),脑电功率谱分析显示患侧 α 波频段功率值降低,慢波功率值增高,α 波指数显著下降、δ 波指数显著增高,脑电图定侧与 MRI 基本相符。因此认为脑电图在脑梗死早期诊断中具有较高的应用价值,还可作为超早期选择溶栓治疗的参考指标之一。

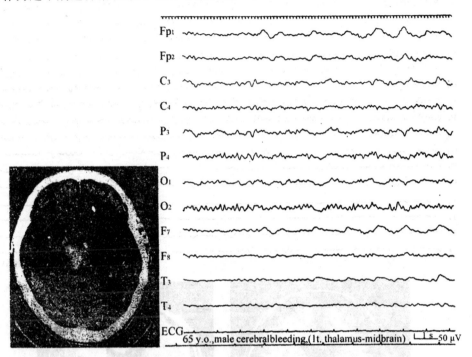

图 8-3　65 岁,女性,左侧丘脑~中脑出血

1984 年据相关医学报告,短暂性脑缺血发作(TIA)25 例,CT 检查的阳性率为 8%,而定量脑电图(BEAM)显示一侧性异常率可达 68%,与临床症状相符合;TIA 在 2 周内 BEAM 一侧性异常率为 88%,而 2 周后仍为 59%,这提示 TIA 后脑血流虽然恢复,但其电生理学改变难以完全消失。

(二)脑动脉硬化症

在轻度脑动脉硬化,多数的脑电图上大致见不到异常。若动脉硬化症进展而出现各种神经、精神症状,则脑电图也见到一些变化。与此相比,还是多发脑梗死等所致的脑电图异常多见。

作为缺少局灶症状的脑动脉硬化症,在脑电图上主要是 α 波的变化、频率变慢为 8~9 Hz,显示单调缺乏变化的波形连续且广泛性出现这样的异常波形。图 8-6 的病例是 49 岁的男性,以头痛为主诉就诊。其脑电图显示广泛性出现的 8~9 Hz 的慢 α 波,低振幅的 δ 波也散发混入。

1972 年大友研究了老年者的剖检病例与其生前脑电图的关系,结果发现优势 α 波的频率,显著脑动脉硬化组平均为 9.65 Hz±1.43 Hz,无或轻度脑动脉硬化组是 9.80 Hz±1.35 Hz,在前者有频率减小的倾向;两组间广泛性 α 波形的出现频度无差异,但 α 波的频率在前者为 8.74 Hz±0.93 Hz,后者为 9.50 Hz±0.69 Hz,前者有意义变慢($P<0.01$),且显示 8 Hz α 波者近半数(42%)。因此,显著的脑动脉硬化会对脑电图特别是优势 α 波的频率给以明显影响。另外,在显著脑动脉硬化组不规则的电压更少,大多给以单调印象,并且有低电位快波不规则出现更少的倾向。

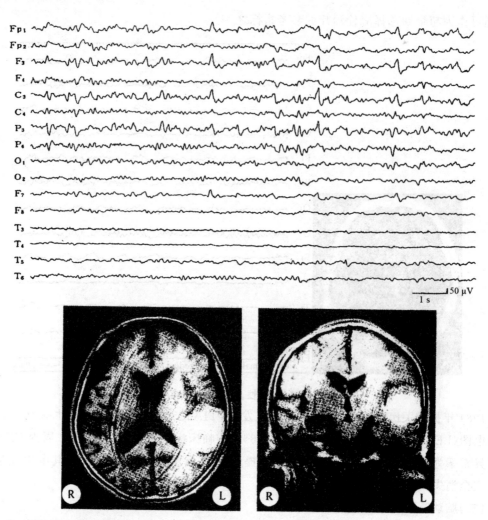

受障碍侧见到基础节律慢化,局限于额、顶、颞部的不规则 α 波及尖波频发。在头部 MRI 所见,见到左颞叶皮质下血肿(49.4 mL),未见到中线移位。

图 8-4　80 岁,男性,左颞叶皮质下出血

(三)烟雾病

烟雾病是指在脑底部见到异常血管网的脑血管障碍,过去曾称为威利斯(Willis)动脉环闭塞症。本病在脑血管造影上显示像吸烟者喷吐出的烟雾状所见,遂命名为"烟雾病",据报道是多见于亚洲人特别是日本人的原因未明的血管进行性闭塞性疾患。一般认为,首先缓慢发生 Willis 动脉环部位的闭塞,为补偿缺血而形成丰富的侧支循环径路,因此在脑血管造影上呈现充满毛细血管网的特征性(烟雾样)所见。但这些代偿性的血管太纤细,以至成为脑缺血或出血等各种发作的原因。

本病好发年龄在 5 岁和 30～40 岁,有两个高峰。在小儿时期常见发作性头痛、偏瘫、语言障碍、痉挛发作等,常伴有智能障碍。成人则多见剧烈头痛、偏瘫,或伴有意识障碍的颅内出血。

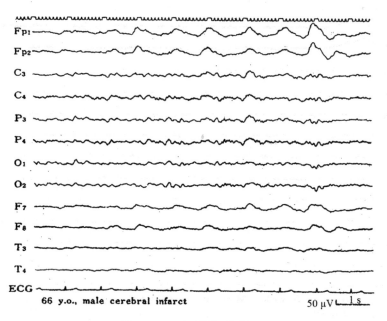

图 8-5　66 岁,男性,脑梗死

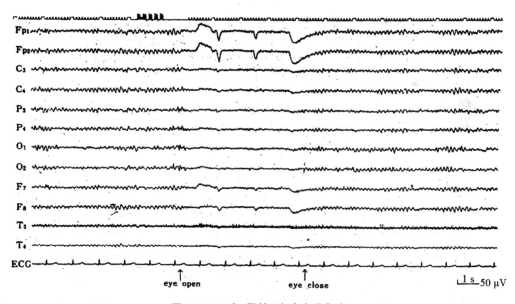

图 8-6　49 岁,男性,脑动脉硬化症

　　缺血发作常由于过度换气状态(如吹热面条、啼哭、吹奏乐器等)而发生。所以在脑电图上,过度换气试验终止后,又出现再慢波化这一特征性所见,特别在小儿时期具有诊断价值,但在成人病例见到时也提示有本病的可能。在诊断上,近些年 MRI 或 MRA 检查已经大致上替代脑血管造影。

　　图 8-7 病例是 35 岁女性,以剧烈头痛(左侧明显)为主诉就诊。在脑电图 A 显示稍不规则的基础活动,并且有低振幅慢波增加。过度换气试验诱发出现显著的慢波(脑电图 B),过度换气试验终止后慢波消失,但在 3 min 后又出现再慢波化现象(脑电图 C)。

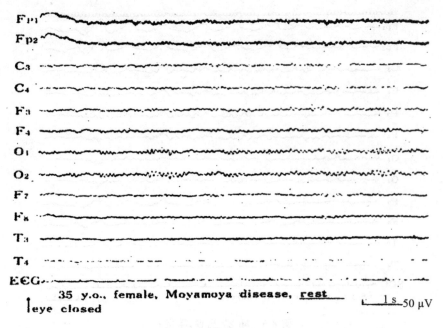

35 y.o., female, Moyamoya disease, rest
eye closed

1 s 50 μV

A. 安静时

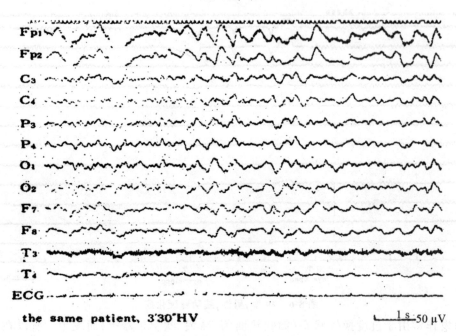

the same patient, 3'30"HV

1 s 50 μV

B. 过度换气试验所诱发的慢波

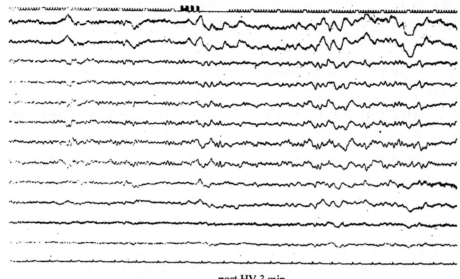

post HV 3 min

C. 过度换气试验停止 3 min 后开始出现的再慢波化

图 8-7 35 岁,女性,烟雾病

三、颅脑外伤

颅脑外伤主要是指头部外伤致颅骨骨折、脑损伤和颅内血肿等。脑损伤又分为脑震荡与脑挫伤,但临床上脑震荡与轻度脑挫伤的区别并不容易。闭合性脑损伤仅从受伤部位和临床症状常不能够确定损伤部位,如脑损伤有时发生在接受外力的部位,但也有可能因外力致脑受伤部位的对侧撞击至颅骨内壁而发生对冲伤。据说,在脑电图见到局灶性异常的颅脑外伤病例中,20%～40%为对冲伤。

颅脑外伤的严重程度,通常取决于外伤类型、意识障碍程度及其伴随症状。目前在临床上一般采用 GCS 评分及头部 CT、MRI 检查做出诊断及分类。

关于颅脑外伤脑电图检查的作用,在外伤急性期主要是:①判定有无脑电图异常及异常的种类、程度等,如据此作脑震荡与脑挫伤的鉴别;②脑损伤的定位判定;③预测发生外伤性癫痫的可能性;④推测意识障碍(昏迷)时脑损伤的部位及程度。在慢性期则包括:①颅脑外伤后遗症的脑器质性损伤与心理因素分析的参考;②发现慢性血肿或脑脓肿等特殊后遗症;③作为法医学判定资料,往往涉及因交通事故、工伤等的损害赔偿等。

在颅脑外伤,小儿或老年者可见到与成年人有些不同的特征。例如:在小儿期容易出现脑电图异常,即使轻度颅脑外伤也可见到明显的脑电图异常,容易出现外伤性癫痫相关性突发波,枕部慢波容易残留等;而在老年人,脑电图异常率随年龄成比例地增加,棘波少见,更容易引起硬膜下血肿、继发性脑缺血等。

(一)脑震荡

除动物实验外,在人类脑震荡时即刻记录脑电图的机会几乎没有。目前脑震荡的诊断定义为,有短暂的意识障碍且在伤后 56 h 内经头部 CT 或 MRI 检查无异常发现者。但是,也有报告 SPECT 检查发现脑震荡者有枕叶和小脑的血流量低下。

据说脑震荡大约70%的患者脑电图正常,仅部分患者出现一过性异常,如局限性α波变慢、θ波增加或短程群发等,可能与脑水肿有关,最迟3周内消失。另外,广泛性α波形可能与脑震荡引起间脑障碍有关;广泛性低振幅快波(去同步化脑电图)反映中脑网状结构兴奋性增高,但也可能由于脑外伤后的精神(情绪)反应所致。

(二)脑挫伤

脑挫伤后急性期的脑电图所见不是外伤特有的变化,与一般脑损伤时的所见相同。

1. 局灶性异常

局灶性异常最典型的是在损伤部位出现的慢波,特别是δ波或θ波焦点,约占全部病例的20%。这不仅出现于直接受到外伤的部位,而且也出现于对冲伤的部位,有时在同一病例显示2个慢波焦点。

2. 广泛性异常

作为广泛性异常,特别是存在意识丧失、意识混浊、健忘综合征等,可见广泛性基础节律的慢波化。重症脑挫伤后意识混浊明显时,也可见脑电图完全平坦化,此后随脑机能恢复,逐渐移行为慢波占优势的脑电图。在小儿颅脑外伤,枕部容易出现慢波,但需要与正常小儿的枕部慢波作鉴别。

颅脑外伤后急性期,由于意识障碍而出现广泛性慢波,脑损伤所致的焦点性异常往往被掩盖。此时,若给予声音、疼痛等觉醒刺激,尽量减少广泛性慢波,则焦点性异常便容易显露出来。若有重度意识混浊(昏迷)时,通常显示以δ波为主的脑电图或接近平坦的脑电图。若损伤主要涉及脑干时可出现大约10 Hz的α波样波形、快波图形及接近自然睡眠的纺锤波等。

在脑损伤部位出现的焦点性δ波,多数仅在受伤后急性期一过性出现,与挫伤程度相应地大部分在数日、数周或2～3个月内消失。脑电图广泛性慢波化在全脑存在严重损伤时,残留相当长时间,但由外伤致急性脑水肿等出现的慢波,在1个月以内大致消失。

焦点性δ波消失时,通常经过焦点性节律异常的时期,最后在损伤部位或损伤侧残留α波的振幅减低,但有时α波的振幅在患侧反而增大。有时显示α波的频率仅患侧变慢,或患侧顶、枕部α波的振幅减低,这大概与脑挫伤病例CT扫描多见侧脑室一侧性扩大有关,但这种α波振幅减低在数月或数年也大致变得不明显。在脑挫伤慢性期,约20%的病例显示广泛性α波形。

α波振幅减低现象消失后,虽然脑电图看似正常,但这并不意味着没有器质性变化。脑电图所见与临床症状间的不一致也不少见,有明显神经症状而脑电图大致恢复正常时被称为威廉姆斯(Williams)悖论。这种情形意味着到达了最终固定的缺陷状态,此后临床的改善希望较小。

关于狭义的颅脑外伤后遗症,1948年曾有医学报告指出,外伤性神经症组异常脑电图的出现率为28%,无脑外伤的头痛组异常率则为10%。因此他建议对这些病例,不仅要有安静时的脑电图,而且有必要应用各种诱发试验仔细检查。

据说,局限性或广泛性突发异常波的出现率,闭合性脑外伤大约为5%,有颅骨骨折、痉挛等的病例其出现率则较高。

此外,近年也有报告颅脑外伤SPECT检查可比CT或MRI发现更多的病灶。

(三)颅内血肿

急性硬膜下血肿时,先有脑挫伤而产生血肿,若血肿增大压迫局部,进一步发生切迹疝等导致脑干损害。脑电图异常也成为由于各种因素的参与程度而相应地出现局限性 δ 波、一侧半球 δ 波、广泛性慢波群发及这些所见的综合。据说,脑内血肿的脑电图相似于皮质下肿瘤的脑电图,但前者随时间推移可有改善或不变,而后者则恶化。

成人型(特别是老年者)慢性硬膜下血肿,一般是轻度颅脑外伤后 1~3 个月出现慢性颅内压增高症状、头痛、麻痹、定向力障碍等,属于颅内占位性病变的一种。硬膜下血肿时脑电图出现的异常波,除外伤所致的广泛性异常外,尚有局限性或一侧性 δ 波、θ 波,患侧 α 波的振幅减低或增大及懒波活动等。

(四)外伤性癫痫

外伤性癫痫,是指作为外伤性脑损伤的后遗症而发生的癫痫。这包括受伤后 1 周以内发生的早期癫痫,以及受伤 1 周以后发生的晚期癫痫,而后者被称为狭义的外伤性癫痫。一般在小儿,早期癫痫多见。据统计,外伤性癫痫在外伤后 1 年以内约有 1/2 发病,2 年以内约有 3/4 发病。外伤性癫痫有自然治愈的倾向,比其他癫痫预后好。

关于外伤性癫痫的诊断,按照沃克(Walker)的建议,外伤后癫痫的诊断标准应该包括:①确实为癫痫发作;②外伤前无抽搐史;③无其他的脑及全身性疾患;④外伤的严重程度足以引起脑损伤;⑤首次癫痫发作在外伤后不太长的时期内发生;⑥癫痫类型和脑电图改变与脑损伤的部位相一致。

观察外伤后局灶性癫痫焦点或广泛性异常波的演变经过,发现局灶慢波或局灶快波阵发,多数可发展为棘波、棘慢波。据 1944 年的相关医学报告,慢性期出现外伤性癫痫时,在发作出现前,已经存在的 δ 波焦点中开始出现棘波和尖波,这对预测癫痫发作出现有帮助。

外伤性癫痫时见到的焦点性异常波,一般是散发性棘波、尖波及棘慢波。在参考导联记录到阴性棘波、尖波时,可以认为致痫灶位于大脑皮质。有时作为焦点性异常,可见振幅相当大(约 50 μV)的 β 波焦点,这样的焦点性快波又称为刺激性 β 波。

在中央部或中颞部附近有脑手术致颅骨缺损的病例,有时出现局限于中央、中颞部的 6~11 Hz μ 波样波形的活动,多伴有快波成分。其中,中央部的波握拳即衰减,但颞部的波对任何刺激都不衰减,即做颅骨成形术此波也不一定消失。1979 年 Cobb 等把这种波称为缺口节律,认为不仅是骨缺损所致,可能表示某些脑机能障碍,但是与癫痫或脑肿瘤再发无关。

另外,小儿轻度颅脑外伤后仅在脑电图上出现棘波等突发波有何种意义,对于其中较多见的中央-颞部 α 棘波进行了一些探讨。近些年的研究显示,小儿中央-颞部棘波为常染色体显性遗传,伴有明显的年龄依存性,此波正常儿童的出现率为 2%~3%,高峰年龄为 6~8 岁,但是在所有中央-颞部放电的儿童中出现癫痫发作者仅占 8.8%。这提示,由于各种刺激因素包括脑损伤可能使发育期儿童中央-颞部皮层的兴奋性增高,从而更容易出现异常放电和癫痫发作,但真正出现临床发作的可能性很低,预后良好;或者是先有中央-颞部棘波,然后发生颅脑外伤,二者共存而不相关,可能纯属偶合现象。

第九章　脑部特殊疾患与痴呆

除前述的脑器质性疾患之外，在临床上也常见到一些慢性的脑部特殊疾患。例如：小儿正在发育尚未成熟的大脑若受到各种损害，便容易出现复杂且变化的脑机能障碍，其中包括脑性瘫痪、智力低下等。

随着人口的老龄化加速，老年期罹患痴呆样疾患病例显著增加，已引起人们的关注。而在痴呆状态下，有时能见到一些特征性提示意义的脑电图变化，所以也颇值得观察和研究。

一、脑性瘫痪

脑性瘫痪，也称小儿脑性麻痹，是指从受孕到新生儿期间发生的、由于脑的非进行性病变而产生永久但有变化的运动障碍及姿势异常，其症状在 2 岁前即被发现。也常伴有智力低下、癫痫、语言障碍或感知觉障碍等。推测其可能的原因，包括受孕期、围生期及出生后，以围生期异常产及新生儿窒息最多，其次是早产儿、重症黄疸，构成脑性瘫痪的三大原因。脑性瘫痪的诊断主要依靠病史及体格检查。神经影像学检查如 CT、MRI 常发现有脑器质性变化，对病因和预后判断可能有帮助。

从生理学的角度分类，脑性瘫痪可分为痉挛型（占 60％～70％）、手足徐动型（约占20％）、其他少见的类型如强直型、共济失调型、震颤型、肌张力低下型及混合型等。倘若早期发现、早期治疗和进行功能训练等，可能收到较好的疗效。

脑性瘫痪是一种综合征，由各种原因引起，按病型其临床症状也各种各样，故对此不能一概而论。关于脑性瘫痪脑电图所见的诸多报告，也由于脑电图检测设施种类不同、被检者的年龄及病型有差异，所以直接比较其异常脑电图的出现率不太有意义。因此，下述各报告者的异常脑电图出现率，最好理解为表示大致倾向的程度。

异常脑电图的种类极其多样化，包括基础节律的异常如低振幅化、慢波、快波、α 波阙如、α 波枕部不占优势、左右差、懒波现象、高振幅纺锤波或极度纺锤波，与突发性异常（棘波、棘慢复合波、高度失律等）。这样的脑电图异常，按照有无临床癫痫发作，其种类及出现率有相当不同。例如：癫痫发作组 67.6％可见棘波，而无癫痫发作组棘波的出现率仅为 9.0％。

据说主要对 3 岁以下患儿，选择觉醒安静时的脑电图记录，详细观察其基础节律的变化，在不合并癫痫发作的病例，也有约 75％可见基础节律的异常。若把早产儿的基础节律异常同样进行分类，则广泛低振幅节律失调占 32.3％，广泛慢波节律失调占 27.0％，快波节律失调占8.7％，不对称占 7.0％。观察基础节律异常与病型的关系，低振幅节律失调和快波节律失调以手足徐动型、强直型多见，慢波节律失调以痉挛型多见。无临床癫痫发作的病例，20.3％可见到突发波，主要见于痉挛型。

作为特征性的现象，有脑病专家曾描述的高振幅纺锤波或极度纺锤波，这是睡眠时的纺锤波变为高振幅且长时间持续出现的波形（图 9-1）。1955 年医学专家报告了在脑性瘫痪中，有手足徐动型的 50％、痉挛型的 12％见到这种波形，但也有其他报告显示仅有 2.6％见到这种波形。

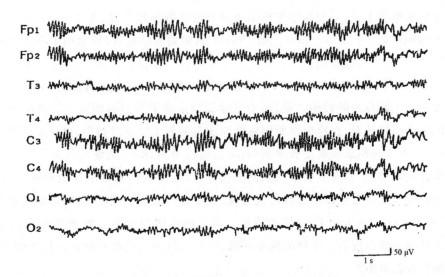

图 9-1 脑性瘫痪所见到的高振幅纺锤波(3 岁,男性,睡眠时)

具有临床癫痫发作者,占 20%～40%,但强直型特别是单侧瘫痪型可高达 85%,手足徐动型仅有 4%～5%。与此相应地,在具有癫痫发作的病例异常脑电图出现率高,正常脑电图仅占 7%,而无癫痫发作者 46% 可见到正常脑电图。若把有或无癫痫发作两者合并,观察突发性异常波,则棘波的出现率为 20%～50%。根据 1961 年相关医学报告的资料,在全部 448 例病例中,21% 可见棘波,其中 65% 显示局灶性焦点,棘波的出现方式为单发性及多发性棘波占 38%,1～4 Hz 棘慢复合波占 62%,高度失律(图 9-2)占 4.8%。

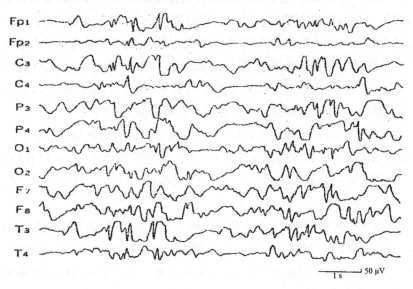

孕龄 9 个月早产儿,出生时体重 2 400 g,出生后第 4 个月开始痉挛发作。此图是自然睡眠时脑电图,左侧中颞、左中央及左额部等棘慢波或尖慢波频发,左枕部、右顶部等出现孤立性棘波,呈多焦点性,显示近似于高度失律的脑电图所见。

图 9-2 脑性瘫痪见到的高度失律(6 个月,女性)

脑性瘫痪从整体上看,一般是痉挛型脑电图异常波的出现率高,为40％～85％;手足徐动型异常波的出现率低,为20％～60％。据1963年的相关医学报告,异常脑电图的出现率以偏瘫型最高,以下依次为四肢瘫痪、截瘫、手足徐动型。在医学报告资料中,异常脑电图可见于痉挛型的占43.0％(其中棘波占37.6％),手足徐动型的占23.2％(其中棘波占16.1％)。这可能是由于在痉挛型大脑皮质的损伤多见,而手足徐动型皮质下部的损伤较大。将病型与脑电图异常内容的关系概括地看,在痉挛性两侧瘫痪因为有两侧大脑皮质损伤,可见基础节律的慢波化、不规则化。重症病例显示高度节律失调,突发波也可见棘波、尖波及其复合波多焦点性出现。在痉挛性偏瘫型,主要有大脑半球偏侧损伤,所以大多显示基础节律的振幅左右差异、一侧平坦化、懒波活动,突发波以颞部棘慢复合波、尖慢复合波的形式出现,随年龄增加成为广泛化,大多形成Lennox-Gastaut综合征的波形。可见脑电图异常侧与癫痫发作为同侧者也不少。手足徐动型主要由皮质下诸核的病变所致,因此一般来说脑电图异常是轻度的,但睡眠时显示高振幅纺锤波者不少。

观察瘫痪部位与异常脑电图出现侧别之间的关系,发现异常脑电图的定位,多数与瘫痪部位相对应,但也有不一致者。例如:在单瘫及偏瘫病例,棘波出现于瘫痪对侧的大脑半球占56.9％,同侧占26.2％,两侧占16.9％;慢波出现于对侧占50％,同侧占12％,两侧占38％。懒波活动出现于对侧占89％,同侧占11％,可见与棘波或慢波相比,其与临床所见障碍部位的一致率更高。

二、智力低下

智力低下,又称为精神发育迟滞,是指在发育时期出现的智力障碍即智力发育障碍。大多认为其定义包括:①智力功能明显低于同龄儿童的平均水平(即智商IQ低于人群均值的2个标准差)。②适应社会的行为能力有缺陷,明显低于社会所要求的标准。③一般指18岁以下。在世界卫生组织(WHO)的国际疾病分类ICD-10(1993)和美国精神医学会《精神障碍的诊断及统计手册》(DSM-5)所提出的智力低下定义也与上述相似。目前按照新的智力低下的程度分级大致上分为轻型和重型,且将智力低下的IQ值规定在70以下。

智力低下的病因复杂,但可分为内因性(遗传因素)与外因性(胚胎期、出生时、出生后的各种脑损伤及先天性代谢异常如苯丙酮尿症等)。而在外因性智力低下,不仅有精神发育迟滞,并且合并各种神经症状或癫痫发作者较多,因此不能够仅将其脑电图异常所见与智力低下直接联系起来。

内因性智力低下的脑电图所见,认为最特征的主要是在中央、顶部出现,也波及额部的5～7 Hz高振幅、超同步性θ波,同时枕部可见连续性缺乏的不规则8～9 Hz慢周期α波。此后,一方面,超同步性θ波随年龄增加而消失,移行为在α波中混入4～6 Hz中等振幅散发性θ波的阶段。另一方面,在枕部不规则8～9 Hz α波逐渐移行为10 Hz前后的α波。

若比较智力低下与正常儿童的脑电图发育过程,发现内因性智力低下在14岁前见到的顶部超同步性θ波及枕部的慢α波,与正常儿童作为正常脑电图发育的最初分化而在2～3岁时所见的脑电图很相似。因此,在内因性智力低下儿所见到的超同步性θ波,可看作表示脑成熟迟滞的一个指标。内因性智力低下儿脑电图发育程度与精神机能中的单纯记忆力、基础理解力具有高度相关性。

从整体上看，与肉眼观察研究的结论同样，采用频率分析研究，发现智力低下儿的脑电图有的显示与健康儿童同样的特征，或显示更小年龄健康儿童的特征，也有的显示在健康儿童脑电图发育过程中所见不到的异常特征等，与健康儿童比较，其脑电图表现非常多样。但是，这些脑电图所见的多样性，据报道基本上可以理解为智力低下儿的发育性变化，在一定阶段停滞下来或者发育的速度正在变慢为起因，再加上较大的个体差异所致。

与内因性智力低下脑电图的广泛性慢波化不同，在外因性智力低下慢波化的倾向较小，出现额部或枕部占优势的广泛性快波，快波及不规则慢波的混入，左右非对称，额部占优势阵发性慢波等杂乱的脑电图所见。这不仅是单纯的脑成熟迟滞，而且是反映与器质性脑损伤相应的脑机能障碍。在有痉挛及其他癫痫发作的外因性智力低下，一般常见脑电图异常程度重、基础节律显著的左右差及所谓懒波，此外还常见棘波或棘慢复合波等异常波，但这样的异常脑电图大多与癫痫发作有关，而与智力低下的关联并不大。

在智力低下一般是α波发育差且有慢波化倾向，但也有观点认为内因性智力低下的脑电图多数在正常范围内。另外，关于智力低下的智能与α波的周期延长、连续性低下之间的相关性，也较多持有否定的看法。所以，脑电图背景活动的频率与智力水平之间缺乏密切的联系，仅采用脑电图尚难客观评价智力状态。

据说在病因不明且不合并癫痫的智力低下儿中，约有1/4的脑电图正常甚至会出现"超前现象"，即表现出α节律和α波指数的发育超前于其实际年龄，α波显得更有节律性和持续性，振幅较高，同步性较好。这种现象被认为可能是由于这些儿童的精神活动较少所致。

智力低下也常伴发其他的缺陷，除脑性瘫痪、癫痫发作以外，还可以伴发精神症状和行为异常如儿童自闭症、注意缺陷多动障碍、抽动症等多种。另外，智力低下还常伴有临床异常体征，这可作为病因诊断的参考。如斯德奇-韦伯(Sturge-Weber)综合征(脑-面血管瘤病)，是以智力发育障碍、癫痫发作、偏瘫等精神神经症状，以及颜面单纯性血管瘤，先天性青光眼、突眼等眼部症状作为三大主征，被认为与遗传有关的先天性疾患，头部影像学通常可见一侧大脑半球的萎缩和钙化。脑电图棘波、棘慢波或δ波一侧性、局灶性出现者多见，但也有广泛性出现而不能判明哪一侧是损害部位者。

在智力低下或倒退的儿童中，有些特殊的脑电图现象对病因诊断有帮助或提示意义，但并不具有高度特异性，也不能反映智力低下的程度(表9-1)。

表 9-1 对智力低下或倒退病因有提示意义的脑电图改变

脑电图表现	可能的病因
特殊形式的癫痫样放电	相关的癫痫综合征(多为症状性癫痫)
周期性放电	亚急性硬化性全脑炎
罗兰多(Rolando)区放电	雷特(Rett)综合征、脆性 X 综合征、特纳(Turner)综合征、自闭症、脑性瘫痪
额区和枕区持续大量高振幅慢波、棘慢波	安格尔曼(Angelman)综合征

续表

脑电图表现	可能的病因
大量非药物性异常α频段快波活动	先天脑发育畸形或神经元移行障碍(无脑回、厚脑回、巨脑回、多微小脑回、灰质异位等)
双侧半球电活动分离	胼胝体发育不良或阙如
局灶性或一侧性低电压	大的脑穿通畸形、孔洞脑、大范围的脑软化
背景异常进行性恶化伴光敏性反应	神经遗传变性病(进行性肌阵挛癫痫)

三、痴呆

所谓痴呆,在日本也被改称为"认知症",是指出生后一度达到正常水平的精神机能(智能)发生慢性减退及丧失,给社会生活和日常生活带来障碍的低下状态。即痴呆是由于后天原因发生的智能障碍,这一点与智力低下(精神发育迟滞)不同。在医学上,痴呆被定义为智力损害,记忆、定向力障碍,以及伴有人格变化等的综合征,但没有意识障碍。另外,痴呆患者多数并没有意识到自己患病,所以病人自己主诉痴呆而就诊的几乎没有。

目前最常用的痴呆诊断标准是 DSM-5 或者 ICD-10 分类方案。以客观数据评价记忆和认知机能程度的检查,有韦克斯勒(Wechsler)成人智力测验(WAIS-R)等,在日常诊疗应用会略感繁杂。作为简便的筛选检查,有世界上被广泛应用的简明智力状态检查(MMSE),也常用长谷川式痴呆量表(HDS-R)、哈金斯基(Hachinski)缺血评分量表等。按照不同原因疾患可作痴呆的大致分类:①脑血管性痴呆,常见多发脑梗死型。②神经变性疾患,如阿尔茨海默病、路易(Lewy)小体型痴呆、伴有痴呆的帕金森病(Parkinson disease,PD)、额颞型痴呆[派克(Pike)病、进行性核上性麻痹等]、亨廷顿(Huntington)病。③感染(Creutzfeldt-Jakob 病、HIV 相关痴呆、梅毒相关痴呆等)。④可治疗的痴呆(慢性硬膜下血肿、正常颅压脑积水、甲状腺功能低下症等)。

痴呆的原因中,以阿尔茨海默病最常见,但上述多种疾患可成为痴呆的原因,特别是具有中枢神经系统病灶的下述疾患为代表。

(一)脑血管性痴呆

在脑血管性痴呆中,受累部位主要是容易发生脑血管病变(梗死、出血等)的基底神经节或大脑白质部分,由于大脑深部白质纤维的联络机能被中断而出现痴呆症状。在大脑表面附近发生梗死的病例,若梗死灶的容积超过 100 mL 则痴呆的出现频度增加。

脑血管性痴呆的发病比较急剧,以脑缺血发作为开端,呈阶梯性加重,症状多具反复性,性格尚属正常。头部 CT 检查,常见多发性梗死灶。以侧脑室前角为中心,常发现脑室周围有低密度灶。与阿尔茨海默病比较,年龄、病期大致相同者,侧脑室扩大明显,而脑回萎缩较轻。

在脑电图上,由于脑血管障碍无论在左侧还是在右侧病变显著,脑电图显示左右差异者多见,但在阿尔茨海默病大多缺乏明显的左右差异。另外,在脑血管性痴呆反映明确粗大的脑损伤,所以从初期起脑电图异常的程度相当大。但是,在阿尔茨海默病,初期脑电图异常程度意外地轻的情形不少见。追踪经过做脑电图记录时,在初期脑电图异常程度小的阿尔茨海默病,异常程度急速进展。而脑血管痴呆时,从初期脑电图异常程度相当大,异常程度的进展缓慢,显示与阿尔茨海默病有相当的差异。实际上,伴有脑血管障碍的阿尔茨海默病也不少见,因此需要注意鉴别。

(二)阿尔茨海默病

阿尔茨海默病发病年龄以 65 岁为界,可大致分为早发型和迟发型(65 岁以后)。早发型中发病年龄在 18～39 岁者称为青年期阿尔茨海默病,40～64 岁者称为初老期阿尔茨海默病。早发型阿尔茨海默病显示家族性的常染色体显性遗传。推测家族性者约占 1% 以下,而大部分为晚发型非家族性的散发病例。由于病理学变化相同,近些年已将过去所称的早老性痴呆与阿尔茨海默病合并在一起称为阿尔茨海默病,而老年性痴呆通常是指阿尔茨海默病。

阿尔茨海默病的病理学特征为神经原纤维变化和老年斑的显著出现,神经细胞丧失伴有胶质细胞增生等。病变大多位于大脑皮质联合区,海马、颞叶皮层及杏仁核等,也可合并有脑血管淀粉样变性。阿尔茨海默病的病情进展大致可分为 3 个阶段,由于尚无根治疗法,其病情有下述慢性进行性经过。第 1 期从近期记忆减退开始,表现为学习新事物困难,有定向障碍等,人格尚保持完整。第 2 期是记忆明显障碍、高级机能障碍显著的时期,常见视空间失认、地址定向障碍,外出时大多不能返家,人格发生变化,有时出现徘徊、烦躁、失眠等(图 9-3)。特别是初老期发病者,感觉失语、构成失行、观念运动失行、穿衣失行等障碍也不少见。第 3 期智能呈极重度障碍,也可见额叶症状,碎步行走和前倾姿势等运动障碍,最终出现去皮质综合征等。

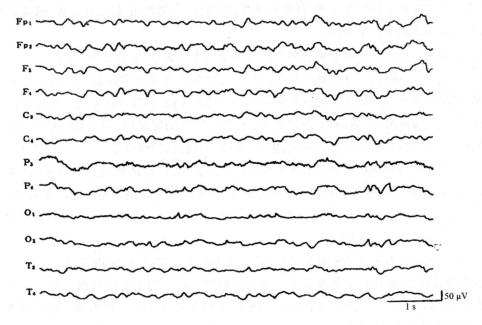

在出现定向力障碍、失语的临床中期,脑电图显示 4～6 Hz θ 波为主体的基础活动,少见低振幅 α 波。

图 9-3　阿尔茨海默型痴呆

目前有许多的实验室检查方法用于阿尔茨海默病的诊断和鉴别。在头部 CT 上,阿尔茨海默病的脑萎缩表现比加龄引起的脑老化严重,可见脑沟增宽,脑室扩大,大脑呈弥漫性萎缩。多数人认为阿尔茨海默病与脑萎缩所见有明显相关性。MRI 更容易获得清楚的脑萎缩图像,可以更正确地评价脑萎缩。另外,SPECT 及 PET 有可能对阿尔茨海默病作出早期的诊断。

应用 SPECT 测定局部脑血流量(rCBF),在阿尔茨海默病轻度者无显著低下,但随阿尔茨海默病病情进展在颞-顶部发现 rCBF 显著低下,同时脑电图慢波频带增加,α 频带、快波频带(主要是 $β_1$ 波)减少。

阿尔茨海默病的程度与脑电图异常有某种程度的相关,多数报告阿尔茨海默病越严重,脑电图异常也便越显著。在阿尔茨海默病初期,脑电图显示大致正常者并不少,有时甚至从脑电图所见怀疑阿尔茨海默病的存在。在第 2 期脑电图逐渐变为背景节律慢波化,CT 也可见脑室扩大和脑沟阴影增大。至第 3 期,在第 2 期出现的脑电图异常和 CT 改变进行性加重。

例如:在阿尔茨海默病,慢波(θ 波、δ 波)非局限性出现。1984 年,大友报告,与健康老年人比较,快波的出现率则低。阿尔茨海默病脑电图出现 α 波的慢化,振幅低下,θ 波出现,重症时 δ 波出现,脑电图平坦化等广泛性、非局限性出现。早发型阿尔茨海默病初期,脑电图大致无异常或仅见到轻度的慢波化,在病情有某种程度进展时期出现各种程度的脑电图异常,脑电图异常的出现率比阿尔茨海默病时更高。

此外,事件相关电位检测发现,如 P_{300} 潜伏期延长、振幅减低等,但对于阿尔茨海默病来说也尚未发现其特异性。

(三)帕金森病

PD 是中老年期常见的神经系统变性疾患。大多数病例呈散发性,神经变性的原因不明(特发性),也有遗传家族性发病者,其他有中毒、药源性、头部外伤、脑血管疾患、感染后等引起者,这些可总称为帕金森综合征。

PD 的病理学特征是中脑黑质的多巴胺分泌细胞变性脱失,出现 Lewy 小体,呈蓝斑变性,但没有纹状体苍白球病变。PD 的症状大致分为运动症状与非运动症状。运动症状主要有以下 4 项:安静时震颤、肌肉僵硬(包括假面样颜貌)、动作缓慢、姿势反射障碍。非运动症状包括自律神经症状,如流涎、吞咽困难、饱胀恶心、便秘等胃肠功能障碍,起立性低血压,出汗过多等。精神症状方面,多数合并情感迟钝、焦虑、抑郁、幻视、认知障碍等。

PD 多数病例特别是在发病初期可见症状的左右差异,以后随病情进展出现两侧性症状,左右差大多不明显。病情严重者独立生活有困难,甚至在无帮助情况下只能卧床或坐轮椅。

本病合并痴呆者也不少见。据报告 PD 患者的 10%~40% 合并痴呆,对 PD 患者进行 8 年追踪调查,发现有 78% 发生痴呆。

另外,本病的病因尚未完全阐明,但造成纹状体的多巴胺缺乏,应用左旋多巴治疗而症状显著改善是其特征,这在帕金森综合征与本病的鉴别上可作为重要的依据。需要与 PD 相鉴别的疾患包括:①纹状体黑质变性症;②进行性核上性麻痹;③橄榄体、桥小脑萎缩症;④Shy-Dragen 症候群;⑤弥漫性 Lewy 小体病;⑥进行性苍白球萎缩变性症等。

本病 CT 及 MRI 影像学检查见不到特异性异常(除外显示特征性所见的神经变性疾患或脑血管障碍性帕金森综合征),服用左旋多巴症状改善,则临床可诊断为 PD。

在 PD 出现的脑电图异常是轻度的非特异性异常波,θ 波或 δ 波呈散发的程度。脑电图异常通常为广泛性,但枕部附近最多出现,有时一侧比另一侧占优势。在记录帕金森综合征患者的脑电图时需要注意,由震颤所致身体或电极摆动的伪差不要错判为异常波。据早期的研究者观察,在帕金森综合征患者出现与四肢震颤同步的约 6 Hz 慢波伪差,曾错判为慢波。对此,若同时描记震颤强的四肢部分的肌电图则能够明确区分。有轻度震颤时,由检查者按住或握住其四肢,使震颤暂时停止,即使短时间无震颤时期的安静觉醒脑电图,也有必要尽可能记录到。PD 的脑电图异常率大约为 50%,其中多数为轻、中度异常,重度异常或局限性脑电图异常较少见。但脑电图异常与运动和认知障碍的程度明显相关,特别是伴有痴呆者的脑电图异常率更高。另外,在 PD 的事件相关电位 CNV、P_{300} 等潜伏期延长,这被认为是与 PD 可见精神机能迟钝或智能障碍有关。

(四)克罗伊茨费尔特-雅各布病

本病是初老期发生的痴呆,伴有锥体系及锥体外系症状、小脑症状、肌阵挛等复杂神经症状,是亚急性进行性预后不良的中枢神经变性疾患。目前认为 CJD 是由异常朊蛋白(Prion)侵入脑内沉积,造成脑组织海绵状空腔而引起脑机能障碍,发病后的病情进展快速,大多在 6 个月至 2 年死亡。一般在初老期发病,发病初期出现步行障碍和轻度痴呆、视力障碍等。

本病按照原因及症状可作如下的分类:①散发性 CJD 约占 85%,发病原因尚不明确,患者多数是 50 岁以上发病,一般认为与横向传播、Prion 的基因突变或变异有关,可分为 6 个亚型。②家族性 CJD 占 10%～12%,发病年龄常见 55～65 岁,平均病程不超过 1 年,可以横向传染给他人。已知在第 20 号染色体短臂上存在 Prion 基因,发现有 15 种点突变和 8 种插入变异。③医源性 CJD,是由于使用了被异常朊蛋白污染的医疗器械,来自 CJD 患者的角膜或硬脑膜等的组织移植等医疗行为所致。医源性和变异型的潜伏期大约经过 10 年。④变异型 VCJD 是见不到散发性 CJD 时的脑电图周期性同步性放电,脑病变部位有异常朊蛋白沉积所致的广泛库鲁(Kuru)斑等特征所见。推测是因食用患牛海绵样脑病的牛肉危险部位而感染到人的,变异型的发病年龄具有 10～30 岁的年轻特征。

发病早期 CT 及 MRI 大多正常,随着病情进展可出现脑萎缩,在 MRI 增强影像可见大脑皮质及丘脑、基底核有高信号区域。

对于 CJD 来说,若检出异常朊蛋白或有病理学特征性所见时即可确诊。目前认为除病理组织学检查可以明确诊断外,对于 CJD 的临床诊断,脑电图是颇为重要的实验室指标。

作为 CJD 的脑电图所见(图 9-4),在多数病例可见到特征性的周期性同步放电(periodic synchronous discharge, PSD),脑电图的诊断价值高。CJD 的脑电图异常随病情进展而变化。发病初期可见基本节律的慢化,特别是 δ 波出现等非特异的广泛性变化,可见左右差或局灶性变化。痴呆、肌阵挛变得显著,临床症状完全时,大多数病例出现上述的 PSD。PSD 是以一定的周期较规则地反复出现、广泛性左右同步的突发性异常波。突发波为尖波、棘波、慢波等单发或呈复合波出现,CJD 时呈单发性尖波多见,有时也出现与肝性脑病时三相波的相似波形。其周期在 CJD 时较短,为 0.6～1 s,感觉刺激不容易受到影响,并且有时 PSD 与肌阵挛同步出现。PSD 出现初期,其周期性往往不太明显,但逐渐变得稳定出现,在末期 PSD 的周期大多延长。在典型 PSD 出现时期显示背景脑电图低振幅慢波化,至临床末期大致呈平坦化。

总之,在临床上有急速进展的痴呆和肌阵挛,脑电图可见较为特征的 PSD 异常,CJD 的诊断即被看作"临床明确"。所以进行多次脑电图检查以便及时发现 PSD,在临床诊断上是常常被强调的。

此外,还需要与阿尔茨海默病等其他的脑器质性疾患相鉴别,特别关注阻断 CJD 医源性感染途径和加强医护人员的安全防护。

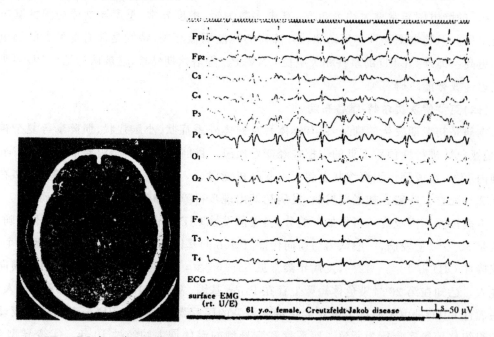

CT 可见颞部显著的脑萎缩;脑电图见到额部占优势、广泛性周期性同步性放电。

图 9-4　61 岁,女性,Creutzfeldt-Jakob 病

第十章 其他疾患与脑电图

一、头痛及偏头痛

头痛是日常诊疗中最多见的神经症状之一,头痛的原因疾患多种多样。2004 年由国际头痛学会发表的《头痛分类和诊断标准》修订版(ICHD-Ⅱ)已经被广泛认可,并在头痛的诊疗和研究领域得到应用(表 10-1)。

表 10-1 头痛的新国际分类(ICHD-Ⅱ)

1. 原发性头痛

  1)偏头痛

  2)紧张型头痛

  3)丛集性头痛和其他三叉自主神经性头痛

  4)其他原发性头痛

2. 继发性头痛

  1)因头颈部外伤的头痛

  2)因头颈部血管病变的头痛

  3)因非血管性颅内疾患的头痛

  4)因物质或其戒断的头痛

  5)因感染的头痛

  6)因内环境稳态失衡的头痛

  7)因头颅、颈部、眼、耳、鼻、鼻窦、齿、口腔及其他面、颅组织病变的头痛及颜面痛

  8)因精神疾患的头痛

3. 颅神经痛、中枢性原发颜面痛及其他头痛

  1)颅神经痛、中枢性颜面痛

  2)其他头痛、颅神经痛、中枢性或原发性颜面痛

头痛患者的诊疗,最重要的是鉴别原发性头痛和继发性头痛。通过问诊和查体进行初步的鉴别,原发性头痛原则上没有持续性神经系统症状体征,若有神经系统症状体征时应考虑为器质性疾患。特别值得注意的是:①从未经历过的突发头痛;②逐渐加重的头痛;③起病就严重的头痛;④每天晨起的头痛;⑤头痛伴颈项强直、发热或出疹,头痛伴瘫痪、视力视野异常、意识改变或抽搐等神经系统症状体征;⑥全身性疾患的既往史;⑦40 岁以后的初次头痛等。这些都应该考虑是继发性头痛,并选择相应的辅助检查,CT 和 MRI 对于排除器质性疾患有用。

一般来说,在继发性头痛的原因中,包括头部外伤、脑血管障碍、脑膜炎及脑炎、低血糖、副鼻窦炎及中耳炎、一氧化碳中毒、失眠及抑郁症等。具有脑器质性疾患者,脑电图的异常率高,

可见到相应不同程度的脑电图变化。

在原发性头痛中,最常见的是紧张型头痛,据说每个人一生中患此病的可能性为 30％～70％。其次是偏头痛,典型先兆偏头痛是最常见的(表 10-2)。原发性头痛大多是发作性、反复性的慢性头痛。据统计,头痛在儿童和青年期常见,其中紧张型头痛的约 60％、偏头痛的约 80％为女性。

表 10-2　偏头痛的亚型和派生型

1.1 无先兆型偏头痛

1.2 先兆型偏头痛

    1.2.1　典型先兆偏头痛

    1.2.2　典型先兆伴非偏头痛型头痛

    1.2.3　典型先兆不伴头痛

    1.2.4　家族性偏瘫型偏头痛

    1.2.5　散发性偏瘫型偏头痛

    1.2.6　基底动脉型偏头痛

1.3 儿童周期综合征(多为偏头痛前驱表现)

    1.3.1　周期性呕吐

    1.3.2　腹型偏头痛

    1.3.3　儿童良性发作性眩晕

1.4 视网膜偏头痛

1.5 偏头痛的并发症

    1.5.1　慢性偏头痛

    1.5.2　偏头痛持续状态

    1.5.3　持续性先兆不伴脑梗死

    1.5.4　偏头痛性脑梗死

    1.5.5　偏头痛触发的痫性发作

1.6 可能偏头痛

    1.6.1　可能的无先兆型偏头痛

    1.6.2　可能的先兆型偏头痛

    1.6.5　可能的慢性偏头痛

在偏头痛特别是先兆型偏头痛常有家族史。但偏头痛的发病机制仍未完全阐明,迄今有血管源学说、扩散性抑制假说、三叉神经-血管学说及自主神经机能紊乱学说等几种观点。偏头痛先兆被认为是一种完全可逆的脑干或大脑皮质的局灶性症状体征,其中典型先兆包括视觉症状、感觉症状、语言障碍等。家族性偏瘫型偏头痛有时也容易被误诊为癫痫。儿童周期综合征是指在儿童期出现的发作性疾患,经过长期观察,大多随发育移行为偏头痛。

关于偏头痛的脑电图报告较多,可见 10％～65.5％的脑电图异常,平均为 41％。一般认为,偏头痛的脑电图异常率与习惯性头痛或神经症性头痛没有大的差别。但是,在各种诱发试验时可见到异常波的出现率相当高。而且,在一部分病例显示高振幅慢波群发等显著的脑电图异常,有时抗癫痫药也有效(图10-1),被称为节律异常性偏头痛。而这种节律异常性偏头痛与癫痫的关联有肯定的和否定的各种见解。

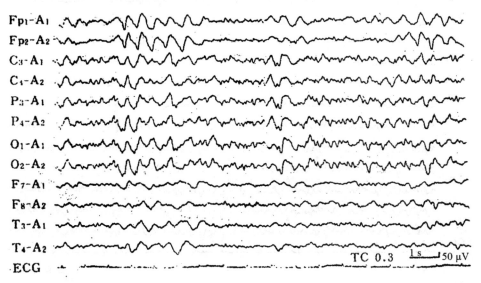

自3年前头痛发作频繁,也伴随恶心、呕吐。因心理因素使头痛次数增加,也因出现癔症症状而入院。其后,经过抗癫痫药物治疗,头痛发作消失,癔症症状也改善。脑电图显示7~9 Hz的不规则基础活动,5~6 Hz θ波混入也较多见,前额部占优势出现2 Hz、120~200 μV的高振幅慢波暴发。

图10-1 节律异常性偏头痛

一般在典型(先兆型)偏头痛和普通型(无先兆型)偏头痛时,出现的异常脑电图的种类不是特定的,头痛发作的间歇期出现散发性θ波或轻度节律异常等基础节律的轻度异常多见。但也有报告δ波的出现率为13%、θ波出现率为29%的相当高异常率。1968年斯拉特(Slatter)报告,枕部附近的非对称性慢波、广泛性θ波、额颞部的局限异常多见。也有人认为枕部的非对称性δ波,是所谓的青少年枕部慢波过度出现。

对偏头痛的脑电地形图研究,通过偏头痛患者脑电图各频带的电位分布及与正常对照组比较的显著性概率地形图(SPM)发现,在30例偏头痛患者中,脑电图枕部局限性异常3例,枕部和颞部异常8例,颞部局限性异常8例,枕部以外的广泛异常3例,额部异常3例,正常5例;并且有δ波频带异常在颞部、θ波频带异常呈广泛性分布倾向。

据说很少能观察到偏头痛发作时的脑电图,在头痛发作的先兆(闪辉暗点、同侧偏盲)或发作中,出现与推测患部(枕部)相一致的焦点性δ波或者θ波增强。但是一般在头痛发作中也见不到特异的脑电图异常(图10-2)。

如前所述,偏头痛患者的异常脑电图,一般以基础节律的慢化为主,但出现突发性异常波者也不稀少,因此在伴有突发性异常波的病例与癫痫鉴别也便成为问题。1967年有医学专家认为,即使间歇期出现突发异常波,在头痛发作过程中假若不出现突发波,头痛发作用抗癫痫药可被抑制,则也不能够证明其是作为癫痫发作的头痛。这样的例子,被认为是显示突发异常波的状态与发生偏头痛的状态,二者容易共存。在临床上,由偏头痛先兆诱发的痉挛与偏头痛、枕叶癫痫的鉴别相当困难,关联密切。例如:有的儿童良性枕叶癫痫发作时出现头痛、呕吐或视觉症状,这可能与癫痫发作导致基底动脉和大脑后动脉异常痉挛有关,在发作间期可见枕区散发性棘波。

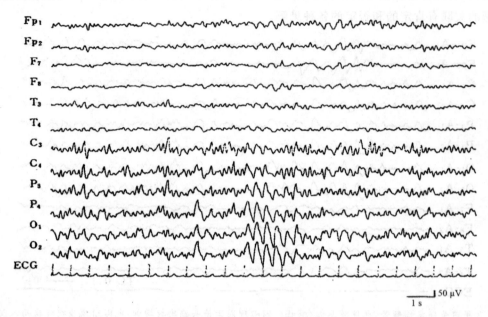

主诉头痛持续且右半身感觉异常(感觉麻木或发麻)。脑电图基础节律以 7.5～8 Hz 的慢 α 波、θ 波为主,混入右枕叶占优势 3～4 Hz 的 δ 波群发。

图 10-2　基底动脉型偏头痛

癫痫性头痛这一术语,是指作为癫痫发作(单纯部分发作、自律神经发作)的头痛,以及癫痫患者在不发作时作为伴随症状的头痛这样两种不同的现象。在头痛作为癫痫伴随的非发作症状时,异常脑电图的出现率与未述说头痛的癫痫病例相似。近些年的一些长程脑电图(如录像脑电图)监测结果,倾向于认为真正的头痛性癫痫要比过去所认为的更少见。

此外,关于头痛的脑电图与 CT 所见的比较,1979 年间中等报告在脑神经外科初诊头痛 704 例,血管性头痛占 35.2%,肌紧张性头痛占 35.9%,其中有 204 例进行了脑电图和(或)CT 检查。脑电图结果大约 70% 正常,约 10% 为界限性,约 20% 为异常脑电图。脑电图与 CT 所见对照发现,脑电图正常者 94.5% CT 也正常,界限性脑电图病例的 94.4% CT 正常,在脑电图异常病例的 19.6% CT 显示异常。从 CT 异常的内容上看,脑肿瘤、慢性硬膜下血肿等有手术适应证的疾患,全部属于脑电图异常组,因此认为脑电图作为筛选检查很有价值。

二、晕厥

所谓晕厥,在狭义上是指由一过性全脑缺血所致的短暂意识丧失,常伴有肌张力丧失而不能维持一定的体位。因此,晕厥应该与癫痫失神发作、发作性睡病、癔症发作等相鉴别。据统计,发生晕厥的高峰年龄分别是 15 岁前后和 60 岁以后。在所有晕厥病例中,据报告 70% 有反复晕厥发作的病史。

引起晕厥的脑血流阈值,从全脑循环角度来看,为 25～30 mL/100 g/min;从局部脑循环来看,发生意识丧失的血流危象阈值在脑的各部位不同,即直接参与维持意识的脑干网状结构激活系统,较轻度的血流低下便会导致晕厥,而在没有直接关系的部位,即使血流显著低下也不发生意识丧失。晕厥时的脑血流减少,常见由于末梢血管扩张或心搏出量减少导致血压急剧下降等原因引起。正常时脑血流依靠自身调节,平均动脉血压维持在 $8\sim20$ kPa($60\sim150$ mmHg)的范围,因此倘若血压低于自身调节的下限或者由于自身调节发生障碍时,脑血流量便随之减少,产生晕厥。

关于晕厥大致可分为 3 类:①反射性晕厥,包括血管迷走神经反射性晕厥,体位反射性晕厥,伴有胸腔内压上升的晕厥(如咳嗽晕厥、排尿晕厥),颈动脉窦性晕厥及非典型形式的晕厥(没有典型的触发因素或表现形式不典型)。②直立性低血压晕厥,发生在起立动作后,又称为直立性低血压晕厥,包括原发性、继发性等。③心源性晕厥,由于心律失常或器质性心脏病等引起心搏出量减少而发生的晕厥。据报告,包括晕厥在内的一过性意识丧失患者的各种原因,其中血管迷走神经反射性晕厥的发生率以 58% 的绝对高比例引人注目。反射性晕厥大多数见于儿童和青少年,诱因大多为剧痛、情绪应激等,其前驱症状有颜面苍白及出汗、恶心、散瞳等自主神经亢进反应,心动过缓、血压下降,最终意识丧失。而高龄者中,由于多伴有某种基础疾患,所以在诊断晕厥患者时,应该首先判明晕厥的种类,其次再慎重检查有无基础疾患存在。

在临床上需要与晕厥鉴别的其他疾患有癫痫、脑血管疾患引起的脑血流障碍、低血糖、低氧血症、急性出血、偏头痛、癔症等。与神经科相关的检查包括脑电图、CT、MRI 及神经血管检查等。

脑电图检查有助于鉴别诊断,有的癫痫发作类似晕厥(特别是复杂部分性癫痫)。晕厥发作几乎都是在站立时,有前驱症状,意识障碍通常持续数秒至数分钟,有时出现四肢或颜面阵发性痉挛但不出现全身痉挛,短期内和自发性的完全恢复;发作间期脑电图正常,而发作时脑电图主要为非特异慢波改变。与此对比,癫痫大发作时往往无诱因,突然发病跌倒,面色发绀,脉搏增快,四肢抽搐,可伴尿失禁或舌咬伤,发作后有一定时间的嗜睡状态或头痛等;癫痫失神发作虽然恢复快,但不跌倒;癫痫发作间期脑电图常见癫痫样放电及其定位征象,而在发作时有特征性的异常放电现象作为诊断依据。

第十一章　睡眠觉醒障碍

关于睡眠障碍,在 1990 年发表的睡眠障碍国际分类(ICSD)将睡眠障碍大致分为 4 类:①睡眠异常,指睡眠本身发生的疾患,包括失眠症、发作性睡病、睡眠呼吸暂停综合征、睡眠时相延迟综合征等。②睡眠时伴随症,指睡眠中所见到的异常行为,包括夜惊症、夜尿症、睡眠麻痹、周期性四肢运动、睡眠相关摄食障碍等。③内科、精神科的睡眠障碍,包括躯体疾患、精神病及焦虑障碍、抑郁症等伴随的失眠或过度睡眠。④其他,指尚未能完成正确分类,如短时间睡眠者及长时间睡眠者等。对睡眠障碍而言,往往会涉及脑电图及多导睡眠图之类的神经生理学检查。

一、发作性睡病

所谓发作性睡病,是指在白天(昼间)不选择场所及状况,而发生强烈的困倦发作为主要症状的脑部疾患(睡眠障碍)。发病期主要在 15 岁前后多见,40 岁以上发病者很少。本病在症状特性上,由患者本人发觉到自身患病的情形少见,所以从发病到确定诊断的平均时间很长,大约为 15 年。

在《睡眠障碍国际分类第 2 版》(ICSD-2)中将发作性睡病细分为 4 个亚型:①伴有猝倒的发作性睡病;②不伴猝倒的发作性睡病;③躯体疾患所致的发作性睡病;④不能分类的发作性睡病。发作性睡病的病因,近年认为与促食欲素缺乏有关。促食欲素是由丘脑下部分泌的神经递质,对于维持觉醒水平、觉醒-睡眠状态的适当维持及调控具有重要作用。有实验证明,在破坏了促食欲素基因的小鼠可出现发作性睡病症状。而且证明,对破坏促食欲素神经细胞且人为引起发作性睡病的实验鼠,导入促食欲素基因或脑内投予促食欲素后,其发作性睡病症状得到改善。因此,可以认为本病是脑对睡眠与觉醒的调控发生障碍所致。

临床症状包括:①睡眠发作,是指在白天突然遇到难以忍耐的困倦这一发作。②猝倒发作。在嬉笑、愤怒等情绪激动作为诱因时,突然发生摔倒(骨骼肌失张力)的发作。除全身倒地的发作外,也有膝部力量丧失、语言含糊等的部分发作。③入睡时幻觉。患者由于睡眠发作而陷于睡眠及在夜间入睡时,往往见到现实感鲜明的幻觉。这被认为是入睡后即为 REM 睡眠状态,伴有很有现实感的做梦。有时患者诉说入睡时见到幽灵之类的灵异现象,但这也可以由入睡时的幻觉见到。④睡眠麻痹。是所谓"鬼压床",患者不能调动睁眼及醒来时的随意肌活动。

以上为发作性睡病的四大症状。而且下述的 3 项与 REM 密切相关,被称为 REM 关联症状:①在入睡时 REM 睡眠期(SOREMP),有入睡时幻觉及睡眠麻痹发生。②自动症,是指患者虽然没有睡眠的感觉,但是对眼前所做的动作没有记忆的状态。也就是说,患者无意识地睡倒,虽然睡眠还不停止动作。③睡眠中途觉醒,熟睡困难。指夜间睡眠中多次觉醒,或者有幻觉、睡眠麻痹,也有睡眠结构紊乱,所以熟睡困难。

本病的睡眠发作,是大约 10 min 的短暂时间,而此基础常可见到强烈的入睡倾向。1957 年有医学专家曾经指出,在通常的脑电图检查可见:①很容易入睡;②可见低振幅的 θ 波及快波不规则出现的持续性入睡期波形;③若令其睁闭眼,可见反常性 α 波阻滞;④脑电图呈现入睡波形,但患者没有自觉的困倦等特征。其后,这种观察在本疾患 SOREMP 高频度出现,他们所称的持续性困倦便被看作 REM 睡眠在多导睡眠图中的脑电图波形。但是,反常性 α 波阻滞及否定困倦这一附带现象表明这不是 REM 睡眠,而是真正的持续性困倦。再者,反常性 α 波阻滞这种现象也常见于高度疲劳或睡眠不足的状态,但没有涟波期以上的入睡倾向(图 11-1)。

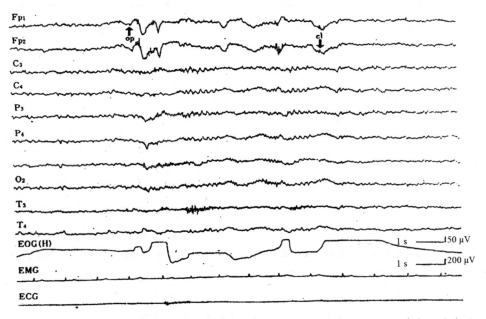

从横向(时间)上看,脑电图显示持续性的涟波期 S_1,但患者否定困倦。若睁眼,通常相反地出现 α 波;若闭眼则叉相反,α 波不增加而且消失。

图 11-1　发作性睡病的反常性 α 波阻滞

另一个作为本病特征性的多导睡眠图所见是 SOREMP,SOREMP 可见于躁狂状态、严重失眠、周期性嗜睡病等,此外罕见,所以曾经强调对发作性睡病是特异性的。

由于这种 SOREMP 的存在,发作性睡病的症状也容易理解。即入睡时幻觉是在 SOREMP 期所做的梦。因为是入睡后即有的体验,患者感到是自己觉醒状态的体验,与觉醒时现实世界的连续性强,感到要比一般的梦境更鲜明、逼真(图 11-2)。

假若是通常,在经过 NREM 期(大约 90 min)之后出现 REM 睡眠,但本病患者入睡后即发生 REM 睡眠,由于出现 SOREMP,所以会发生入睡时感到被铁链束缚、幻觉、幻听的症状。另外,在夜间 REM 睡眠与 NREM 睡眠转换时引起中途觉醒,即使睡醒,由于大脑的一部分仍处于睡眠状态,肌张力低下持续存在,所以也就等于患者体验到铁链缚身。猝倒发作时若做多导描记,发现即使肌张力低下,通常脑电图也能在短时间内维持觉醒波形,但猝倒持续 2 min 以上往往移行为 REM 期。由此可以认为,猝倒发作是因强烈的情感兴奋而诱发 REM 期,其构成要素之一的肌张力低下、分离且先行出现所致。

此外,多导睡眠图检查,也即睡眠多导生理描记,检测包括睡眠时呼吸在内的脑及肌肉的电位活动。多次小睡潜伏期试验(MSLT),一般是在预约检查室的多导睡眠图记录之后进行的白天小睡(困倦)的检查。据1993年奥德里奇(Aldrich)报告,若按照睡眠潜伏期小于5 min,同时SOREMP不少于2次作为诊断标准,则MSLT诊断发作性睡病的敏感性为70%,特异性为97%。因此,许多研究认为MSLT对诊断发作性睡病有重大价值。

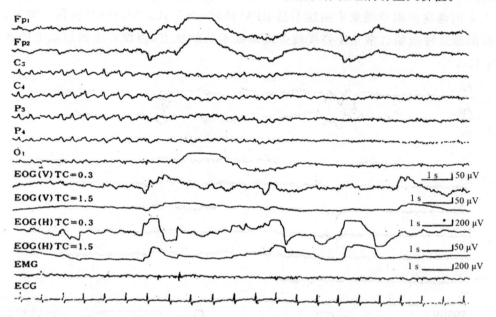

中央、顶部出现锯齿状波,若采用与脑电图相同的描记时值、增大眼动图的振幅且仔细观察,则明确这是与水平方向上小的眼球运动相一致。REM群发由此接续发生。推断在锯齿状波之后,除REM群发以外,有脑电图基线漂移、肌肉挛缩、情绪变化等。

图11-2　发作性睡病的入睡期REM睡眠

再者,还需要注意与本病相鉴别的疾患,如癫痫(失张力发作、肌阵挛发作)、惊吓病、克莱恩-莱文(Kleine-Levin)综合征、晕厥等,采用脑电图或多导睡眠图有助于作鉴别。

二、睡眠时呼吸暂停综合征

睡眠时呼吸暂停综合征是指睡眠时呼吸暂停或变为低呼吸的疾患。在这里,呼吸暂停是指口、鼻的气流停止10 s以上;低呼吸是指10 s以上,换气量降低50%以上;呼吸暂停、低呼吸指数,指每小时的呼吸暂停及低呼吸的总数。若按照美国睡眠医学会提出的标准,"呼吸暂停、低呼吸指数"在5以上,且伴有白天过度睡眠等证候时,大多被定义为睡眠呼吸暂停综合征。

睡眠呼吸暂停综合征有下述3种类型。①阻塞型:是上气道闭塞所致,有呼吸运动。据研究资料,肥胖者的发病危险是非肥胖者的3倍以上。另外,腭部骨骼越小,发病危险便越高。②中枢型:由呼吸中枢障碍所致,呼吸运动消失。③混合型:指阻塞型与中枢型两者兼有。一般是阻塞型多见,中枢型少见。

睡眠呼吸暂停综合征的病因,在阻塞型主要是由于睡眠中肌肉松弛,舌根部及腭垂下降,阻塞咽头而遮挡吸气,患者以昼间嗜睡为主诉。中枢型是由于脑血管障碍、重症心力衰竭等所导致的延髓呼吸中枢周期性机能低下而引起呼吸暂停,患者以夜间失眠为主诉。另外,阻塞型若长久持续,则呼吸中枢的PaO_2低下或对$PaCO_2$增加的感受性低下,以至变成具有中枢型性质的混合型呼吸暂停。

图11-3是42岁男性的多导睡眠图的一部分。患者是结实的体型,肥胖不显著,有十几年的失眠,由其妻发觉反复中断的鼾声。图的上段是右顶部脑电图,中段是腹部的呼吸运动,下段是颏肌肌电图。入睡时,周期性为主,反复出现中枢型的连续10~30 s呼吸暂停。呼吸因有吸气再开始,而吸气先行,有体动及四肢的抽搐,多数伴有轻的鼾声。在图的上段左侧可见纺锤波,呼吸再开始而觉醒水平上升,可见α波出现。另外,肌电图的增加也可见到先行呼吸。若深呼吸连续数次,则呼吸再次移行为暂停,脑电图也由慢波化再次见到纺锤波。30 s的呼吸暂停后,下段右侧呼吸再开始,但此时越靠上段越不变为深呼吸,鼾声也不打了。数次呼吸之后,再次显示呼吸暂停。

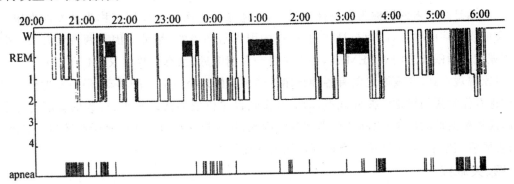

睡眠 S_3、S_1 完全缺少,往返于 S_1、S_2 与 SW(觉醒)之间。REM 睡眠被充分保留,此病例 REM 睡眠中呼吸暂停不太多发生。呼吸暂停总数为75次。

图 11-3　睡眠时呼吸暂停综合征的睡眠多导描记呼吸暂停

表 11-1　睡眠时呼吸暂停综合征的睡眠内容

TST	S_1	S_2	S_{3+4}	SREM
466 min	4.9%	56.2%	0	23.0%

注:总睡眠时间(TST)足够,但 S_3、S_4 完全见不到,S_2 为主体,睡眠较浅。SREM 仍保持。

倘若患者没有家属时,对本病的发现便很延迟。特别是患者的自觉症状弱时,谁都不能发现,因此其状态逐渐加重而引起严重问题。经常有较严重问题的例子,是有时在驾驶汽车中发生强烈困倦而误操作以致造成人身事故。假如其家属也不具有此病相关的信息,仅简单认识"容易打呼噜",开始治疗也可能已迟。睡眠呼吸暂停综合征特有的鼾声,通常没有一定节律,在无声音之后,有发出显著大的鼾声这一倾向及特征。

在多导睡眠图检查中,通常收集一些相关数据。包括采用脑电图、眼动图、下颌肌电图监测睡眠阶段;口、鼻的气流,胸、腹部动作的呼吸类型及经皮动脉血氧饱和度测定等。

睡眠呼吸暂停综合征的并发症,包括肥胖、高血压、高脂血症、心律不齐、缺血性心脏病、脑血管障碍、糖尿病等。

三、夜惊症、夜尿症

夜惊症又称为睡惊症,多见于小儿时期。本病是指夜间睡眠中突然出现伴有惊恐的表情及动作(如坐起等)或哭叫,可见心率增快、呼吸急促及出汗等迷走神经兴奋表现,对外界刺激(例如呼唤)反应不完全,持续数分钟后又继续睡眠,发作过后或晨醒时大多对发作内容不能回忆。研究发现,夜惊症多见于夜间第一个睡眠周期的Ⅲ～Ⅳ期,与梦游症一样,也是由觉醒障碍所致。夜惊发作时的脑电图或多导睡眠图显示由慢波睡眠期波形突然转变为低振幅去同步化波形,伴有呼吸、心率增快,肌张力增加。此时,虽然脑电图出现觉醒反应,但行为觉醒程度低。小儿的夜惊,属于发育过程中一过性的睡眠障碍,大多随生长发育至青春期前减轻,一般不需要特殊治疗。但是,也有一些异常发作在形式上与夜惊相似,如小儿情感发作的部分良性癫痫、起于额叶的复杂部分发作等,也常见到睡眠时发作,而睡眠脑电图或睡眠多导生理描记有助于诊断和鉴别。

关于夜尿症,一般是把不是本人意图却发生不随意排尿的现象称为遗尿,在夜间睡眠中发生排尿的状态称为夜尿症。夜尿症多见于 10 岁以下儿童,其中有少数也可延续至青春期。自婴幼儿时期延续下来的被称为原发性夜尿症,无遗尿后再次发生夜尿则称为继发性夜尿。作为狭义的夜尿症的原因,认为与身体的、内在的因素与环境的、精神的因素两者均有关。据报告,夜尿症在睡眠前半的 NREM 期,特别是Ⅲ～Ⅳ期多见,也有少数在 REM 期出现。1968 年脑病专家曾观察到,在夜尿之前有各种自律神经机制的兴奋且向觉醒移动,但不发生行为上的觉醒,遂看作觉醒的异常。按此观点,即应考虑到自律机能的活动水平、行为的觉醒与脑电图觉醒(或觉醒波形的出现)之间的分离现象。因此,认为夜尿症也属于一种觉醒障碍。另外,需要与夜尿症相鉴别的,主要是伴有夜间遗尿的癫痫发作。

四、失眠症

所谓失眠症是指不能按照需要入睡或继续睡眠的睡眠障碍。而且持续失眠,临床上有显著苦恼,或者引起社会的、职业的或其他重要领域的机能障碍时,便成为精神障碍。

失眠症具有入睡或睡眠的持续发生困难,或者诉说睡眠质量持续不良这一特征,被认为是伴有一些征兆和症状的内科或精神医学的障碍。在失眠症,一般会持续出现起床后的机能障碍,失眠症在任何年龄都能发生,而特别显著的是高龄者。有睡眠问题的人经常服用睡眠药,假如偶尔使用有效,而定期、长期使用时,往往与药物依赖或滥用相关。

失眠症可分为原发性和继发性或者两者并存的失眠症。原发性失眠症是指没有内科、精神科及环境原因的睡眠障碍。

失眠症的症状,有下述几点:①入睡困难程度,包括寻找舒适睡姿有困难;②夜间觉醒,不能恢复睡眠;③起床时有不舒畅感;④白天有困倦、易刺激性或者焦虑。入睡时失眠症是夜间开始入睡有困难,常伴有焦虑症状。也经常有从夜间觉醒而恢复睡眠困难的入睡困难,这些人中有 2/3 在夜间醒来,半数以上不能恢复睡眠。晨醒,是指在总睡眠时间达到 6.5 h 前,出现早醒(30 min 以上),不能恢复睡眠,这常常也是抑郁症的特征。而低睡眠质量,其原因是睡眠不能恢复至 NREMⅢ期或 δ 睡眠,有时也因睡眠呼吸暂停综合征或抑郁症等造成。

另外,在一部分失眠症,实际上不是失眠症,而是主观的失眠症。对睡眠状态的误解,是指在正常时间段的睡眠,反而过度估计入睡的时间,如此时实际上是 8 h 的稳定睡眠,却往往认为仅睡眠了 4 h。

在许多时候,失眠症与其他精神障碍或药物副作用、心理问题并存。诊断为失眠症的约半数与精神障碍相关,失眠症经常先行于精神障碍。失眠症的原因与并存疾患有多种,包括抗精神病药物的滥用或戒断、周期性四肢运动障碍、疼痛、重大生活事件、精神疾患、脑外伤后、甲状腺功能亢进症及环境噪声等。

发生失眠症的危险因素包括：①60 岁以上老年者；②抑郁症等精神疾患病史；③情绪应激反应；④夜间执勤；⑤跨越时区的旅行。

应用多导睡眠图检查，可以客观了解睡眠状态和评价失眠程度及其特征。观察和分析入睡潜伏期、觉醒次数和时间、深睡期和 REM 睡眠比例、睡眠总时间等数据，可以帮助准确判定失眠症的睡眠内容，发现有否假性失眠，观察药物（包括咖啡因依赖、巴比妥类、苯二氮䓬类药物等耐药性或戒断）对睡眠结构的影响及研究某些神经疾患（如痴呆、脑干损害）的睡眠障碍特征等。

第十二章　精神障碍与脑电图

关于人脑复杂的精神现象与脑电图的确切联系,迄今的认识仍然有限。倘若按照精神病专家的说法,就是目前证实大脑是极为复杂的器官,我们对其了解得越多,便越来越明白我们知道得越少和确定发病机制有多难。另一方面,通常脑电图是在安静时精神活动被限制的状况下,纯粹关注生理现象而进行记录的方法,所得到的波形即脑的电活动,但是它与精神疾患方面的高级精神活动的距离尚远。实际上,直到事件相关电位(ERP)这种新方法的出现,才真正使得研究生理现象与精神活动的关联部位成为可能。

目前大多认为,脑电图在精神科领域主要应用于:①意识障碍,脑器质性损伤、脑发育障碍所致的精神障碍,癫痫等的诊断;②对某些精神疾病的鉴别诊断,如癔症发作与癫痫的鉴别;③行为异常儿童和人格障碍者脑机能异常的神经生理学评价;④精神神经药物作用方式即所谓药物脑电图学研究等。近些年,已经了解到精神分裂症和躁狂抑郁症等内因性精神病的脑电图,有些存在特征性和反应性的异常,因此脑电图有助于对这些疾病本质的研究和认识。

此外,在司法精神医学方面,脑电图检查结果可以作为被告在犯罪当时的脑机能状态提供意见证词。此时,常常借助脑电图来证明癫痫、癫痫样疾患、脑器质疾患、药物等所致脑机能障碍的存在及程度,或者除外其存在。

一、精神分裂症

精神分裂症是一组临床表现多种多样,而可能没有脑器质性损害迹象的精神疾患。在日本,已经将精神分裂症改称为"统合失调症"。无论从患者的情感状态、病前人格,还是从当前处境来看,都无法合情合理地理解其症状的形式与内容。此外,如果没有其他"不可理解"的症状,则不能单凭妄想症状来诊断此病。从青春期至青年期(20 岁)发病者较多,也可见小儿期或老年期发病。与男性比较,女性平均发病年龄略晚,且在闭经后有小的发病高峰。精神分裂症与抑郁症一样,在精神压力大的现代社会有发病率增加的倾向。

关于精神分裂症的发病原因,对单卵双生子的研究发现患同病的一致率高(30%～50%),一般认为发病有遗传因素和环境因素两方面参与。据报告,遗传形式尚不明确,可信赖的基因鉴定也没有完成,大约 60% 由遗传因素造成。再者,若有出生时产科并发症、父亲高龄、冬季出生、妊娠严重应激反应或幼年期饥饿、药物滥用、接触家猫等,可致发病风险增加。

另外,与其他精神疾患及发育障碍发生误诊的可能性也有报告。容易被误诊的如强迫障碍、惊恐症、发作性睡病的猝倒发作、阿斯佩格(Asperger)综合征等。抗 NMDA 受体脑炎,被认为是由 NMDA 受体机能低下所致的精神分裂症样病态,因此也有必要加以鉴别。精神分裂症与抑郁症或躁狂症等在症状学方面鉴别诊断的依据,关键是有无分裂症的特殊症状。

在精神医学方面,能用数字测量的指标少。关于主要的精神疾患,若详细了解其症状及经过,对具有通常诊断能力的精神科医生来说,正确诊断并不太困难,诊断的不一致也比一般认为的要少。

　　精神分裂症的症状,可以有认知、情感、意志、行为、自知力等复杂精神机能的障碍。本病大致上可分为阳性症状和阴性症状,以及其他症状。但是,患者也不是呈现所有症状。阳性症状大致是急性期出现的,而阴性症状则是除幻觉、妄想以外等其他由脑机能低下产生的症状。阴性症状是指正常精神机能的减退或缺失,而阳性症状则是精神机能的亢进或歪曲。

　　在《精神疾病的诊断和统计手册》第四版修订版(DSM-Ⅳ-TR)中,有关精神分裂症的诊断标准如下:特征性症状具有下述 2 项以上,且症状持续存在 1 个月以上(若已经过有效治疗,病期可较短)。①妄想;②幻觉;③言语散乱;④很异常的行为(如不适宜的服装、频繁哭泣),或者紧张症木僵;⑤阴性症状,如情感淡漠、言语贫乏、意志减退等。精神分裂症最显著的症状,是妄想(例如被害妄想)和幻觉(如幻听)。目前通常采用阳性和阴性精神症状评定量表(PANSS)进行评价,这样便制定有阳性症状量表、阴性症状量表以及综合精神病理评价量表用于实际操作。近年有报告观察精神分裂症患者的眼球运动,采用视线移动距离及注视的时间等 5 项指标,可区别患者与健康者的程度达到 88％以上。因此,也期待其作为检查法能够实用化。

　　在 CT、MRI 上,有时可见到颞叶、顶叶的灰质体积减小,白质体积不减小,而脑体积减少被认为是长时期病程造成的。另外,也发现抗精神病药物可以使脑体积减小。SPECT 检查发现精神分裂症患者在课题完成过程中或者做会话时,通常会见到前额区的血流增加偏少。

　　关于精神分裂症的脑电图,有必要考虑其临床类型。精神分裂症可分为青春型、妄想型、紧张型 3 种类型,而被认为是精神分裂症基本型的青春型,其脑电图一般除了多少有些不规则性及快波占优势外,大致上没有异常。与此对比,紧张型其病状表现出周期性及波动性,症状以非典型者多见,与所谓非典型精神病近似,脑电图上也多显示异常所见,在紧张性木僵时,脑电图不出现意识浑浊时那样的慢波,大多见到近似安静觉醒时的脑电图。

　　精神分裂症患者的脑电图基础节律,传统脑电图及定量脑电图大多数报告,一般为慢波(δ波、θ波)增多,α 波减少,β 波增多。有多数报告慢性分裂症患者比正常者,慢波特别是 δ 波更多见,但是并不一定在额部、左颞部、后头部增多。α 波减少常见,但左右差不一致。快波增加多见,但也有减少的报告(有人认为快波减少可能是药物的影响)。

　　观察不同的病型,把分裂症分为以阳性症状为主的Ⅰ型和以阴性症状为主的Ⅱ型,则在Ⅰ型 α 波、θ 波多见,Ⅱ型 β 波、α 波多见。两型 α 波都减少,β 波都增加,Ⅱ型在两侧颞、额部 δ 波、θ 波增多等,但报告结果均不一致。

　　1996 年宫内对采用 DSM-Ⅲ-R、ICD-10 诊断标准,且未服用抗精神病药物治疗的分裂症患者 50 例做定量脑电图研究,发现分裂症者比对照组 δ 波(2.0～3.8 Hz)、θ 波(4.0～7.0 Hz)以后半头部为主出现,α_1 波(8.0～9.8 Hz)为广泛性多见,β_1 波(13.0～19.8 Hz)以右顶部为主多见,α_2 波(10.0～12.8 Hz)广泛性减少。在不同的病型,青春型精神分裂症比对照组 θ 波、β_1 波呈广泛性出现,δ 波、α_1 波在后半头部出现,β_2 波(20.0～29.8 Hz)在前半头部多见,α_2 波广泛性少见,α 波频率偏慢。妄想型比对照组 δ 波在后半头部多见,α_1 波在前半头部多见,α_2 波普遍减少。这些脑电图表现,与以往的分裂症脑电图所见相同。关于其临床意义,可能是慢波(δ 波)增加表示大脑皮质的代谢活动减少、觉醒水平降低等,α 波减少特别是快 α 波减少表示代谢活动也减少,而 β 波增加表示皮质的过度觉醒等。由于慢波、快波随临床症状的改善而减少,但 α_2 波减少时症状并不改善,故推测前者与分裂症的症状表现有依存性,而后者反映分裂症本身的特性。1983 年弗洛尔·亨利(Flor Henry)曾报告慢性分裂症患者左侧额-颞部快波频带振幅值增高,因而支持分裂症在左额叶、躁郁症(抑郁症)在右额叶及右侧半球存在机能障碍的假说。

作为精神分裂症患者睡眠时出现的特殊异常波,1964 年曾经由 Gibbs 等提出有手套波形存在。所谓"手套"是指由拇指与其余手指并拢之后的插入部分构成。手套波主要在成人的轻-中度睡眠期出现,是由额部出现的纺锤活动的最后一个波,与其后续慢波形成类似尖-慢复合波的波形,而整体形状与手套相似。手套波按照相当于其拇指的快成分周期的长短,可分为 B-型手套波(快成分的周期为 1/10~1/12s)、A-1 型手套波(快成分为 1/8~1/9s)、A 型手套波(快成分为 1/6~1/7s)3 种类型。据说,B-型手套波在伴有精神症状的癫痫中出现率最高(42%),在非癫痫性疾患中以精神分裂症的出现率最高为 37%,躁狂抑郁症、性格异常、酒精性精神病等大约 20%。但是,手套波也可见于正常者,其本质未明,作为独立的波形被提出也有疑问,所以在论及手套波与精神病等的关系时应该十分慎重。目前一般将手套波归属为临床意义不明确的波形之一,已经被很少提及。

二、抑郁症

抑郁症是情感障碍之一。它是以抑郁情绪,积极性、兴趣、精神活动的低下,焦虑,食欲降低,失眠等为特征的精神疾患。为了与双相障碍(躁狂抑郁症)相区别,有时也称为"单相抑郁症"。

抑郁症不是单一的疾患而是综合征,可考虑包括有各种病因的亚型。所谓"典型的"抑郁症(内因性抑郁症),推测由 5-羟色胺和去甲肾上腺素等脑内神经递质的水平下降致作用减低引起(单胺假说),而认为患者的性格和思维没有问题。据说此时,通常服用抗抑郁药很有效,即使不予治疗,症状随时间逐渐缓解的情形也有。另一方面,在心理因素较多的抑郁症,有必要对应解决或者远离纠葛等原因。

目前为说明抑郁症的发病机制,提出了几种生物学或心理学的假说。影响抑郁症的发病及经过的其他因素,包括药物(如抗焦虑药、安眠药等)、过量饮酒(含酒精依赖)等,可使抑郁症发病风险增加。社会因素例如贫困和孤独、缺少社会救助、成人生活上的较大精神压力、儿童遭受虐待等,也可能与抑郁症发病风险增加相关。

关于抑郁症,目前最广泛使用的诊断标准是 DSM-Ⅳ-TR 和 ICD-10,在 DSM-Ⅳ-TR 将抑郁症(重度抑郁性障碍)分为下述几个亚型:①忧郁型抑郁症;②非典型抑郁症;③紧张性抑郁症;④产后抑郁症;⑤季节性情感障碍。

其中,DSM-Ⅳ-TR/DSM-5 的"非典型抑郁症"诊断标准包括如下几类。

(1)有情绪反应。

(2)符合下述的 2 项以上:①显著的体重增加或暴食;②嗜睡;③经常感到手足或身体像铅样沉重;④对人际关系过度敏感。

(3)忧郁型或紧张症型的特征不满足。在 DSM,通常的抑郁症(忧郁型抑郁症)是情绪低落的状态长期持续而变得心情不悦,但做自己喜欢的事情时则心情愉快,这种类型的抑郁症被称为非典型抑郁症,而抑郁症的约半数为非典型。但是,非典型抑郁症与双相障碍的初期症状难以区别,所以特别是亲属中有双相障碍患者时,有必要考虑其可能性。在抑郁症,女性是男性的 2～3 倍多。高龄者忧郁型抑郁症较多,而青年人非典型抑郁症多见。

在鉴别方面,除重度抑郁症以外,抑郁状态可以由以下原因引起:①一过性心理应激(心因性抑郁、适应障碍、急性应激障碍、精神创伤后应激障碍等);②作为双相障碍、精神分裂症、自律神经失调症、恐惧障碍等其他疾患的症状;③物质(如药物滥用、服药)的直接生理学作用,明显由躯体疾患所致者。另外,还需要与器质性抑郁相鉴别,如脑血管障碍、帕金森病、脑肿瘤等,内分泌(如肾上腺疾患)、甲状腺疾患(慢性淋巴细胞性甲状腺炎等)、甲状旁腺疾患等可产生抑郁状态。抑郁症的主动性缺乏等,需要与痴呆的初期症状相鉴别。在老年人的抑郁症假性痴呆,特别需要注意与阿尔茨海默病的不同,而智能测试和脑部 CT、MRI 等影像学检查有助于痴呆与抑郁症相区别。

关于抑郁症的脑电图,1966 年精神专家在 148 例抑郁症患者中发现 17% 有"不成熟的"脑电图,此后他又报告某些脑电图改变与抑郁程度相关联。一般在躁郁症,特别是抑郁症者,据报告显示 α 波占优势的脑电图波形,即 α 波出现率高者多见。而脑电图的频率,有躁狂症 α 波的频率加快,抑郁症者 α 波频率减低的倾向。但是,这些都是在正常脑电图范围内的变化。1967 年医学专家间断观察 8 例抑郁症的脑电图,发现在抑郁相期与缓解期比较,α 波的出现率增加,若服用抗抑郁药也可见 δ 波、θ 波的出现率增加。此后也有一些类似的报告,但认为没有显著性差异。1992 年医学专家对采用 DSM-Ⅲ 诊断的情感障碍 44 例进行了脑电地形图、显著性概率地形图研究,与对照组比较,可见在全部情感障碍者左枕部 α 波占优势,不伴精神病性特征的重度抑郁症患者 α 活动在右侧额-前颞部减少,伴有精神病的重度抑郁症患者右侧额-中央部 β_2 活动增加,而双相障碍者左前颞部 α 波活动减少。但是,这些研究结果也不尽一致。

值得注意的是,有关症状性抑郁症的脑电图所见。据报道,一般在右侧颞叶、额叶等有病灶的癫痫患者,容易出现情感障碍例如发作性抑郁症,脑电图大多显示异常特别是有癫痫性突发波。老年抑郁症的脑电图与正常老年人相似,而阿尔茨海默病的脑电图异常率高,并且脑电图异常程度也比抑郁症或正常老年人更重,因此脑电图所见也具有鉴别诊断的作用。

另外,近些年对抑郁症的睡眠研究已经有很多的报告。对抑郁症进行整夜多导睡眠生理记录,客观地观察睡眠时,发现抑郁症患者的睡眠时间缩短,同时睡眠深度整体上变浅,但是 REM 睡眠阶段并没有发生特异性障碍。1976 年医学家曾经指出,REM 潜伏期(从入睡到第 1 次 REM 阶段出现的时间)缩短是抑郁症最持久的变化之一,并且认为 REM 潜伏期缩短是内因性抑郁症所特有的生物学指标。但也有人认为这一指标仍然缺少特异性,因为在其他精神疾患及老年人也可以见到 REM 潜伏期缩短。

三、癔症

癔症又称歇斯底里,现在改称为游离转换障碍。癔症是一类由精神因素(急性精神创伤或心理冲突为诱因)作用于易感个体引起的精神障碍。若按照珍妮特(Janet)的观点,即认为疲劳、青春期、躯体疾病及情绪都可使心理张力降低,而癔症时张力降低的功能从意识中消失,这就是分离。心理冲突产生焦虑,从而使分离得以发生,躯体或心理功能在精神上的表现与意识分离了。癔症曾被定义是为了获取某种利益而表现出精神或躯体的症状,尽管病人并不完全意识到这个动机。

癔症的发病机制是一种被压抑的心理冲突和某种欲望得不到满足时,所转换出的躯体症状,特别是可转换出各种神经症状。癔症引起的神经症状,一般具有下述特征:①感觉丧失和运动性机能障碍不符合生理解剖学规律。②症状常有夸张、戏剧性色彩。采用暗示,其症状可有变化、出现或消失。③在出现神经症状的基础上,可见癔症性格。④患者的躯体症状与精神状态不相一致,即躯体症状严重而精神痛苦较轻。⑤癔症与诈病不同。癔症是一种不受本人意志控制而产生的分离障碍,属无意识的心理机制所致。诈病是为某种目的而伪装的"疾病",诈病患者可任意出现各种症状,而癔症患者则不能随意控制症状。

据报道,任何的躯体或精神症状都可能成为癔症的症状。癔症的分离性感觉障碍,如手套或袜套型感觉丧失、味觉嗅觉丧失或者目盲、耳聋,还有头痛、腹痛等。分离性运动障碍可见肢体麻痹、痉挛,起立或不能行走,不能随意运动和失音等。癔症痉挛发作总是发生在旁边有人时,双目紧闭,肢体挥动,与癫痫患者的强直及阵挛性抽搐并不相同(表 12-1)。有时也可见一个或多个肢端或全身的夸张性震颤。

表 12-1　癔症痉挛发作与癫痫发作的鉴别

	癫痫大发作	癔症痉挛发作
诱因	无特殊诱因	心理因素
发作情况	不选择时间、场合	人们目睹时发作(睡眠时不发生)
抽搐表现	规律性强直-阵挛发作	不规律、多样、富戏剧性,因周围环境而变化
发作持续时间	1~2 分钟	数十分钟或数小时
意识状态	完全丧失	轻微改变,可回忆发作时周围情形
发绀	出现	无
舌咬伤、尿失禁、外伤	常出现	无
巴宾斯基(Babinski)反射	阳性	阴性
脑电图	异常突发波	大多正常

癔症的精神症状包括情感暴发,即突然哭笑不止、撞头、咬衣物、捶胸顿足、倒地打滚等,常伴情绪急剧变化和戏剧性表现。发作时意识轻度模糊,发作过后有部分遗忘。记忆丧失可以是部分性、选择性的,也可以是全面性的。癔症性记忆丧失常伴有漫游,此时患者的意识范围缩小(蒙眬状态),但能进行一些基本的日常生活。漫游可持续数十分钟至几天,发作终止后患者对经历不能完全回忆。另外,还有分离性身份障碍、鬼神附体体验等,而发作过后患者对此过程完全或部分遗忘。

对癔症的诊断,首先需要有心理致病的证据,表现在时间上与应激性事件、心理冲突等有明确的联系,而且并不存在可以解释其症状的躯体障碍的证据。同时,还必须与一些类似的精神障碍相鉴别。

癔症的脑电图多数在正常范围内,但与焦虑症等相比较,α 波的出现率一般较高,α 波的频率也略慢者多见,出现后头部慢波的情形相当多。再者,对戊四氮、光-戊四氮诱发阈值低的病例较多。癔症患者的这种脑电图慢波化和痉挛阈值降低,推测可能是表示脑机能的脆弱性或脑生理性发育过程尚未成熟。有人认为癔症脑电图的 α 波出现率、频率分布峰值左移等,与焦虑状态时不同,是由于脑电图显示进行性的稳定状态与临床症状相平行而难以变化。另外,癔症患者对某种药物的耐受性强,如即使静脉注射苯海拉明也难以出现入睡波形。癔症常见痉挛发作、意识改变等,但脑电图通常不出现异常,如图 12-1 所示,是癔症性昏睡的病例,被检者对唤名和痛觉刺激等完全没有反应,但脑电图上连续出现规整的 α 波。

所谓假性癫痫发作,是由心理因素所致的心因性抽搐发作,据说采用暗示诱发试验对假性癫痫发作的诊断是一种很有效的方法。由心理因素诱发且临床上考虑是癔症发作,但在发作时脑电图出现突发性异常波者,应该判定为癫痫发作。而发作间期出现癫痫样突发波者,此时应考虑是否并存癫痫,最好是采用同步录像脑电图来确认临床症状与脑电图之间的直接关系。

此外,许多慢性脑器质性疾患常出现感觉、记忆、性格改变或癔症样症状,所以需要在详细体格检查和全面分析的基础上,结合脑电图、CT 或 MRI 检查等做出鉴别。

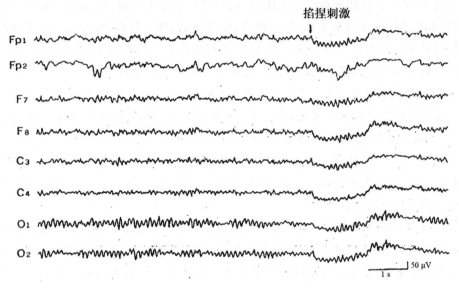

反复出现心因性意识丧失发作。在脑电图记录过程中给予掐捏、针刺等刺激患者也没有反应;此图示在对患者掐按时,见到脑电图的基线漂移。

图 12-1 心因性意识障碍的脑电图

四、注意缺陷多动障碍

注意缺陷多动障碍(attention deficit hyperactivity disorder,ADHD),过去被称为多动症或轻微脑功能障碍。ADHD 是指与年龄或发育不相称的注意力不集中及(或)以冲动性、多动性行为为特征的障碍,给人际交往和学习能力带来困难。ADHD 大多在 7 岁以前出现,其症状持续,推测是由中枢神经系统某些因素所致的机能障碍。一般所说的多动和注意障碍在学龄期变得明显,青春期以后症状减轻,但有部分病例仍然残留机能障碍问题,影响持续至成人期。按照 DSM-Ⅳ 诊断标准,学龄儿童 ADHD 患病率为 3%~7%,其中男童患病大约是女童的 3 倍。

ADHD 属于神经发育障碍,是在较低年龄发育过程中开始出现的行为和交流、社会适应问题为主的障碍。20 世纪 80 年代以后,智力正常的发育障碍被人们所认识。由于不符合精神发育迟滞的范畴,所以称为单纯发育障碍时往往是特指无智力障碍者。其中,学习障碍、

ADHD、高级机能广泛性发育障碍3种,在日本被统称为"轻度神经发育障碍"。

发生ADHD的原因尚不明确,可能为多种因素共同作用所致。目前有两种观点,一种观点是低唤醒水平假说,认为对一般行为的完成仅需要中等程度的觉醒水平即可,过低的觉醒水平会导致精神萎靡,过高的觉醒水平则容易导致行为紊乱。而ADHD患儿出现注意力分散或注意难以维持、冲动、多动等,推测可能是由于觉醒水平较低,遂试图通过上述方式来提高自身的觉醒水平。另一种观点是脑成熟滞后假说,这在脑功能成像研究和脑电图所见中得到一些支持。若了解患儿的发育史,可能常见胎儿期(包括遗传)和出生时、出生后有中枢神经系统结构及机能受影响因素的线索。

按照DSM-Ⅳ的诊断标准,ADHD可分为3型,即注意缺陷型、多动-冲动型及混合型。满足ADHD的诊断,其症状必须存在于如学校和家庭之类的至少两个场合。ADHD的多动不是仅在精神压力下明显化的短暂一过性行为,而是长期存在的。ADHD的另一个特征是,注意持续的短暂和注意的散漫性。ADHD患儿在学校不能听从指示,多数需要教师的特殊照顾;在家庭大多不听从父母的要求,行为冲动,情绪不稳,脾气暴躁,好发脾气。多动明显的儿童与注意缺陷型儿童相比,被转送至专业医生治疗者较多。而且在ADHD儿童中,也有许多病例同时患有(共存)学习障碍、抽动障碍、忧郁症等其他小儿精神方面的障碍。

ADHD有时在婴儿期发病,表现为对刺激很敏感,对声音、光线、温度及其他环境变化立即发生混乱和不适应。有时则相反,孩子乖乖地没有精神,睡眠时间长,生后1个月的成长缓慢。但是,一般在婴儿床中活动性睡眠时间也短,容易哭泣。

大约有75%的ADHD患儿一贯显示攻击性、反抗的行为,反抗和攻击一般与家庭内的关系恶化有关,多动则与需要注意集中的认知测试能力障碍相关联。也有的研究认为,多动患儿具有反社会的人格障碍的特征。

关于ADHD的脑电图所见,在注意缺陷型和混合型常见高振幅θ波增多,δ波、β波活动不足;或者慢波增多且快波活动不足。认为前者与低觉醒有关,而后者与成熟迟滞有关。另外,在混合型还可以见到过度的β波活动。近年许多研究发现,ADHD患儿的脑电图有θ波及θ/β功率比值增加,而α波、β波活动减少。并且认为θ波增多、功率增高是ADHD患儿脑电图的主要特征,θ波增多提示中枢神经抑制机能成熟延迟,皮质下兴奋性增强,患儿遂表现为兴奋、冲动、注意散漫及动作增多等。而θ/β功率比值增加被认为是ADHD的一个敏感指标,据2006年斯奈德(Snyder)报告,当θ/β功率比值为3.08时其诊断敏感性及特异性可达94%。据报道有15%~30%的ADHD病例可见癫痫样放电现象,常见于中央部,也可见于额部或枕部,具有年龄依存性和睡眠期增加的特点。还可见小尖棘波、14 Hz及6 Hz阳性棘波、极度纺锤波等。

另外,观察发现最常用于治疗ADHD的中枢神经兴奋药物如哌甲酯(利他林)可以明显改善ADHD的主要症状,还能改善伴随症状,提高学习成绩和社会适应能力。相应地脑电图有慢α波减少,α波主要频率增快,还有慢波减少和快波增多。近年采用一些新方法,如脑电超慢涨落图分析、脑电图相干性分析等对ADHD亚型也有进一步的认识。

此外,还需要与有类似ADHD症状的一些疾病相鉴别。如注意缺陷与癫痫失神发作不同,失神发作时脑电图伴随两侧同步性棘慢波放电。在颞叶或额叶癫痫,可见继发性行为障碍,常出现与ADHD类似的表现,但其脑电图显示有额、颞癫痫焦点存在。

第十三章　内分泌、代谢障碍与脑电图

由脑部疾病引起神经精神症状,同时发生相应的脑电图异常是很容易理解的。但是,有许多躯体疾病也可能继发影响到中枢神经系统,此时若脑电图出现异常变化,则应考虑有某种程度的脑机能或器质性(不可逆性)障碍。除先天性(如先天性心脏病)、难以治愈且反复发作的疾病如自身免疫性疾病或皮肤病及中毒(如酒精中毒、一氧化碳中毒)等,一些代谢性、内分泌疾病导致人体的内环境发生改变,并且影响到大脑,即可出现脑电图异常现象。

一、甲状腺功能障碍

甲状腺功能亢进症,是由于甲状腺内组织的活动异常活跃、甲状腺激素(T_3、T_4)分泌过量所造成的疾患。作为甲状腺功能亢进症的原因,毒性弥漫性甲状腺肿[巴泽多(Basedow)病]约占80%以上,而该病是对促甲状腺素受体的抗体所发生的自身免疫疾病。其他原因包括甲状腺炎、普卢默(Plummer)甲亢、垂体促甲状腺素瘤、甲状腺素过量摄取等。

患者的主要症状包括心脏活动增加而出现心动过速、能量消耗亢进而多食与体重减轻、易出汗、高血糖等,以及头晕、心悸、心律不齐、脱发、怕热、腹泻等。另外,在高龄者有时也见不到上述症状。神经症状有震颤、舞蹈样运动、肌肉疾病(如震颤麻痹)等,精神症状可见烦躁、忧郁、焦虑等。无论哪种类型甲状腺功能亢进症均伴有视觉上的症状,也有眼睑萎缩所致的"凝视"和眼睑肌力减弱或眼球运动延迟。甲状腺中毒症是少见的重症并发症,往往在患者身体状况变差或精神压力加大时发病,症状有40 ℃以上的发热、心动过速、心律不齐、呕吐、腹泻、脱水症状,症状恶化则陷入昏迷状态或导致死亡。

在毒性弥漫性状腺肿,即原发性甲状腺功能亢进患者的脑电图上可见 α 波的频率增加,快波增强。另外,在下丘脑-垂体-甲状腺轴障碍所致的继发性甲状腺功能亢进患者的脑电图快波化增加,θ 波也广泛混入。

与此相对,甲状腺功能减退症即黏液性水肿、克汀病,是指由于甲状腺素分泌减少或生理活性不足导致机体代谢降低的疾病。患者表现面部虚肿、淡漠、皮肤苍白干燥、脱发、心动过缓、厌食、体重增加、便秘、记忆力减退、智力低下、反应迟钝。在小儿可见呆小病,幼年型可见身材矮小、智力低下等。

甲状腺功能减退症的病例,脑电图显示慢波化。小儿病例与其年龄相比,基础波的频率变慢,显示未成熟的脑电图所见。在成人病例,脑电图也转变为慢 α 活动,调幅不足够且成为单调的脑电图,θ 波混入者也较多(图 13-1)。像这种全面性的慢波化倾向,经甲状腺素的治疗后,脑电图可转变为正常化。

此外,所谓甲状旁腺机能减退症,是甲状旁腺激素(PTH)不足为原因的低钙血症、高磷血症而显示各种症状的代谢性疾病。其原因包括特发性、手术后及假性甲状旁腺机能减退等。临床症状可见手足搐搦、全身性癫痫发作、感觉异常、面肌痉挛、运动失调、步态异常、腹泻、呕吐等。精神应激、噪声等成为诱因且突然发病。可有血清 PTH 含量减少、PTH 生理活性减少、低钙血症、高磷血症、代谢性或呼吸性碱中毒。应注意与癫痫、舞蹈病、癔症、智能发育不全、精神疾患、钙吸收不良、低钙血症等疾病相鉴别。

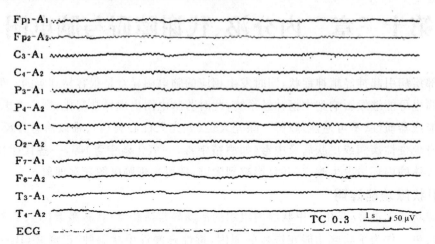

因全身倦怠感、下肢水肿定期诊疗,出现记忆障碍、定向力障碍而入院,做了脑电图检查。脑电图显示7～8 Hz约 40 μV 的慢化 α 波,没有明显调幅呈持续单调波形,有时散发性 θ 波混入。

图 13-1　黏液性水肿(57 岁,男性)

在甲状旁腺机能减退症也观察到脑电图异常,可见脑电图的慢波化和暴发(群发)性 θ 波。有时也见到棘波、尖波,而且由过度换气试验被显著增强。1972 年斯沃什(Swash)等曾认为脑电图异常与低钙血症有关,尖波、棘波等仅在低钙血时出现,当血钙值小于 6.5 mg/L 时棘波高振幅暴发出现,而棘波迅速消失则预示低血钙水平有所恢复。

二、肝性脑病

肝性脑病又称肝性昏迷,是肝脏机能低下所致的意识障碍,大多由肝硬化晚期或急性肝炎等重症肝损害引起。肝性脑病的直接原因尚有不明之处,一般认为由肝脏机能低下、血液中蛋白质分解产物的氨氮等增加所致。

在肝脏损害而伴随出现意识障碍或精神神经症状时,一般对此统称为肝性脑病。而脑电图变化无论其疾病的种类如何,都与意识障碍的程度相关联。最初在轻度的意识混浊时期,脑电图可见不规则且慢化的 α 波。随后患者对场所或时间的定向力多少有些受损害时,脑电图出现广泛性 θ 波(图 13-2)。若患者对痛觉刺激有反应但不完全觉醒即进入浅昏迷的时期,则在脑电图上出现对于本病来说是特征性的三相波,如图 13-3 所示。进展至昏迷状态,则三相波消失而出现广泛性 δ 波。如果意识障碍再加深恶化,脑电图即变为低振幅,甚至成为近似于平坦脑电图的波形。

像这样脑电图异常的程度与意识障碍深度呈平行关系。但是,也有尽管患者意识清晰但脑电图慢波化显著的例子。此时,大部分病例以后将陷入昏迷,所以有时也把这种显著性慢波化脑电图称为潜在性昏迷。总之,脑电图发生变化的倾向先行于意识障碍的变化。因此,借助脑电图来判断脑病的经过是可能的,也能够提前预知昏迷发生。另外,还认为脑电图慢波化的程度对于了解预后方面也是有力的指标。

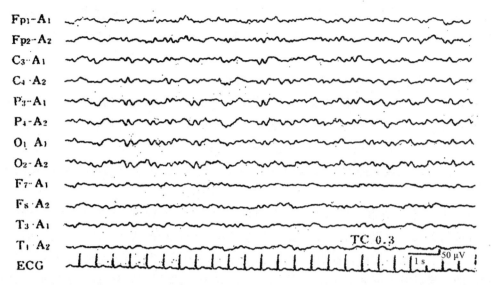

诊断为肝硬化。5 日前呕血后出现浅昏迷而入院。经过治疗在 2 日前转为意识清晰,但脑电图检查当日其定向力有些受损,见到轻度的意识障碍。脑电图由 5～6 Hz 约 50 μV 的 θ 波构成基础活动,左右对称且在全导出部位出现。

图 13-2　肝性脑病(θ 波期。67 岁,女性)

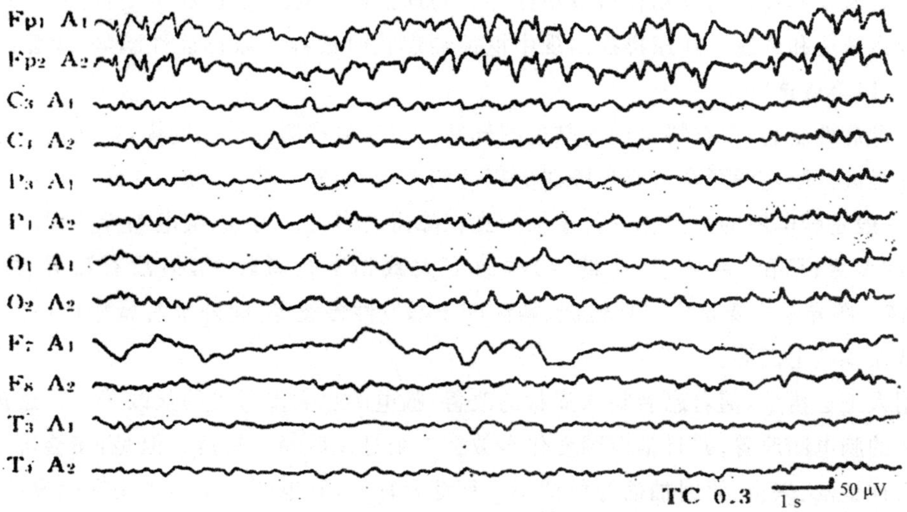

与图 13-2 为同一病例。是图 13-2 的 7 日后记录的脑电图。脑电图检查当时患者浅昏迷,应答不准确,四肢多动,对痛觉有反应。脑电图显示 3～4 Hz、40～70 μV 的慢波构成基础活动。在前额部显示左右对称约 2 Hz、150 μV,由阴性尖波、一阳性成分明显波、一阴性慢波所构成的三相波连续性出现。

图 13-3　肝性脑病(三相波)

三相波最初于 1955 年由比克福德和巴特(Bickford & Butt)报告,认为对本病是具有特异性的脑电图波形。所谓三相波,首先是以较小的阴性尖样波开始,后续一个较大的阳性波形,最后接续一个较小的阴性慢波,持续时间 300～500 ms,呈现由"阴—阳—阴"三相构成的波形。有时第 2 相的阳性波形较低,第 3 相的阴性慢波振幅较大,显示与尖慢复合波相类似的波形。其出现部位是从额部至中央部显著性出现,随着至枕部则位相稍晚、振幅减低。三相波大多呈左右对称性及同步性。许多时候与α波同样由睁眼及其他觉醒刺激而一过性被抑制,仅有构成背景的慢波广泛性出现,但意识混浊加深时觉醒刺激则不太产生影响。

肝脑疾病特殊型是系统性地损害肝脏及大脑的疾患,并具有与威尔逊(Wilson)病不同的临床症状和病理学所见。其脑电图所见与一般肝性脑病没有本质上的区别,但是与意识障碍的程度相比,多见高度的脑电图异常,也有的在比浅昏迷还轻的意识障碍阶段出现三相波。

观察发现,肝性昏迷时血液中的氨浓度上升与脑电图异常之间有相当密切的关系者较多,但没有恒定的平行关系。这被认为是脑电图表示由于代谢障碍所造成的脑全面机能障碍,而血氨浓度仅是与这种代谢障碍有关的因素之一。这种观点,在动物实验也得到大致同样的结果。

目前认为,三相波在肝性脑病的脑电图中相当特征性地出现,但肝脏疾病本身与脑电图异常没有直接的关系。三相波出现的时期,一般是意识混浊较轻地从θ波向δ波移行的时期,以及δ波期的初期。三相波在患者嗜睡状态、谵妄状态时出现,最多见于浅昏迷时期。当然,类似三相波的波形有时也可见于尿毒症、甲状腺功能亢进症、缺氧性脑病、脑血管障碍等,所以三相波出现时肝性脑病的可能性大,但尚不能断定是肝性脑病。

三、尿毒症及人工透析

尿毒症是为记述肾衰竭伴随症状所采用的术语,类似于"高氮质血症"。通常是指向尿中排泄的尿素氮及其他代谢废物在血液中残存。初期症状包括厌食症和活动性降低,迟发性症状常见智力减退和昏迷。在尿毒症出现中枢神经症状时被称为尿毒症性脑病,重症时则发生意识障碍,以至昏迷。

在尿毒症性脑病,没有特异性的脑电图异常。与其他代谢性疾患同样,往往显示非特异性的广泛性慢波。脑电图异常与意识障碍的程度相平行,即慢α波—θ波—δ波—平坦化波形逐渐加重,一般是脑电图的慢波化先行于临床意识障碍者多见。另外,脑电图异常程度与血液生化指标(尿素氮、肌酐、钾离子、血糖等)的改变大致相平行者较多,但没有特异性关联(图13-4)。脑电图异常主要是广泛性慢波、两侧同步暴发性慢波等,此外也有癫痫性突发波、伴有慢波的低振幅脑电图等。

采用人工透析后,随着患者临床症状的改善,脑电图也大多可见明显改善。在透析后24 h显示显著的脑电图改善,并且脑电图变化多数在6个月以后趋于稳定。但是,在透析过后发生一过性精神错乱、兴奋、肌肉抽搐等所谓不平衡综合征时,脑电图上也出现高振幅慢波暴发(群发)、慢波化及棘波等异常波,这属于脑电图短暂性恶化现象。

四、糖尿病

糖尿病,是指血糖值(血液中的葡萄糖浓度)病理性升高状态的疾患。患者的血糖值升高,从无症状到有明显口渴、多尿状态,甚至有意识障碍、昏迷等各种表现。概括地说,血糖值和糖化血红蛋白(HbA1c)值超过一定标准时即称为糖尿病。糖尿病除高血糖本身引起的症状外,长期持续则血中高浓度葡萄糖其醛基反应性增高,发生与血管内膜蛋白质相结合的糖化反应,身体中的微小血管逐渐被破坏,便可能使包括眼、肾脏等的体内多种脏器发生严重障碍。

据世界卫生组织(WHO)的资料,2006年全世界至少有1亿7 100万糖尿病患者,越是发达国家,2型糖尿病患者人数越多。但发病率更高的地区见于亚洲和非洲,推测至2030年糖尿病患者人数将达到峰值。关于发展中国家的糖尿病,随着城市化和生活方式的变化,糖尿病发病率有增加倾向,与饮食生活的西化相比,过量摄取糖分和运动量之间缺少平衡的生活长期持续则有更多发病的可能性。

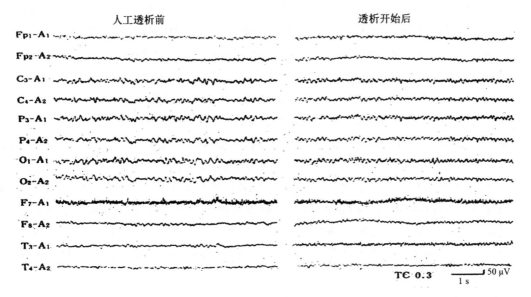

患者9年前被诊断为多囊肾,其后出现颜面、四肢浮肿,人工透析前呈轻度的兴奋状态,有失眠、食欲缺乏及倦怠感。自透析后这些症状消失,血液生化指标检查也有改善。脑电图在人工透析前见到8～9 Hz、约50 μV慢化的α波活动,4～6 Hz约70 μV的不规则θ波较多混入。透析开始后的脑电图由9～10 Hz的α波构成基础活动,仅θ波有时散见。

图13-4　尿毒症(人工透析前后。62岁,女性)

糖尿病可以分为1型和2型两大类。1型糖尿病是分泌胰岛素的胰岛β细胞遭破坏的疾病。其原因被认为主要是自身的免疫细胞攻击胰腺(自身免疫性)所致,少见没有自身免疫反应证据的(特发性)1型糖尿病。患者大多在10岁时发病,血糖的胰岛素分泌极度低下或大致不分泌,因此血液中的糖分异常增加,且发生糖尿病性酮症酸中毒的危险性高。为此,经常需要注射胰岛素等强有力的治疗。2型糖尿病是胰岛素分泌障碍或感受性降低为原因的糖尿病。一般在说到"由于生活习惯不良所患的糖尿病"时,即指这种2型糖尿病。2型糖尿病的发病原因尚不完全明确,概括地说,易患糖尿病的体质(遗传因素)的人,若伴有易患糖尿病那样的生活习惯(环境因素)便会发生2型糖尿病。

通常糖尿病患者认为没有自觉症状者较多,但详细问诊则下面列举的手足麻木或便秘等确实有,但常常不被认为是特殊症状。血糖值上升相当高时,便出现口渴、多饮、多尿的明显典型症状。这些是直接反映血糖值升高的症状,所以经过治疗血糖值下降,则这些症状消失。若血糖值更高,则导致重症的糖尿病性昏迷,有时也导致意识障碍、腹痛等。另外,发病初期血糖值快速上升时体重减少者较多见。

其他症状,一般是由糖尿病慢性期并发症所致。例如:发生糖尿病性视网膜病则视力下降;由于糖尿病性肾病,最终出现水肿及少尿、全身倦怠感等多种症状;糖尿病性神经损害方面,末梢神经障碍发生手足麻木等,自主神经发生障碍则成为便秘、起立性晕厥、阳痿等的原因。在这些糖尿病典型的并发症以外,也很容易发生心肌梗死(常见"无痛性心肌梗死")、闭塞性动脉硬化、脑梗死等,因此患者常常出现来自这些疾病的症状。

在脑电图方面,没有并发症的普通糖尿病仅有高血糖,脑电图不出现特别的异常。糖尿病患者的脑电图异常出现率为 8%～45%,有相当大的差异,据报道在青年人或有腱反射消失等神经系统症状的病例,脑电图异常率高。难以控制的不稳定型糖尿病,脑电图的异常出现率高(50%～80%)。据 1971 年稻垣等报告 75 例小儿糖尿病中,可见 14 Hz 及 6 Hz 阳性棘波为 38.7%,6 Hz棘慢复合波为 24.0%,4～5 Hz 棘慢复合波为 18.7%,θ 波两侧暴发出现为 16.0%,焦点性棘波为 14.7%。在重症糖尿病,往往随着高血糖发生酸中毒或脱水症导致昏迷状态(糖尿病性昏迷),此时脑电图 α 波消失,可见广泛性慢波等。

据报道,糖尿病高血糖昏迷的脑电图所见与低血糖昏迷时相似,但在血糖异常被纠正后,低血糖昏迷的脑电图可很快恢复,而高血糖昏迷者的脑电图异常仍持续数日。

另外,在非酮症高血糖症中常见局限性癫痫,多为局限运动性发作,有时甚至为首发症状,脑电图也可见癫痫样放电,但应用胰岛素或磺脲类药物治疗糖尿病,局限性发作也可被控制。

近年认为,糖尿病是动脉硬化进展的危险因素之一,也是患阿尔茨海默病风险的重要因素。因此,在糖尿病特别是慢性期脑电图对于预测和早期发现脑部继发性损害也常有重要帮助。

肌电图篇

第十四章 肌电图检查基础知识

第一节 神经肌肉电生理特性

从神经电生理的角度来看,人体内各种信息传递都是通过动作电位传导来实现的。动作电位可以起源于细胞,也可起源于轴索。对于运动神经来说,动作电位产生是由于刺激了运动神经纤维,冲动又通过神经肌肉接头而到达肌肉,从而产生肌肉动作电位。对于感觉神经来说,电位是通过刺激感觉神经产生并且沿着神经干传导。

一、静息跨膜电位

细胞膜将细胞外液和细胞内液隔离开,在细胞外液和细胞内液内均含有大致相同的电解质。但相对于细胞外液来说,细胞内液内含有更多的负电荷,造成膜内外存在一定的电位差,而且细胞内相对细胞外更负,这种电位差即静息跨膜电位。人类骨骼肌的静息跨膜电位是-90 mV,但在不同的组织有所不同,大约在-100 mV到-20 mV之间。就细胞内外离子分布情况而言,细胞内液中钾离子浓度远远高于氯离子和钠离子浓度。在正常情况下,离子流入和流出量基本相等,维持一种电平衡,而这种平衡的维持,需要有钠钾泵存在。

二、动作电位

神经系统的各种信息是通过动作电位传导的,动作电位起源于细胞体或轴索末端并且沿着神经纤维传播。虽然神经和肌肉在解剖结构上有所不同,但两者细胞膜的生理学基础基本相同。在静息期,钾离子可以自由通过细胞膜,而钠离子则不能,当细胞膜受到电或其他刺激时,就进行一次去极化,此时,钠离子通道打开,钠离子通透性明显提高,钠离子的进入使细胞去极化,这种去极化又反过来促进钠离子流入,此时,无论刺激的性质是什么,只要钠离子去极化达到临界水平即阈值时,就会产生一个动作电位。在已经去极化的膜上,钾离子通透性将随之增加,而钠离子通透性则逐渐降低到静息电位水平,使动作电位突然下降到静息水平。此时,钾离子导电性暂时性增加,使膜超极化,随后再缓慢回到静息电位水平,完成一个复极化周期,这就形成了动作电位产生的生理基础。也就是说在神经干上要产生动作电位须有两步:一是由外在刺激引起的不断升级的阈下兴奋;二是由钠离子导电性增加引起的超阈兴奋。而静息跨膜电位中的一个局部阈下兴奋,在神经干的扩散过程中会因为距离的增加而很快消退,而阈水平刺激达到去极化后就会引起一个安全或无现象的动作电位。例如:当用一种弱电流刺激神经干时,阴极下负电核聚集于膜外,使得膜内相对为正性(即阴极去极化),在阳极下,负电核离开膜表面,使膜内相对为负性(即阳极超极化),当去极化达到$10\sim30$ mV时,就达到了动作电位发放的临界点,于是一个不受刺激种类和强度影响的动作电位就产生了。在轴索处产生动作电位后,它沿着神经轴索向两端扩散,在有髓神经纤维上,动作电位只在郎飞结之间跳跃式传播,而在无髓神经纤维上,则是持续缓慢向外扩散。

三、容积传导

无论神经传导或针电极肌电图,其记录电极所记录到的电位都是细胞内电位经过细胞外体液和周围组织传导而来的,这种传导方式叫容积传导。容积传导又根据其电位发生源和记录电极之间的距离远近分为近场电位和远场电位,神经传导和肌电图都记录的是近场电位。而近场电位通常只有当电位发生源和记录电极很近时才能记录到,并且越近,记录到电位波幅就越高。例如:运动神经传导检查中用表面电极在肌肉表面记录到的混合肌肉动作电位、感觉神经传导中用表面电极在距离神经很近处记录到的感觉神经电位和肌电图针电极在肌肉轻收缩时记录到的运动单位电位都属于近场电位。在神经电生理检查中,凡是向上的波均被称为负相波,向下的波均被称为正相波。当容积传导的这种近场电位接近、通过并且离开记录电极下时,就会产生一个典型的三相波(图 14-1),而多数感觉神经或混合神经电位都具有这种典型三相波,即先正相波,后负相波,最后又是正相波。早期的正相波代表着电位从刺激点到记录电极下的传导时间,不过,当记录电极非常接近电位发生源时,这种早期的正相波就会消失,这主要是由于两者之间距离太近,缺乏一个电位逐渐变化过程。当容积传导的这种近场电位位于记录电极下面时,就会出现一个典型的双相波,负相在先,正相在后,这也是常规运动神经传导中记录到的典型波形。

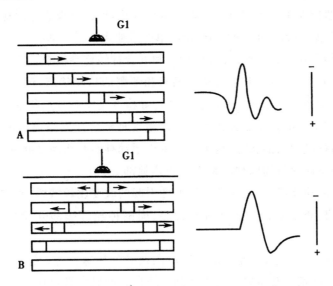

A. 近场电位接近、通过并且离开记录电极下时产生的三相波,见于感觉神经电位;B. 由于电位发生源离记录电极很近,起始正相波消失,形成一个先负后正双相波,见于运动神经传导中记录到的混合肌肉动作电位。

图 14-1 容积传导波形图

第二节　肌电图检查基本要求

神经肌肉检查是检查周围神经系统功能状态的主要手段,包括神经传导和针电极肌电图,是对周围神经系统病变诊断的两项最基本的神经电生理检查。由于全身有很多的肌肉和神经,而来做检查的患者的临床表现也各异,因此对于每一个来做检查的患者,没有一个固定的模式,而需要个体化。为了使检查结果更加准确和可靠,在检查前应该先进行病史收集和常规神经系统专科检查,取得初步诊断和鉴别诊断,以制订出对此患者有针对性的检查计划。神经电生理检查的范围主要是周围神经系统,包括周围神经系统的每一个环节,即原发性运动神经元如脊髓前角细胞,原发性感觉神经元如后根神经节、脊神经根、神经丛、周围神经、神经肌肉接头和肌肉本身。其检查的目的主要是确定神经和肌肉损害的部位、性质和范围,为神经和肌肉病变提供更多的有关损害的电生理损害类型、损害程度、病程和预后等方面的信息,从而使临床医生对周围神经系统疾病的诊断和治疗更有目的性。

神经肌肉检查主要有以下几种基本方法:①用表面电极或针电极记录在神经干受到刺激时神经或肌肉产生的电活动,也即神经传导速度检查。②通过针电极记录肌肉在放松时产生的自发电位,以及肌肉在主动收缩时运动单位电位变化,即针电极肌电图检查。③一些特殊检查,包括 H 反射、F 波、瞬目反射、重复电刺激、单纤维肌电图等。神经传导速度检查有三种基本类型:运动神经传导检查、感觉神经传导检查和混合神经传导检查。它们各自被用来评价从刺激点到记录点之间运动、感觉和混合神经轴索和髓鞘的功能状态,包括脊髓前角细胞、后根神经节及远端周围神经。感觉神经和混合神经传导检查是将刺激点和记录点都放在同一条神经的不同部位上,它记录的是感觉神经电位。而运动神经传导则是通过记录混合肌肉动作电位来间接评价运动神经的功能状态,这主要是由于运动神经和肌肉之间存在有神经肌肉接头。针电极肌电图检查不能评价周围神经系统中的感觉部分,但它和运动神经传导速度检查一起可以评价运动单位的功能状态,它对因轴索变性引起的改变比较敏感,而对脱髓鞘改变并不很敏感。而那些特殊检查主要是用来评价脑神经、周围神经近端部分和神经肌肉接头等部位病变。

无论是运动神经传导检查还是针电极肌电图及其他特殊检查,其最终的记录部位都在肌肉上,因此对肌肉选择都非常重要。而要找到一块良好的肌肉必须具备下列条件:①其解剖位置在体表比较好确定:如脚上的踇趾展肌。而有些肌肉如拇短展肌和小指展肌被夹在几块肌肉之间,其位置比较难确定,如果掌握不准确,就会扎到其他肌肉上,而当其被激活时,也会受到其他肌肉的影响,所以在检查时,要特别考虑到此因素。斜方肌虽然位置比较容易确定,但由于它比较大,表面电极仅能记录其被激活的某一部分,其结果重复性差。②位置比较表浅:一些位置很深的肌肉用表面电极记录时比较困难,需要用针电极来记录,所以通常选位置比较表浅的肌肉作为记录肌肉。③受单一神经支配,而且在其神经行程上很容易被电刺激而激活。

一、肌电图检查者的要求

一般来说到肌电图室做检查的患者大多数是由于下列原因:颈部和上肢痛,腰背和腿痛,手足麻木、疼痛,肢体麻木、无力,肌肉萎缩,或可疑单发性周围神经病如腕管综合征、肘管综合征和腓总神经损害;可疑周围神经病变如糖尿病等内科系统引起的周围神经损害;骨折或其他外伤后可疑神经损伤等。医生让患者来做肌电图有下列几种目的:第一种是临床诊断不能确定,需要肌电图来协助诊断,这种患者最多;第二种是医生要掌握神经损害类型和损害的程度,以协助诊断及查找病因,并了解其预后;第三种是观察治疗后神经和肌肉恢复情况;第四种是确定神经具体损害部位,以为手术或进一步影像学检查提供依据。而要达到上述目的,首先需要肌电图检查者非常准确、严格和规范的操作,以取得第一手资料。而要准确地取得这些资料,需要检查者一定要对神经和肌肉解剖生理全面了解,有丰富的神经电生理检查经验,并且要掌握神经和肌肉损害后出现的临床表现和推测可能出现的神经电生理异常,最后结合患者的临床表现,作出正确的诊断。

通常在进行检查以前,肌电图医生必须充分了解患者病史,然后进行有针对性的神经系统查体,尤其是对周围神经和肌肉进行检查,以对患者诊断有一个大概估计。在检查时,要注重根据患者主诉来重点检查,而不能对所有的患者都遵循某一特定模式,也就是说对某些患者检查一定要个体化,要计划出对患者应做哪些神经和肌肉检查,以期达到最后的目的。例如:对于表现为肢体无力的患者,一定要仔细检查其无力肌肉的分布范围,有没有伴随肌肉萎缩,反射异常和感觉异常,要先大概确定病变是局限在某个神经根上,还是某条周围神经上,还是和神经分布没有关系,然后再来决定肌电图所要检查的神经和肌肉。神经肌肉检查是一项实践性很强,技术要求很严格,并且和临床结合非常紧密的检查,其结果的准确性将直接影响到最后的诊断,而要保证结果准确的首要前提就是要严格、规范化的操作。其实,神经传导检查的技术操作并不很难,关键是需要检查者能认真地完成每一个检查步骤,及时判断和认真分析检查中出现的技术问题。其次,也要求检查者掌握相当程度的神经解剖知识,神经和肌肉检查和激活方法,以及熟悉神经损害后临床表现和拥有大量的诊断周围神经病经验,并能判断和处理检查中所遇到的各种问题。所有这些都必须要在大量的实践中才能获得。在神经传导检查时,技术因素将直接会影响到结论的准确性,要掌握如何排除技术因素带来的异常时,非常关键一点就是要做大量的检查,从大量的实践中掌握检查技巧、方法,掌握正常和异常波形辨认,以及出现的异常波形是否和临床相符合,检查者要学会辨认由技术因素而导致的异常情况。例如:如果运动神经传导检查发现混合肌肉动作电位波幅很低,则要判断是否是记录位置在肌肉放得不好,刺激量给得不够,还是刺激位置不当等因素造成,还要注意患者是否有比较严重的肌肉萎缩。如果排除了技术因素后,混合肌肉动作电位波幅还是很低,并且有导致波幅降低的因素存在,如所记录肌肉有明显萎缩时,其结果才被认为可靠,并且还要做肌电图来验证。如果在同一区域内临床检查完全正常,而电生理检查却明显异常时,则需要重新确定到底是临床检查有误,还是神经电生理检查有误,当出现这种可疑情况时,首先要考虑是否有技术方面的问题,因为技术问题通常可以导致神经传导速度异常或波形消失,也要看异常传导区域内是否也有临床检查异常。例如:当一个患者进行常规腓肠神经传导检查时,其波形消失,但患者却没有小腿后外侧感觉方面异常,此时,要注意可能是技术方面因素造成,如可能是记录电极位置不好、刺激电极位置不准确、刺激强度不够或机器本身因素引起,当所有的因素都排除后,还要对患者重新进行临床检查,以相互印证,提高检查准确性。

二、肌电图检查过程一般要求

神经电生理检查实验室里要求噪声低,光线暗,安静舒适,不要让患者产生恐惧感。房间要远离电源,肌电图机器电源插头最好用单一的,不要和其他机器插在一起。检查之前要给患者解释该检查的过程,目的,有无疼痛,需要患者做哪些配合。检查时,要求患者充分放松,最好躺下,充分暴露所检查的肢体,检查有些神经或肌肉时,要求患者采取特殊的体位。另外,检查时的室温和肢体温度是检查结果准确的一个首要前提,室温太低,会造成患者皮肤温度太低,测出结果不可靠,通常室温最好保持在28~30 ℃,而患者的肢体温度最好保持在32 ℃以上,如果温度太低,可用暖灯或热水浸泡肢体以升高皮肤温度。如果患者皮肤表面很脏,则首先要清洗皮肤以降低阻抗。在神经传导检查时,距离也是一个非常重要的因素,各个实验室应该有自己固定的距离,也可参照本书提供的作者实验室常用的距离。对于有条件的实验室,最好能够按照自己实验室的条件,即固定的机器、同样的室温、固定的测量距离,建立自己实验室正常参考值。运动神经传导检查,可用针或表面电极记录,而感觉神经传导检查,可用环状电极记录。针电极肌电图检查可用同芯针电极或单极针电极记录。通常,一根针经过严格消毒后可连续使用,但对于 HIV 或乙肝表面抗原阳性者应用一次性针。检查时,没有特定模式,通常根据患者主诉和医生诊断可检查某个单肢或双上肢或一侧肢体,必要时和对侧对比,或根据患者特殊情况来进行个体化检查。一般来说,每个患者都应该按常规做神经传导检查和针电极肌电图检查。但如果患者有凝血机制障碍或近期使用过抗凝药物,一般不做针电极肌电图检查。

三、肌电图报告书写方式

神经电生理检查报告直接将检查者和申请检查的医生联系在一起,肌电图检查结束后肌电图医生就要对患者的神经电生理检查结果做一全面而简明的报告。通常肌电图报告分为两部分:一部分是表格式,另一部分是叙述性。在表格式部分里,主要是将神经传导检查结果以数字形式按照不同的神经陈列出来,包括所检查神经的运动和感觉传导潜伏时,波幅和传导速度,F波潜伏时。另外也要将所检查肌肉反映在报告上,包括自发电位、肌肉动作电位时程、波幅、募集情况。接下来就是肌电图医生对检查结果的印象,即叙述性结论。随着神经电生理检查广泛应用,以及越来越多医生对这项检查的进一步认识,申请这项检查的医生已经不再仅仅局限于神经内科医生,而很多神经外科、骨科、内科、儿科医生也越来越依靠这项检查来协助诊断,然而,他们对检查结果的理解程度并非像神经内科医生那样了解得很清楚,这就需要检查者将报告写得简明易懂,并且要符合医生的要求,尽量要写出对临床有帮助性的结论,以达到医生让患者做此项检查的目的,为诊断提供更有力的佐证。例如:对广泛性周围神经病或肌病应该尽可能描述其病变的程度即轻度还是重度,病变性质即以脱髓鞘为主还是以轴索变性为主,病程是急性还是慢性,病变范围即感觉神经还是运动神经,近端肌肉还是远端肌肉,是否对称。对于局限性或外伤性周围神经损害要尽量写出具体的神经损害部位,电生理类型,病程,有无再生电位。如果需要再复查,则也要在报告中写明大约多久后需要复查。对有些临床医生希望排除的诊断应该尽量进一步查找原因,如有些患者手麻木来做肌电图,医生的目的是要排除腕管综合征,神经传导检查结果显示没有腕管综合征,此时,除了在病史方面询问患者是否有颈肩部不适和疼痛外,还可以再检查几块肌肉以确定患者是否有颈部神经根病变,这样的肌电图结果将会给临床医生带来意想不到的帮助,也确实达到了做肌电图的目的。对于临床上怀疑患者是某个单神经损害,但检查结果却正常时,应写成:未发现某神经损害的神经电生理证据。如果发现了周围神经有损害,要对神经损害的程度、病程、性质做比较详细的描述,而那种仅报告是神经源性损害还是肌源性损害的结果,对临床帮助并不大。由于电生理检查很敏感,有时很轻的或亚临床异常就可以表现在神经传导或肌电图上,也就是说其正常变化范围比较大,而且又受很多生理因素如年龄、温度、身高等的影响,所以当在临床查体正常的患者身上出现神经电生理异常时,要看是否有这些生理因素的影响,并要结合临床检查和病史来作出判断。对临床上轻微异常尤其是足部肌肉异常不必过分强调,以误导临床医生。总之,肌电图检查应该尽可能有目的性,结果也应该尽可能为临床医生提供更多的帮助。假如由于患者不能很好合作或患者不能耐受这项检查,而导致肌电图结果不满意,也需要在报告中说明。

第三节　神经传导速度测定基本方法

一、运动神经传导

运动神经传导研究的是运动单位的功能和整合性。通过对运动传导的研究可以评价运动神经轴索、神经和肌肉接头及肌肉的功能状态,并为进一步针电极肌电图检查提供准确的信息。其原理是通过对神经干上远、近两点超强刺激后,在该神经所支配的远端肌肉上可以记录到诱发出的混合肌肉动作电位,又通过对此动作电位波幅、潜伏时和时程分析,来判断运动神经的传导功能。和感觉神经不一样,运动神经到终末支时就已经形成了很细小的分支,而这些细小运动终末分支最终是通过神经肌肉接头来支配单个肌纤维。通常大多数神经肌肉接头是集中在肌腹上,这个区域又叫运动点或终板区,有些肌肉可能会有几个运动点。一般用皮肤表面电极就可以清楚记录到混合肌肉动作电位,但如果肌肉萎缩很明显,就需要用针电极来记录。

(一)刺激电极

1. 刺激电极位置

刺激电极可以用表面刺激器(图 14-2),也可以用针电极。通常由负、正两极组成,两极相距 2～3 cm。刺激神经干时,应将两极都放在神经干上,并使负极更接近所要刺激神经的记录电极,以免正极阻滞神经冲动传导。用针电极刺激时,可以将一根针电极刺入皮下,接近要刺激神经的记录电极做阴极,另一根针则刺入附近的皮下做阳极。测量刺激点到记录点距离时,应测量阴极到刺激点间距离。

2. 刺激强度和时程

刺激输出一般为方波脉冲,时程不等,大约为 0.05～1.0 ms。刺激强度和时程可根据神经的状况来变化,对于正常健康神经,刺激时程一般用 0.1 ms,电压为 100～400 mV,或电流为 25～100 mA。但在测定有病变神经时,由于其兴奋性下降,则需要增加刺激强度和时程。神经位置比较深时,也需要增加刺激强度和时程。对运动神经传导检查所用的刺激强度和时程要比感觉神经大。刺激强度大小和所得到的动作电位波幅大小有关,随着刺激强度增加,所兴奋的轴索数量也越来越多,诱发出的电位波幅也不断增加,但当刺激强度增加到一定程度,所诱发出的电位波幅不再增加时,再将刺激强度增加 20%,此时的刺激即为超强刺激,此时,神经干内所有的轴索都被兴奋。无论是运动神经检查还是感觉神经检查,均需要用超强刺激以取得最大的波幅,从而确保全部神经干内轴索都被兴奋。这种最大刺激强度在每个个体之间有很大的差异,而且在同一个人的不同神经上也有差异。

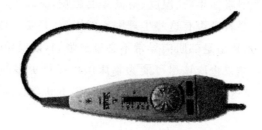

图 14-2　刺激器

3. 刺激伪迹

存在刺激伪迹,说明神经已经受到了刺激,但在神经传导研究中,经常会遇到刺激伪迹过大,导致动作电位波形起始点不准确。一般来说良好的刺激器可以减少过大的刺激伪迹。刺激电极和记录电极距离过近或记录电极和参考电极之间距离过大,都会造成刺激伪迹过大。皮肤表面有汗或不干净可导致阻抗过大,产生比较大的刺激伪迹,所以在放电极以前,应该用酒精或电极膏擦干净刺激部位皮肤,以减少刺激伪迹。另外,在检查时,最好将地线放在刺激电极和记录电极之间,或用和皮肤接触面积比较大的地线,这样可以减小刺激伪迹,也可以通过旋转刺激器阳极在神经干上的位置,以减少过大的刺激伪迹。

(二)记录电极

1. 类型

多数记录电极用的都是表面电极(图 14-3),而这种表面电极可以是银或不锈钢,直径最好在 5~10 mm。表面电极具有方便和无痛的优点,但当所记录肌肉位置很深或肌肉萎缩明显时,就应该用针电极记录。对于运动神经传导来说,记录电极多用表面电极。

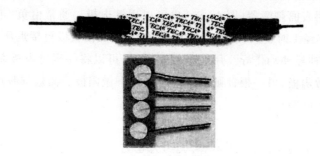

图 14-3　表面电极

2. 位置

记录电极通常有两个,一个是记录活动电极,一个是记录参考电极,以下为了描述方便,通常将记录活动电极叫作记录电极,记录参考电极叫作参考电极。

(1)记录电极:通常放在所要记录的肌肉或神经上。当在神经干上刺激运动轴索时,在这个神经所支配肌肉上就可以诱发出一个混合肌肉动作电位,也叫 M 波。正常的混合肌肉动作电位,其起始波为负相(向上的波),要记录到这种起始为负相的波,就需要记录电极位置一定要准确,也就是一定要放在运动点或终板区即肌肉肌腹上,如果位置不合适,则混合肌肉动作电位前可有一小正相波。为了使记录位置能够准确,可让患者做激活肌肉的动作,此时,肌腹最明显处,即记录电极位置,需要注意的是,当肌肉有明显萎缩时,患者无力做激活该肌肉的动作时,则需要根据混合肌肉动作电位波形来判断其位置是否准确,这就需要检查者要熟知刺激不同神经时,所得到的正常混合肌肉动作电位的波形。

(2)参考电极:通常放在肌肉肌腱上,和记录电极间距离大约 3~4 cm。

(三)地线

地线通常放在刺激电极和记录电极之间,以减少刺激伪迹。

(四)检查方法

运动神经传导在技术操作上比感觉神经传导要容易,它的波幅大约为几个毫伏,较少受到其他因素干扰,一般不用平均技术,通常所用的灵敏度是每格 2~5 mV,扫描速度上肢为每格 2 ms,下肢为每格 5 ms。将记录电极放在所要测定神经所支配肌肉肌腹上,参考电极放在该肌肉远端肌腱上,用阴阳极相隔 2 cm 的刺激器,将阴极置于神经远端,阳极在近端,刺激时程为 0.1 ms,从低强度开始刺激,然后逐渐加大刺激强度以诱发出负相起始的肌肉动作电位,当达到超强刺激时,所得到的混合肌肉动作电位即为我们所需要的。用上述方法分别在神经干远、近端不同点给予刺激,分别记录远、近端诱发出的肌肉动作电位波幅、潜伏时、时程,再测量各刺激点之间的距离,求出运动神经传导速度。

(五)混合肌肉动作电位指标

1. 潜伏时

潜伏时是指从刺激伪迹开始到肌肉动作电位负相波(向上的波)偏离基线起点之间的时间(图 14-4)。潜伏时通常用毫秒(ms)来表示,它反映了神经轴索中快传导纤维到达肌肉的时间。潜伏时代表了三个独立的时间过程:其一为冲动在神经干上传导的时间;其二为神经和肌肉接头之间的传递时间;其三为冲动在肌纤维上传导的时间。通常把远端刺激点到引起混合肌肉动作电位之间的时间称为末端潜伏时,它在临床上对脱髓鞘病的判断非常重要。

2. 波幅

波幅是指从基线到负相波波峰间的距离,有时也可用峰-峰值即从负向峰到其后正向波波峰之间的距离,通常前者测出的波幅比较准确(图 14-4),波幅一般用毫伏来表示。波幅反映了参与混合神经肌肉动作电位的肌纤维数量。正常情况下,对于运动神经传导来说,当远、近端分别刺激时,得到肌肉动作电位的形状几乎是一样的,但仔细测量后会发现近端比远端肌肉动作电位时程稍微有点延长,面积和波幅稍有点减小。当肌肉萎缩明显时或轴索丢失时会出现波幅减低,但有些低波幅也和脱髓鞘引起的传导阻滞,以及神经肌肉接头病变和肌源性损害有关。当远、近端刺激时,肌肉动作电位波幅下降超过了 50% 时,即说明此两点之间有神经传导阻滞。

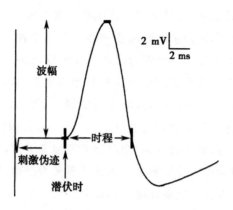

图 14-4　混合肌肉动作电位图

3. 面积

目前很多肌电图机器都可以自动测出肌肉动作电位的面积,它是指从基线开始到负相波区域内的面积,它同样反映了参与肌肉动作电位的肌纤维数量。尤其在近端和远端不同部位刺激时面积明显减少,可以反映出近、远端神经之间有传导阻滞或局部脱髓鞘。

4. 时程

时程通常是指从肌肉动作电位偏离基线开始到再次回到基线这段时间(图 14-4)。它反映了每个单个肌纤维能否在同一时间内几乎同时放电。脱髓鞘病变时,由于神经干内每个神经纤维传导速度不一样,导致每个肌纤维不能在同一时间内被兴奋,就会出现时程延长。

5. 传导速度

神经传导速度反映的是神经干中快和粗的神经纤维的生理状态,它等于距离/时间。感觉神经传导速度可以由刺激点到记录点之间的距离和潜伏时计算出来,这是因为它没有神经和肌肉接头参与,而运动神经传导则不行,因为它包括了:①末端神经轴索到神经和肌肉接头处的传导时间。②神经肌肉接头之间传导时间。③肌肉本身去极化的时间。因此,在计算真正的运动神经传导速度时,不应该包括神经和肌肉之间传导时间和肌肉本身去极化时间,可以采用近端和远端两点刺激法,这样就排除了神经和肌肉之间的影响因素,而唯一不同的就是潜伏时,当用近端潜伏时减去远端潜伏时,再测出两个刺激点之间距离,就可以算出神经传导速度,但应该注意两点之间距离最好不要小于 10 cm。公式为:近、远端刺激点间距离/近、远端潜伏时差,用"m/s"来表示。传导速度和潜伏时反映的是轴索中快传导纤维,而参与混合肌肉动作电位的面积和波幅里的慢传导纤维并没有反映在传导速度和潜伏时里。通常远近端刺激时,所得到的肌肉动作电位形状、波幅、时程、面积应该大致一样,或近端比远端稍微小一点,但绝不会超过 50%。脱髓鞘病变时,会出现传导速度明显减慢,而轴索损害很严重时,也可以出现传导速度减慢。

(六)临床应用

运动神经传导是通过研究混合肌肉动作电位来评价周围神经的功能状态,神经传导速度反映的是神经干中快和直径粗的神经纤维的功能状态,对临床诊断起着举足轻重的作用。首先它可以确定是哪些神经受损,以及受损神经的病理生理类型是以脱髓鞘为主还是以轴索损害为主,为诊断和治疗提供依据。通常脱髓鞘病变的典型运动传导改变为末端潜伏明显延长,神经传导阻滞和神经传导速度减慢,尤其是当运动神经传导速度非常明显减慢时,提示可能有遗传性周围神经病存在。而轴索病变时则表现为肌肉动作电位波幅明显降低,末端潜伏时正常或稍微延长,当损害很严重时,才会出现神经传导速度减慢。另外,对有些神经病变在其临床表现尚未明显出现之前即可以发现其亚临床改变,如遗传性周围神经病,糖尿病早期神经病变等。对那些由于缺血、嵌压引起的周围神经局部损害,可以通过运动神经传导检查寻找局部节段性脱髓鞘来明确损害部位。此外,它还可以鉴别运动系统病变是由周围神经病变、神经肌肉接头病变还是肌肉本身病变所引起,为临床治疗提供依据。

(七)运动神经传导检查注意点

运动神经传导检查的结果准确与否和检查者是否严格的规范化操作高度相关。每条神经的末端潜伏时的测量都是基于某一固定的距离,每一实验室都应该在自己实验室特定的条件下(包括距离、肢体温度、测量方法、仪器类型)做出自己实验室的正常值。除此以外,还应该注意以下技术方面的问题:

(1)记录电极位置一定要准确地放在肌腹上,否则会导致动作电位波幅过低,所以在检查时,经常要调整记录电极的位置,以取得最大的负相波(图14-5A)。当肌肉萎缩明显时,可用针电极记录。

(2)观察肌肉动作电位波形时,其起始波一定是负相波,即波形是以向上起始的,说明记录电极位置放得准确就在肌腹上,否则,就会在动作电位的主波前出现一小正相波(图14-5B)。

(3)一定要用超强刺激,以取得最大波幅的肌肉动作电位。但也要注意刺激强度过强,就会影响到邻近神经,而通过容积传导效应记录到别的肌肉的动作电位,使得肌肉动作电位之前有一小正相波(图14-5C)。

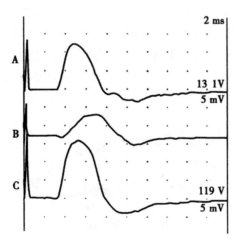

A.为记录电极正好放在运动终板即肌腹上,所得到的波形其起始为负相波;B.为记录电极没有放在运动终板上,所得到的负相波形前有一小的正相波;C.记录电极位置虽然在运动终板上,但刺激强度太大,并影响到了邻居的神经,导致所得到的负相波形前也有一小正相波。

图14-5　记录电极位置对动作电位波形影响因素图

(4)当发现有神经传导阻滞时,一定要排除技术因素如近端刺激量不够,远端刺激过强或距离测量不准确等。

二、感觉神经传导

运动神经传导反映了冲动经过神经、神经肌肉接头和肌纤维本身的传导过程，和运动神经传导相比，感觉神经传导只反映了冲动在神经干上的传导过程，它研究的是后根神经节和其后周围神经的功能状态。

(一)检查方法

对于感觉神经来说，电位是通过刺激一端感觉神经，冲动沿着神经干传导，在感觉神经的另一端记录这种冲动，此种形式产生的电位叫作感觉神经电位。通常用环状电极(图 14-6)来测定。同运动神经传导速度不同，由于没有神经肌肉接头的影响。所以，感觉神经传导速度可以直接由刺激点到记录点之间距离和潜伏时来计算。由于感觉神经电位波幅通常很小，多为5～50 μV，所以在测定感觉神经传导速度时，技术方面要求很严格，通常灵敏度应为每格10～20 μV，记录电极和参考电极应放在神经干的走行上，两点间距离 2～3 cm，记录电极靠近刺激器，地线放在记录电极和刺激电极之间。测定方法有两种，即顺向记录法和反向记录法。顺向记录法指的是刺激手指或足趾末梢神经，在近端顺向收集其感觉神经电位，其典型波形是起始波为正相的三相波。而反向记录法指的是刺激神经干，反向性在手指或足趾上收集其感觉神经电位，其起始正相波消失。由于感觉神经兴奋阈值低而且传导快，比运动神经传导快5%～10%，所以在刺激感觉神经时刺激量通常比较小，而且由于感觉神经电位波幅通常很小，尤其当起始点不清楚时，需要采用平均技术。一般来说，反向法记录的波形大而清晰，比较常用，尤其对那些病理状态下感觉神经电位本身就很小的神经更为适用，作者实验室采用的是反向法。但反向记录法也有其缺点，由于整个神经干都被刺激，其中也包括了运动纤维，加上容积传导的作用，通常在感觉神经电位后伴随有肌肉动作电位，正常情况下，鉴别两者并不困难，因为肌肉动作电位总是在感觉神经电位后面出现，但如果感觉神经电位潜伏时延长，就很容易将两者混淆，此时，也可以用时程来判断，一般来说，感觉神经电位时程比肌肉动作电位时程要短，为了避免出现肌肉动作电位，通常刺激量不要太大，以防止出现肌肉抽动。另外，当检查手指感觉神经电位时，可用纱布夹在所检查手指旁以使其和其旁边手指分开，减少手指运动带来的伪迹。

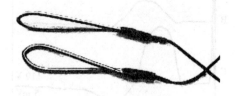

图 14-6　环状电极

(二)感觉神经电位指标

1. 潜伏时

潜伏时分起始潜伏时和峰潜伏时(图 14-7)。起始潜伏时是指从刺激伪迹处开始到电位偏离基线之间的时间，它代表了神经传导从刺激点到记录电极之间的传导时间。其波形可以是负相波起始，也可以是正相波起始，这取决于所采用的是反向法还是顺向法。峰潜伏时是指从刺激伪迹开始到负相波峰顶的时间。峰潜伏时测量比较准确，而起始潜伏时测量时，当起始点不清楚时,就会造成误差,而这些情况在测量峰潜伏时可以避免,不过要注意峰潜伏时不能用来计算传导速度,一般实验室多采用起始潜伏时。

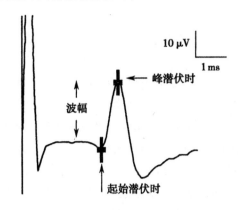

图 14-7　感觉神经电位图

2. 波幅和时程

波幅是指从基线到负相波波峰之间的距离,有时也用波峰之间的距离,根据我们的经验,采用前者测量比较准确,但起始点一定要清楚,而后者测量时,往往由于刺激量过强,导致运动传导动作电位加入正相波波峰里,造成其波幅很高,产生假象。波幅反映的是去极化感觉纤维的数量。与运动神经传导所记录到的波幅不一样,感觉神经传导在神经干上不同部位所记录到的感觉神经电位波幅差异很大,近端刺激时所得到的感觉神经电位波幅和面积明显减小,时程明显延长,这主要是由于在一条神经里含有了很多传导速度不同的纤维,对于每一次阈刺激,每个感觉神经纤维都能产生一个神经电位,这些单个神经电位的总和就产生了这条神经的电位。而在正常时,每个单个神经纤维并不是同步产生电位,随着刺激点和记录点之间距离逐渐增加,再加上所记录到电位位相相互抵消作用,导致在越来越长距离的传导过程中其电位波形越来越离散,即使是正常人在近端刺激时,其感觉神经电位波幅也很小,这就是为什么在神经传导检查时,不用感觉神经电位来判断是否有传导阻滞或轴索损害的原因。所以,在实际检查中,通常只用远端刺激来记录感觉神经电位。波幅大小也和刺激强度有关,随着刺激强度增加,波幅也增加,但到一定程度时,波幅即不再增加,另外,优势侧手感觉神经电位波幅度比非优势侧大。由于上述各种因素,使得感觉神经电位波幅变化范围很大,在检查时,要考虑到这些因素,并且和对侧对比。如在后根神经节后病变,如果损害比较轻时,感觉神经电位波幅减小的比较小,但仍在正常范围内,此时一定要和对侧比较,如果下降超过对侧50%,则认为异常。感觉神经电位时程和运动电位时程一样,通常指从起点开始到第一次回到基线之间的时间,它比运动传导动作电位时程要短。

3. 传导速度

运动神经传导速度测定需要两个不同点刺激,而感觉神经传导速度测定只需要一个刺激点,用刺激点到记录点之间距离/起始潜伏时即可得出传导速度。感觉神经传导速度反映了快传导、有髓鞘感觉神经纤维传导速度,它的传导速度比运动神经纤维传导速度要快,并且其变化范围也比运动神经传导要大。

(三)临床应用

对周围神经系统功能状态评价,除了运动神经外,感觉神经也非常重要,而感觉神经传导测定是检查感觉神经的最基本手段,具有以下优点。

(1)可以发现那些仅影响感觉神经而不影响运动神经的疾病,如股外侧皮神经炎,桡浅神经病和纯感觉性多发性神经病。

(2)对于早期比较轻微的远端轴索损害或轻度混合神经损害,感觉神经电位异常可能是神经电生理检查的唯一发现,也就是说运动神经传导尚在正常范围内时,感觉神经电位却已经出现了异常,包括波幅降低或传导速度减慢,如早期由于局部脱髓鞘损害而导致的腕管综合征等。

(3)对鉴别后根神经节前损害疾病(神经根病)和节后损害疾病(神经丛及其后周围神经损害)非常重要。周围感觉纤维来源于后根神经节,节内含有双极细胞,它位于脊髓外,椎间孔附近,它的中枢支形成了感觉神经根,而周围支形成了周围感觉神经。感觉神经电位的形成依赖于后根神经节内细胞体和周围感觉支的完好无损,任何神经根损害,即使很严重,由于它位于后根神经节近端,所以它仅影响中枢支,而后根神经节内细胞体和周围感觉支则完好无损,感觉神经电位仍然正常。所以,后根神经节近端任何部位包括神经根、脊髓以及脊髓以上部位损害均不影响感觉神经电位,而如果后根神经节以下及其远端周围神经任何部位损害均会产生异常感觉神经电位。也就是说节后病变时,感觉神经电位通常为异常,而节前病变时,感觉神经电位正常。

(4)由于感觉神经纤维没有参与运动单位,所以可以用来鉴别由于周围神经病、神经肌肉接头病变及肌肉本身病变而导致的广泛性损害,而后两者感觉神经电位正常。

尽管感觉神经传导在确定某些病变中起着很重要的作用,但它在应用上仍具有一定的局限性:首先,感觉神经传导异常在临床上比运动神经传导异常更难解释,因为它很敏感,容易受到各种生理和物理因素的影响,所以要结合具体情况具体分析。其次,同运动神经传导相比,各肌电图室之间感觉神经检查标准不全一致,其差异主要在于用顺向法还是反向法记录、刺激和记录电极之间距离是固定还是可变、潜伏时测量是以起始点计算还是以峰点计算、波幅测量是从基线到峰点还是从峰到峰。由于上述原因,建议各个肌电图室应该建立自己实验室的正常参考值。

(四)感觉神经检查注意点

(1)首先在技术上它比运动神经传导检查要求更高,检查更困难。因为,运动神经干在受到刺激后其最终的作用点是在肌肉上,即记录的是混合肌肉产生的动作电位,每个单独肌纤维产生的肌肉动作电位总和形成混合肌肉动作电位,其波幅大,用毫伏来计算。相反,感觉神经受到刺激后,最终的作用点在感觉神经上,即记录感觉神经电位,此电位很小,要用微伏来计算,所以感觉神经传导比运动神经传导需要更高条件放大器,在检查时,刺激伪迹和背景噪声比运动神经传导要大得多,通常需要用平均技术。当一侧波幅在正常范围的低限时,应该和对侧比较。

(2)感觉神经检查很敏感,局部皮肤不干净或患者不能完全放松,都可导致基线不稳,很难拿到波形,所以在检查之前,要清洁患者局部皮肤,让患者完全放松。另外,可使用和皮肤接触表面积比较大的地线,以减少刺激伪迹和背景噪声。

(3)感觉神经兴奋阈值低,所以在检查时,刺激量不要太大。

(4)由于各种生理上变化如肢体水肿,局部皮肤增厚,肥胖和年龄等因素,感觉神经电位有时很难拿到,所以在诊断时,要将这些因素考虑在内。

(5)任何年龄段时当单侧感觉神经电位消失,则认为是异常,但对于60岁以上者,双侧腓浅神经和腓肠神经感觉电位消失,均不能认为是异常,而要结合患者临床上的具体情况。

三、几种重要的异常神经传导类型

在做针电极肌电图之前,通过神经传导检查大致上可对神经病变类型、范围有一个初步的了解。神经源性损害主要分为以轴索损害为主和以髓鞘损害为主两种。轴索损害比较多见,多由毒素、代谢及遗传因素导致轴索代谢机制障碍而引起。髓鞘脱失相对较少,多见于压迫性或嵌压性神经病,有些可以是遗传性,如腓骨肌萎缩症,还有一些是免疫反应对髓鞘攻击所引起,如吉兰-巴雷综合征。而神经根或其以上病变时神经传导速度正常。

(一)轴索损害

和正常运动神经传导(图14-8A)相比,轴索损害最重要的异常就是波幅明显降低,主要是运动神经传导肌肉动作电位波幅降低,而传导速度和末端潜伏时则正常(图14-8B),但在很严重轴索损害时,其传导速度可以轻度减慢,但不低于正常值下限75%,末端潜伏时可以轻度延长,但不超过正常值上限130%。其实,在每个神经干中包含很多其轴索直径和传导速度不同的有髓鞘纤维,例如:对于正中神经来说,其直径最大而且传导速度最快的有髓纤维传导速度可达到65 m/s,而最慢传导纤维传导速度可能只有35 m/s,而大多数纤维传导速度是介于两者之间,而我们常规神经传导检查所测的传导速度和潜伏时主要指的是快传导纤维,而肌肉动作电位波幅和面积则与神经干中所有轴索数量有关,这就导致了当轴索丢失时,肌肉动作电位波幅和面积明显下降,而传导速度和末端潜伏时则改变不明显,只有当大多数轴索丢失,仅留一点正常范围内传导速度较慢的纤维时,则除了出现波幅明显减低,还会出现传导速度减慢和末端潜伏时延长,但其程度绝不会明显减慢和延长。

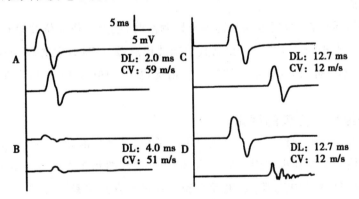

A. 正常神经传导类型,即末端潜伏时和神经传导速度均正常;B. 轴索变性:远、近端刺激肌肉动作电位波幅明显减低,传导速度正常或轻度减慢,末端潜伏时正常或轻度延长;C. 髓鞘脱失:末端潜伏时明显延长,传导速度明显减慢,但远、近端刺激肌肉动作电位波幅没有明显改变;D. 髓鞘脱失伴传导阻滞和波形离散:除了末端潜伏时明显延长和传导速度明显减慢外,另一个明显改变是近端刺激时,肌肉动作电位波幅明显下降大于50%,并且波形离散。

图14-8　神经传导异常类型图

(二)髓鞘脱失

髓鞘是神经传导的基本物质,髓鞘脱失,就会出现神经传导减慢,波形离散或传导阻滞(图

14-8C、D,图14-9)。神经传导检查主要表现为明显的传导速度减慢,末端潜伏时延长和传导阻滞,但一般不伴有混合肌肉动作电位和感觉神经电位波幅改变,而这种异常即使在很严重的轴索损害时也不会出现。任何运动、感觉或混合神经传导速度在上肢小于 35 m/s,下肢小于 30 m/s 时,均被认为是由于髓鞘脱失而引起,但有一种情况例外,就是在轴索损伤后出现神经再生时传导速度可以很慢。

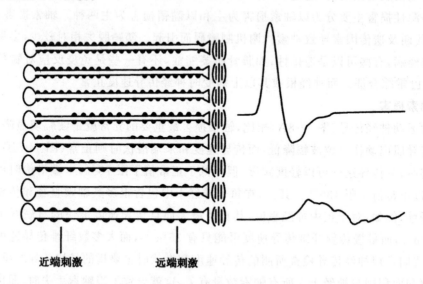

近端刺激　　　　　远端刺激

在获得性脱髓鞘改变中,由于髓鞘脱失多是节段性和斑片状,所以当在近端刺激时,肌肉动作电位波幅明显降低,波形离散,表现为神经传导阻滞。

图 14-9　神经传导阻滞图

(三)传导阻滞

在运动神经传导检查时,当近端和远端分别刺激时,肌肉动作电位波幅和面积于近端刺激时比远端刺激下降大于 50%,并且近端刺激出现波形离散,此种现象被称为神经传导阻滞,此外,传导阻滞部位不一样时,动作电位波幅改变情况也不一样(图 14-10),将在后面章节中详细叙述到。

四、影响神经传导检查的因素

神经传导检查是肌电图检查的一个重要组成部分,其结果准确性将直接影响最后的诊断,而神经传导速度检查又受到很多因素的影响,包括生理性的和非生理性。生理性包括温度、年龄、身高等。非生理性包括电极阻抗、电噪声和一些技术方面因素。

(一)生理因素

1. 温度

温度是一个非常重要的因素,是神经传导检查准确与否的重要前提,传导速度,末端潜伏时,波形都会受到温度的影响而变化。由于温度降低时,大的有髓鞘纤维的传导速度比小的有髓鞘纤维传导速度减慢得明显,而常规神经传导速度主要测的是大的有髓鞘纤维,所以当温度降低时,就会出现传导速度减慢,大约是每降低 1 ℃,传导速度减慢 1.5~2.5 m/s,所以在神经传导速度检查时,为确保检查结果可靠,一定要保持皮肤温度在 32 ℃ 或以上。

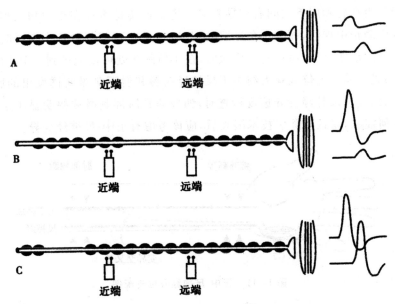

A. 传导阻滞部位在远端刺激点和肌肉之间时,动作电位波幅不论在近端或远端刺激均减低;B. 传导阻滞部位在远、近刺激点之间时,则远端刺激动作电位波幅正常,而近端刺激时其波幅明显降低;C. 传导阻滞部位在近端刺激点更近端时,由于损害部位远端传导功能尚保存,所以无论近端刺激还是远端刺激,其动作电位波幅均正常,但反映近端功能的 F 波将会异常。

图 14-10　神经传导阻滞部位对动作电位波幅影响图

2. 年龄

婴幼儿期由于髓鞘发育还不完善,导致婴幼儿传导速度很慢,仅为成人的 50%,3~5 岁时由于髓鞘发育成熟,传导速度也迅速增加,到成人时,传导速度将随年龄增大而略微减慢。年龄增大,波幅也会受到影响,尤其对 60 岁以上的人,腓浅神经感觉神经电位波幅将减小,有的人甚至很难拿到。所以,对于老年人,下肢出现很低或没有诱发出感觉神经电位时,要结合临床谨慎做出诊断。

3. 身高

身高越高的人传导速度相对越慢,肢体越长,传导速度相对也慢,所以下肢传导速度通常比上肢慢。

4. 远端、近端比较

同身高变化一样,肢体远端和近端传导速度不一样,近端传导速度比远端要快。

5. 异位支配

(1)正中-尺神经变异:是上肢最常见的生理变异,可单侧或双侧,这种变异只出现在运动纤维,而感觉纤维没有变异。主要为部分正中神经纤维交叉去支配了尺神经所支配的肌肉,最常见是支配小指展肌,而这种交叉多出现在前臂中部(图 14-11),又叫马丁-格鲁伯(Martin-Gruber)吻合。当检测尺神经运动传导时,在小指展肌记录,腕和肘下刺激时,会出现在肘下部刺激时动作电位波幅度明显低于在腕部刺激,这是因为在腕部刺激时,同时激活了尺神经的纤维和从正中神经交叉过来支配尺神经肌肉的纤维,而肘下部刺激只激活了尺神经本身的纤维。在神经检查遇到这种情况时,应该排除是否有尺神经在腕部超强刺激,或肘下部刺激强度不够及尺神经是否在腕和肘下之间有传导阻滞。为了证实是否存在正中和尺神经变异,可以在腕部和肘部刺激正中神经,而在小鱼际肌处记录,如果在腕部刺激正中神经时,在小鱼际肌处记录不到肌肉的动作电位,而在肘部刺激时,在小鱼际肌处可以记录到一个小的肌肉动作电位,而这个小的肌肉动作电位波幅大约等于尺神经在腕和肘下刺激所诱发出的肌肉动作电位波幅差(图 14-12)。在尺神经传导速度检查时,如果遇到肘部刺激波幅明显小于腕部刺激时,患者又没有任何症状,而且排除了技术因素后,应该考虑有正中-尺神经变异。

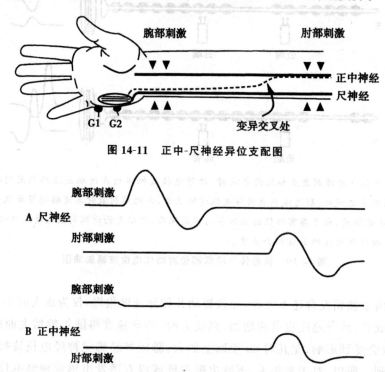

图 14-11　正中-尺神经异位支配图

A. 分别在腕和肘下刺激尺神经,在小指展肌上记录,在肘下部刺激时动作电位波幅明显低于在腕部刺激;B. 分别在腕和肘部刺激正中神经,在小指展肌上记录,在腕部刺激时,在小鱼际肌处记录不到肌肉动作电位,而在肘部刺激时,在小鱼际肌处可以记录到一个小的肌肉动作电位,而这个小的肌肉动作电位波幅大约等于尺神经在腕和肘下刺激所诱发出的肌肉动作电位波幅差。

图 14-12　正中-尺神经异位支配神经传导示意图

（2）腓总神经变异:是下肢最常见的生理变异,即出现一个副腓总神经。通常趾短伸肌是由腓深神经支配,当发生变异时,则趾短伸肌内侧部分是由腓深神经支配,而外侧部分却是由从腓浅神经发出的副腓总神经支配(图 14-13)。在常规腓总神经运动传导检查时,在趾短伸肌记录,如果有变异存在,则会出现在腓骨小头下刺激时其动作电位波幅比在踝部刺激时要高的情况,但此时要排除踝部刺激量不够或在腓骨小头下超强刺激所致的因素。而在外踝下刺激,在趾短伸肌记录时,会诱发出一个小的肌肉动作电位,而这个电位的波幅大约是在踝和腓骨小头下刺激所诱发出的肌肉动作电位的波幅差(图 14-14)。

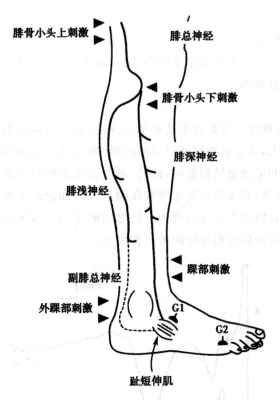

图 14-13　腓总神经和副腓总神经解剖变异图

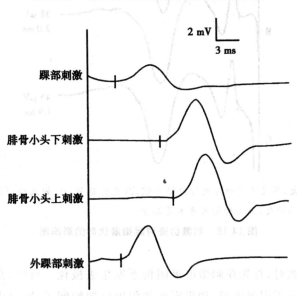

图 14-14　腓总神经变异神经传导示意图

在常规腓总神经传导检查时,在趾短展肌记录,腓骨小头下刺激波幅比在踝部刺激时要高,而在外踝下刺激,在趾短展肌记录时,诱发出一个小的肌肉动作电位,而这个电位波幅大约是在踝和腓骨小头下刺激所诱发出的肌肉动作电位波幅差。

(二)非生理因素

1. 电极阻抗和电干扰

电极阻抗和电干扰中,最常见就是交流电干扰,通常多由于实验室旁边一些其他的电设备,如电扇、加热器、计算机等。

2. 刺激伪迹

正常的刺激伪迹在神经传导检查中是必不可少的,它可以确定刺激开始时间和测量潜伏时,但如果刺激伪迹过大,就会影响到所记录的波形(图 14-15),这种情况多见于感觉神经传导测定,尤其是刺激电极和记录电极很近时,此时,就会造成潜伏时和波幅测量不准确。下面几种方法可以减少刺激伪迹:首先应该把地线放在刺激电极和记录电极之间;其次,仔细擦干净皮肤,必要时涂抹电极膏以减少记录电极和皮肤之间阻抗;最后,增加刺激电极和记录电极之间距离,以及旋转刺激电极阳极而保持阴极位置不变。

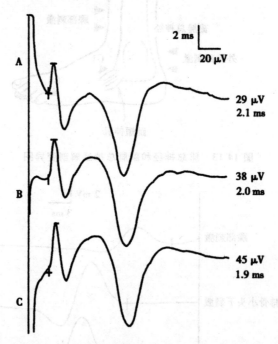

A. 负向刺激伪迹过大,导致感觉神经电位波幅降低,潜伏时延长;B. 刺激伪迹适中;C. 正向刺激伪迹过大,导致感觉神经电位波幅增大,潜伏时起始点不易测量。

图 14-15　刺激伪迹对起始潜伏时的影响图

3. 阴极位置

当神经干受到刺激时,首先在刺激电极阴极下发生去极化。所以,在神经传导检查时,一定要将刺激电极阴极靠近记录电极,如果阴极和阳极位置颠倒了,则会出现传导阻滞,造成感觉或运动神经电位变小或消失,末端潜伏时也会延长。在测量距离时,一定要测量刺激阴极和记录电极之间的距离。

4. 刺激强度

神经干在低强度刺激时,只有部分纤维被兴奋,而当刺激强度增大,达到超强刺激时才能使神经干内所有的纤维兴奋,随着被兴奋的神经纤维数量增多,电位波幅也随着增大,所以在检查时应该逐渐增加刺激强度,直到电位波幅不再增大时,再将刺激强度增加 20％为止,以确保达到超强刺激,同时要求在神经干上每一刺激点刺激强度都要达到超强刺激,否则,会造成传导速度测量不准确。如果没有达到超强刺激,即刺激强度不够,就会出现电位波幅减低,易误认为轴索损害。如果远端达到了超强刺激,而近端却没有,就会造成传导阻滞假象,相反,则会误认为有神经支配变异情况出现。

5. 相邻神经的刺激干扰

超强刺激很重要,但超强刺激也会影响到邻近神经,尤其在病理状态下,神经需要很大的刺激才能兴奋,而很强刺激会使邻近神经兴奋,导致动作电位波幅变大,这种情况多见于正中神经和尺神经在手腕部刺激及腓总神经和胫神经在膝部刺激时,如果出现这种情况,就会使本来不正常的低波幅电位变得正常。另外,如果这种情况只发生在远端,则会误认为是传导阻滞,为了避免这种情况出现,就必须在刺激量逐渐增大时,仔细观察动作电位波形改变,假如在高强度时,在原有波形的基础上突然出现波形变化,则要考虑是否有邻近神经也被兴奋了。此外,观察神经被刺激后肌肉运动的方向也能帮助判断是哪条神经被刺激了,如正中神经在腕部被刺激时,会出现典型拇指外展样运动,如果刺激强度增大时,突然出现小鱼际肌和骨间肌抽动,则说明尺神经也受到了刺激。所以,对于检查者来说,熟悉每条神经被刺激后肌肉运动的方向非常重要。

6. 记录电极位置

运动神经传导记录电极应该放在运动终板上,具体部位是在肌腹中央,而参考电极应放在肌腱上,如果记录电极没有放在运动终板上,由于容积传导作用,就会在负相波前出现一个正相波,此时,必须调整记录电极位置,使得负相波前面的正相波消失,这时记录出的动作电位才可靠。对于感觉神经传导测定来说,记录电极一定要放在所查神经正上面,稍微偏一点都会造成感觉神经电位波幅减低或引不出来,如腓肠神经和腓总神经感觉电位测定。所以,通常要移动记录活动电极位置,以取得最高波幅电位,而且要同对侧比较。

7. 距离测量

准确测量距离是确保神经传导检查过程中各项值准确的前提,包括末端距离和各刺激点之间的距离,各实验室的正常值建立也是基于某些特定距离而言的。如运动神经传导的末端距离,只有当此距离固定时,才能比较其末端潜伏时是否正常。对于多数神经干测量皮肤表面距离就基本代表了神经的长度,但有些神经例外,所以,就要求在检查时,对某些神经,肢体要摆放成特定的位置,如尺神经在肘上、下刺激时,通常应该让患者把肘部屈曲成 90°,然后再量肘上到肘下距离,这样测量才是尺神经在经过肘部的实际长度。

8. 潜伏时测量

扫描速度和灵敏度可以直接影响运动和感觉神经电位潜伏时,灵敏度增加就会使得电位起始潜伏时缩短,而扫描速度减小,潜伏时就会增加。所以,对于每个神经的不同点,在测量潜伏时时,应采用同样的扫描速度和灵敏度。

五、神经传导速度正常值范围

正是由于神经传导受上述诸多因素的影响,因此建议各实验室应该根据本实验室的仪器,检查时的条件和实验室的检测方法来建立自己的正常值,下面是新加坡国立脑神经科学研究院神经电诊断室用美国尼科莱特·维京（Nicolet Viking）Ⅳ肌电图机对近300名华人做的一组正常值，供参考。需要注意的是有些正常值是相对的，如有些损害很轻的病变，其损害侧的电位波幅可以在正常值范围内，但当和对侧健康做比较时，其波幅下降超过50%时，则认为是异常。

（一）运动神经传导正常值（成人）（表14-1至表14-3）

表14-1　上肢神经传导正常值

神经	记录部位	波幅（mV）	传导速度（m/s）	末端潜伏时（ms）	末端距离（cm）
正中神经	拇短展肌	≥5.0	≥50.0	≤4.0	6.5
尺神经	小指展肌	≥5.0	≥50.0	≤3.1	6.5
尺神经	第一骨间肌	≥6.0	≥49.0	≤4.5	
桡神经	示指伸肌	≥2.5	≥49.0	≤2.3	

表14-2　下肢神经传导正常值

神经	记录部位	波幅（mV）	传导速度（m/s）	末端潜伏时（ms）	末端距离（cm）
腓总神经	趾短伸肌	≥2.0	≥37.0	≤4.9	7.0
腓总神经	胫前肌	≥5.0	≥37.0		
胫神经	踇展肌	≥4.8	≥37.0	≤5.8	9.0

表14-3　面神经运动传导

面神经	鼻旁肌	≥1.0	≤4.2

* 注意比较两侧波幅和潜伏时，两侧距离最好相等。

（二）感觉神经传导正常值（成人）（表14-4～表14-8）

表14-4　反向法感觉神经传导

神经	记录部位	波幅（μV）	传导速度（m/s）	峰潜伏时（ms）	末端距离（cm）
正中神经	指2	≥20.0	≥44.0	≤3.5	14.0
尺神经	指5	≥17.0	≥44.0	≤2.8	11.0
桡神经	手背桡侧	≥15.0	≥45.0	≤2.5	10.0
手背尺侧皮神经	手背第4、5指间隙	≥8.0	≥50.0	≤212	8.0

表14-5　混合神经手掌传导

神经	波幅（μV）	传导速度（m/s）	峰潜伏时（ms）	距离（cm）
正中神经	≥50.0	≥50.0	≤2.2	9.0
尺神经	≥12.0	≥50.0	≤2.2	9.0

表14-6　正中、尺神经感觉潜伏时差比较

正中-尺神经	掌到腕（9.0 cm）	≤0.4 ms
正中-尺神经	指4（14.0 cm）	≤0.4 ms

表 14-7 反向法感觉传导

神经	记录部位	波幅(μV)	传导速度(m/s)	峰潜伏时(ms)	末端距离(cm)
腓肠神经	外踝下	≥6.0	≥41	≤4.4	14
腓浅神经	外踝上	≥6.0	≥41	≤4.4	12
隐神经	内踝上	≥4.0	≥41	≤4.4	14

表 14-8 瞬目反射

	潜伏时(ms)	两侧潜伏时差(ms)
R1(同侧)	≤12.0	≤1.2
R2(同侧)	≤37.0	≤5.0
R2(对侧)	≤37.0	≤7.0

第十五章 单发性周围神经病

第一节 正中神经病

在神经科和骨科门诊患者中,有很大一部分是由于手麻痹、感觉异常、手无力等来就诊,而最终检查结果显示,他们当中又有很多是由于正中神经在腕部嵌压,它是上肢嵌压性神经病变中最常见的一种,又叫腕管综合征。正中神经除了在腕部嵌压外,还可以出现在肘部嵌压,但却很少见。此外,在临床上 C_6、C_7 神经根损害及臂丛神经损害可以很像正中神经损害,单靠临床表现很难鉴别,而神经电生理检查对其诊断和鉴别诊断起着非常重要的作用。

一、正中神经解剖

正中神经为混合神经,起自 $C_6 \sim T_1$ 神经根,含有从臂丛外侧索和内侧索发出的纤维,其肌支支配几乎全部前臂屈肌和大鱼际肌,皮支分布于手掌外侧,以及拇指、示指、中指和无名指的桡侧半皮肤。其中,外侧索纤维来自 C_6、C_7 神经根,其内感觉纤维分布于手掌外侧面、拇指、示指、中指的皮肤,而运动支支配前臂近端肌肉包括桡侧腕屈肌和旋前圆肌;内侧索纤维来自 $C_8 \sim T_1$ 神经根,其内仅有很少部分感觉纤维支配无名指桡侧半皮肤,而运动纤维支配前臂远端和手部肌肉。正中神经在上臂未发出任何分支,在肘窝处,它和肱动脉毗邻,通过旋前圆肌两个头之间进入前臂,在前臂发出的第一个分支支配旋前圆肌,然后支配桡侧腕屈肌、掌长肌和指浅屈肌;之后又分出一个纯运动支,叫前臂骨间神经,支配拇长屈肌、旋前方肌,以及第2、3指深屈肌;在接近腕管处,进入腕管之前,正中神经又发出一手掌感觉支,支配大鱼际肌表面的皮肤,然后,正中神经进入腕管(图 15-1)。腕管是由骨和软组织组成的一个狭窄通道,其底和侧面是由腕骨组成,而顶部是由腕横韧带组成,在腕管内,除了正中神经以外,尚有其他 9 个肌腱穿过(图 15-2)。在手掌,正中神经又分成运动支和感觉支,运动支又分出一支支配第1、2 蚓状肌和另一支环绕支,支配大鱼际肌包括拇指对掌肌、拇短展肌、拇短屈肌短头,其感觉支支配拇指内侧、中指、示指和无名指桡侧半(图 15-3)。

正中神经在不同部位损害,其临床表现各不相同,下面将分别加以叙述。

二、腕管综合征

正中神经在腕部嵌压性病变即腕管综合征,是肌电图室检查中最常见的病之一,此类患者占所有做肌电图检查患者总数的 $30\% \sim 40\%$,是骨科、内科和神经科医生在门诊遇到手指麻痹最常见的原因之一,也是所有嵌压性神经病中最多见的一种。主要见于以手工劳动为主的患者,其发病率很高,如果能及早诊断和及时治疗,其预后很好,否则,会给患者带来永久性手部残疾。而其诊断除了依靠病史和查体外,神经电生理检查起着任何其他检查不可取代的作用。

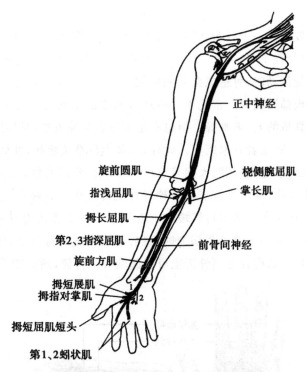

旋前圆肌

指浅屈肌

拇长屈肌

第2、3指深屈肌

旋前方肌

拇短展肌
拇指对掌肌

拇短屈肌短头

第1、2蚓状肌

正中神经

桡侧腕屈肌

掌长肌

前骨间神经

图 15-1　正中神经及其分支走行解剖图

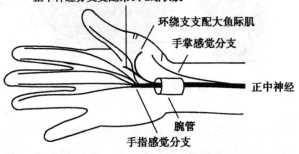

正中神经分支支配第1、2蚓状肌

环绕支支配大鱼际肌

手掌感觉分支

正中神经

腕管

手指感觉分支

图 15-2　正中神经远端运动和感觉支

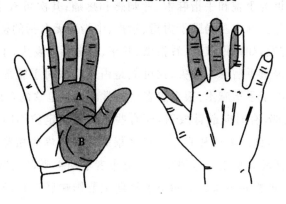

A. 指支；B. 手掌支

图 15-3　正中神经感觉支配图

（一）病因

正中神经在腕部要通过一个较为狭窄的管道，叫腕管（图15-4）。此管道由腕部骨质和腕横韧带组成，其出入口径很小，仅为2～2.5 cm，而在入口处三面均以骨质围绕，其上部又是腕横韧带。当手腕部反复活动时，可造成此处腕横韧带肥厚，导致腕管内空间变小，正中神经受压，最终缺血，继之出现髓鞘脱失。常见于一些从事和手部反复活动有关职业的人，如家庭妇女、打字员、经常用计算机的人、老师等。但也有很多患者为原发性，其原因目前被认为可能是和局部腱鞘炎症有关，个别患者有家族史。此外，一些内科系统疾病，如糖尿病、甲状腺功能亢进、风湿病、关节炎、红斑狼疮、肢端肥大症等也可以出现腕管综合征，可能是由于局部周围组织水肿，血管和软组织炎症、硬化等造成正中神经在腕部受压。妊娠和生产也易致此病，尤其是在妊娠后期，但一般在生产后2周自然缓解。近年来有些学者认为双重受压综合征也可以造成腕管综合征，尤其是 C_6、C_7 神经根病变时，最容易合并腕管综合征，但有些学者也对此学说表示质疑。手腕部骨折如桡骨远端骨折也可引起腕管综合征，须立即手术治疗。

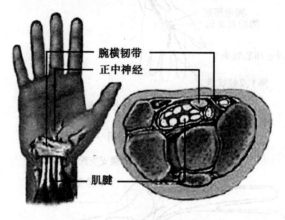

腕横韧带
正中神经
肌腱

图15-4　腕管部解剖图

（二）临床表现

本病女性比男性多见，虽然临床和电生理检查发现多数患者是双侧，但优势侧手通常受影响更明显或更重，尤其是对那些原发性腕管综合征者。腕管综合征临床表现多种多样（表15-1），但患者最常见的主诉为手腕和手指麻木、针刺感和疼痛；其次可有手部无力、酸胀，手指僵硬，不能屈曲，手笨拙，等。麻木多局限于拇指、示指、中指和无名指的桡侧半，多于患者做一些屈曲手腕部动作时而诱发，如在做家务、看报纸、开车、打电话时发生，于夜间休息时加重，以至于患者常被麻醒，在不停甩手后麻木消失，这可能是由于睡眠时手腕部过度屈曲，导致腕管内压力增加，神经缺血。由于手指麻木，很多患者会经常出现手里拿的东西掉落，而患者不知道。手痛多局限于手指、腕部，有时向前臂放射，而有些患者疼痛定位不明显，可以是整个上肢疼痛，但很少有颈肩部疼痛，此时需要和 C_6、C_7 神经根病变引起疼痛相鉴别，而后者疼痛主要位于颈肩部，并且于颈部活动时加重。有很少一部分患者早期主要表现为手指僵硬，疼痛而不能屈曲，主要局限在拇指、示指和中指。本病由于早期主要影响感觉神经纤维，多数患者都是由于感觉症状如麻木和疼痛来就诊，当病情进一步发展，累及运动神经纤维时，才出现手指无力、易疲劳、不能持重物，渐渐出现手部大鱼际处肌肉萎缩（图15-5）。

表 15-1 腕管综合征常见症状和体征

高度提示腕管综合征	可能腕管综合征	不支持腕管综合征
凌晨常因手麻而被麻醒,甩手后明显好转	手腕、前臂或上肢疼痛	颈部疼痛
当手持物时如看报、开车、打电话、麻木或疼痛加重	所有手指都麻木	大鱼际肌表面麻木
麻木或感觉异常主要分布在示指、中指和无名指	感觉异常区不固定	小鱼际肌无力、萎缩和小指麻木
大鱼际肌无力或萎缩	手有时僵硬	
蒂内尔(Tinel)征	(+)	(-)

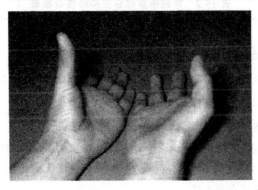

一腕管综合征患者,右手麻木、无力 2 年,图中可见右侧拇短展肌明显萎缩。

图 15-5 拇短展肌肌肉萎缩

在查体时,可见感觉异常分布区多在正中神经分布范围内,两点辨别觉和痛温觉影响的较早,而由于支配手掌大鱼际处表面皮肤的感觉分支是在腕以上 3 cm 处就已经分出,所以腕管综合征时手掌大鱼际处表面皮肤感觉正常,当叩击腕横韧带时,患者可以感到手部有触电样感觉,并向拇指、示指和中指窜痛,此种表现称为 Tinel 征阳性。另一种检查叫弗伦(Phalen)征,让患者双手背紧贴,同时,双肘使劲向内用力压,使双腕用力屈曲,通常在 1~2 min 内,会出现手腕部局部疼痛或手指放电样麻木,即为 Phalen 征阳性。有一项研究表明,Tinel 征阳性可出现在超过 50% 的腕管综合征患者中,不过,在人群中也有很多假阳性,而 Phalen 征对腕管综合征患者来说,其阳性结果更为可靠和准确,而且比 Tinel 征更敏感。运动检查包括检查大鱼际肌有无萎缩,拇指外展和对掌功能。在检查拇指外展功能时,让患者手保持中立位置,拇指用力指向自己的鼻尖,观察拇指外展力。一般在早期,患者只有感觉障碍时,拇指外展力多正常。

(三)神经电生理检查

诊断腕管综合征除了靠临床表现和病史外,神经电生理检查是一项必不可少的检查,尤其对早期患者,若能及早发现并治疗,就不至于发展到拇短展肌无力和萎缩。目前,国内外有关腕管综合征的神经电生理检查的研究非常多,并对其敏感性各家报道不一。对于肌电图检查者来说,除了要非常熟悉腕管部局部解剖外,还要掌握腕管综合征的临床表现和它所应该出现的神经传导和肌电图异常类型,并且应该充分了解其临床症状、体征和肌电图检查之间的相关性。在临床上除了临床表现典型的患者可以有典型神经传导异常外,有些患者会出现其临床表现和神经电生理检查并非完全相符的情况。如有些患者其症状和体征都很轻微,或根本就没有,而神经传导和肌电图检查却显示较明显异常,而另一些患者其临床表现和体征均很像腕管综合征,但神经传导检查却很轻微或完全正常,这些差异的出现与检查技术及所采用检查方法的敏感性都有关系。所以,神经电生理检查要尽可能全面,并且一定要和病史、临床及其他多方面因素结合起来,才能做出较为准确的诊断。

检查的主要目的在于首先要证实在腕管处有局部神经传导减慢或传导阻滞,排除正中神经在肘部病变;其次要除外由于臂丛神经病而影响到正中神经纤维损害及 C_6、C_7 神经根病;最后要确认是否合并有多发性周围神经病。

1. 神经传导检查(表 15-2)

表 15-2　常规腕管综合征神经传导检查

常规检查

　　正中神经运动:拇短展肌记录,刺激腕和肘部,拇短展肌和腕距离 6.5 cm

　　尺神经运动:小指展肌记录,刺激腕、肘下、肘上,小指展肌和腕距离 6.5 cm,肘下和肘上距离 10 cm

　　正中神经感觉:环状电极示指记录,腕部刺激,距离 13 cm

　　尺神经感觉:环状电极小指记录,腕部刺激,距离 11 cm

　　上述检查如果出现下列情况,则强烈提示腕管综合征,不需做肌电图,即正中神经传导明显异常:包括肌肉动作电位末端潜伏时和感觉神经电位潜伏时明显延长,并且波幅明显减低,F 波潜伏时明显延长,而尺神经传导包括运动、感觉和 F 波全部正常

　　如果正中神经传导检查正常、可疑或轻度异常,需要做正中和尺神经比较或正中神经节段检查法

正中-尺神经传导检查比较法

　　正中和尺神经手掌-腕混合神经潜伏时比较:分别在腕部正中和尺神经处记录,在手掌第 2、3 指间和第 4、5 指间给予刺激,距离 9 cm,比较潜伏时差,大于 0.4 ms 为异常

　　正中和尺神经无名指-腕感觉神经潜伏时比较:分别在腕部正中和尺神经处刺激,用环状电极在无名指记录,距离 13 cm,比较潜伏时差,大于 0.4 ms 为异常

　　正中神经在第 2 蚓状肌记录和尺神经在骨间肌记录潜伏时比较:分别在腕部正中和尺神经处刺激,在手掌第 2、3 掌骨之间记录,距离 10 cm,比较潜伏时差,大于 0.4 ms 为异常。此法用于非常严重的腕管综合征并伴有严重的拇短展肌萎缩而常规正中神经运动传导从拇短展肌记录时波形消失

　　正中神经节段检查法:运动神经经过腕部检查,在拇短展肌记录,刺激电极位于腕横纹远端 4 cm 和近端 2 cm 之间,每隔 1 cm 作为一个刺激点,分别给予刺激,至少刺激 6 个点,任何两点间潜伏时差大于 0.4 ms 为异常

早期腕管综合征的病理生理改变是以髓鞘脱失为主,当病变进一步发展,则会继发轴索变性。所以,对中或重度腕管综合征患者来说,电生理检查通常都能做出正确的诊断。在常规神经传导检查中,如果病变是以髓鞘脱失为主,可以出现正中神经运动传导远端末端潜伏时延长和感觉传导在示指记录潜伏时延长,但肌肉动作电位和感觉神经电位波幅均正常。当继发轴索变性时,除了出现远端肌肉动作电位末端潜伏时延长和感觉神经电位潜伏时延长外,还可出现其波幅减低。由于感觉纤维通常比运动纤维损害要早,所以正中神经感觉潜伏时比运动末端潜伏时延长出现得也要早。

近年来,大量研究表明仅测量正中神经运动末端潜伏时和感觉传导在示指记录潜伏时并不足够敏感,尤其是对临床上非常早期的患者。有些患者虽然症状很典型,而常规正中神经感觉及运动神经检查却正常,对于这些患者则需要做更敏感的检查。目前,有关这方面检查研究报道已经很多,主要是以自身作为对比,包括在患者同一只手上将正中、尺、桡神经感觉和运动进行比较。常用比较参数包括正中和尺神经手掌-腕混合神经潜伏时比较,正中和尺神经无名指-腕感觉神经潜伏时比较,正中神经运动传导在第2蚓状肌记录和尺神经在骨间肌记录潜伏时比较,正中神经和桡神经感觉传导在拇指记录潜伏时比较。这种自身比较法的优点在于它排除了温度、年龄、肢体长度等个体差异的干扰,而唯一可变的因素就是正中神经在腕部穿过腕管,而尺神经和桡神经则没有穿过腕管,因此和它们相比,正中神经局部传导减慢就可以定位在腕管。而当在常规检查的基础上普遍应用了这些比较法后,诊断准确率大大提高,但这种比较法的前提必须是尺神经和桡神经的功能是正常的。当正中神经和尺神经在掌-腕混合神经传导、无名指-腕感觉神经传导、正中神经及桡神经感觉传导在拇指记录潜伏时差大于0.4 ms时,则认为是异常的。

下面是几种常用的主要用于诊断腕管综合征的正中、尺神经和桡神经感觉检查比较方法。

(1)正中和尺神经手掌-腕混合神经潜伏时比较(图15-6):此方法优点为它研究的是混合神经,而混合神经纤维里既有运动神经纤维,又有感觉神经纤维,而其中的感觉神经纤维对脱髓鞘改变非常敏感,目前此方法被认为对腕管综合征尤其是对早期感觉异常明显的患者具有较高的敏感性。其具体方法是:正中神经刺激点位于手掌第2、3指间隙,尺神经刺激点位于手掌第3、4指间隙,记录电极分别在腕部正中神经和尺神经处,刺激点和记录点之间距离均为9 cm,可采用平均技术以得到比较好的波形。通常比较正中和尺神经感觉神经电位峰潜伏时差,当峰潜伏时差大于0.4 ms时则为异常(图15-7)。曾经有一项调查研究显示,对于有症状侧手诊断为腕管综合征者,手掌研究异常率达到60%～80%,并认为它明显优于传统正中神经和尺神经分别在示指和小指记录方法,尤其是对常规示指和小指感觉检查正常者来说更有意义。在检查时对于手掌小的患者,可旋转刺激电极,以减少刺激伪迹。

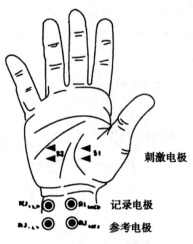

图 15-6　手掌-腕混合神经检查法

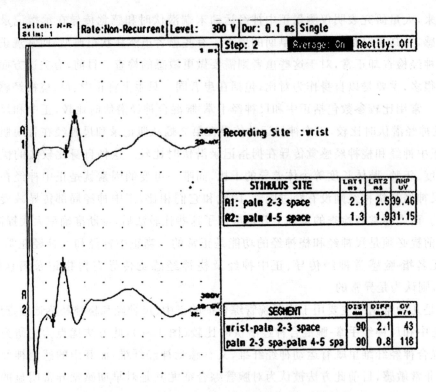

STIMULUS SITE	LAT1 ms	LAT2 ms	AMP uV
A1: palm 2-3 space	2.1	2.5	39.46
A2: palm 4-5 space	1.3	1.9	31.15

SEGMENT	DIST mm	DIFF ms	CV m/s
wrist-palm 2-3 space	90	2.1	43
palm 2-3 spa-palm 4-5 spa	90	0.8	118

轻度腕管综合征时,其峰潜伏时分别为 2.5 ms 和 1.9 ms,其潜伏差 0.6 ms。

图 15-7　正中和尺神经手掌传导潜伏时比较图

(2)正中和尺神经无名指-腕感觉神经潜伏时比较(图 15-8):由于无名指同时接受正中神经和尺神经支配,所以当刺激点和记录点距离相等时,可比较它们的潜伏时。通常用反向法,分别在腕部正中神经和尺神经处给予刺激,用环状电极在无名指上记录,距离为 13 cm,测量峰潜伏时,并比较其潜伏时差,当其潜伏时差大于 0.4 ms 时则认为异常(图 15-9)。由于正中神经感觉纤维中支配无名指的纤维在腕管处位置比较表浅,而支配示指的纤维在腕管处位置靠中央,导致腕管处受压时首先压到的是无名指的纤维,故此方法异常率比其他正中-尺神经感觉潜伏时比较法都敏感,尤其是对正中、尺神经到示指、小指和手掌检查法均正常者更敏感。

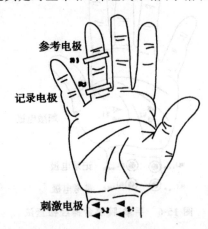

参考电极

记录电极

刺激电极

图 15-8　正中-尺神经无名指感觉神经检查法

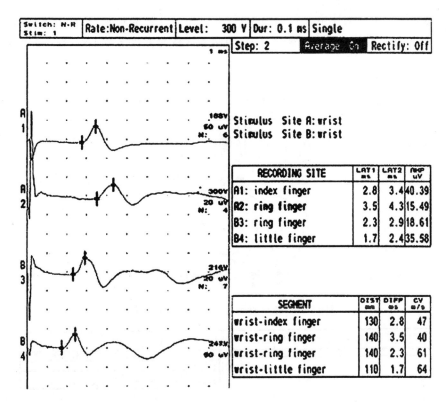

Switch: N-R Stim: 1	Rate:Non-Recurrent	Level:	300 V	Dur: 0.1 ms	Single
		Step: 2		Average On	Rectify: Off

Stimulus　Site A: wrist
Stimulus　Site B: wrist

RECORDING SITE	LAT1 ms	LAT2 ms	AMP uV
A1: index finger	2.8	3.4	40.39
A2: ring finger	3.5	4.3	15.49
B3: ring finger	2.3	2.9	18.61
B4: little finger	1.7	2.4	35.58

SEGMENT	DIST cm	DIFF ms	CV m/s
wrist-index finger	130	2.8	47
wrist-ring finger	140	3.5	40
wrist-ring finger	140	2.3	61
wrist-little finger	110	1.7	64

当正中和尺神经在无名指记录时峰潜伏时分别为 3.5 ms 和 2.3 ms,其潜伏时差为0.8 ms,提示有腕管综合征存在。

图 15-9　正中和尺神经在无名指检查潜伏时比较

（3）正中神经在第 2 蚓状肌记录和尺神经在骨间肌记录运动潜伏时比较:此方法主要用于严重腕管综合征伴有明显拇短展肌萎缩及一些合并有周围神经病的腕管综合征患者。由于此种患者常规正中神经运动传导在拇短展肌记录不到肌肉动作电位,而且远端示指感觉神经电位也记录不到,也就是说用常规的神经传导法不能肯定地确定损害部位就在腕管处,此时,可采用此方法。这是由于在腕管部正中神经内支配拇短展肌的纤维比支配第 2 蚓状肌的纤维位置更表浅,对受压更敏感。因此,对很严重的腕管综合征患者,虽然支配拇短展肌的纤维受压很严重,但支配第 2 蚓状肌的运动轴索受压相对较轻,也就是说当正中神经在腕部刺激时,虽然从常规拇短展肌上记录不到动作电位,但从第 2 蚓状肌上却可以记录到动作电位,不过此动作电位潜伏时会明显延长,波幅明显减低。由于正中神经支配的第 2 蚓状肌恰好位于尺神经支配的骨间肌之上,所以当在腕部刺激尺神经,在尺神经支配的骨间肌上记录时,其潜伏时比在腕部刺激正中神经,在第 2 蚓状肌记录得到的动作电位潜伏时明显短,正是这种差异使得正中神经在第 2 蚓状肌记录和尺神经在骨间肌记录潜伏时差的比较为严重腕管综合征患者提供了腕管部受损害的直接神经传导证据。具体方法是不论刺激正中神经还是尺神经,其记录电极均放在手掌第 2、3 掌骨之间(图 15-10),在此处正中神经支配的第 2 蚓状肌恰好位于尺神经支配的骨间肌之上,参考电极放在示指远端,分别在距离记录电极 10 cm 处手腕部刺激正中神经和尺神经,正常时两者潜伏时差小于 0.4 ms(图 15-11);而对于严重腕管综合征患者,在第 2

蚓状肌处记录时,其肌肉动作电位可以引出,但和尺神经在腕部刺激,在骨间肌记录时比较,其潜伏时明显延长和波幅明显降低(图 15-12),当两者潜伏时差大于 0.4 ms 时,提示有腕管综合征存在。

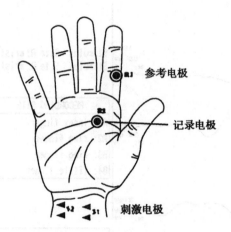

图 15-10　正中神经在蚓状肌处记录检查法

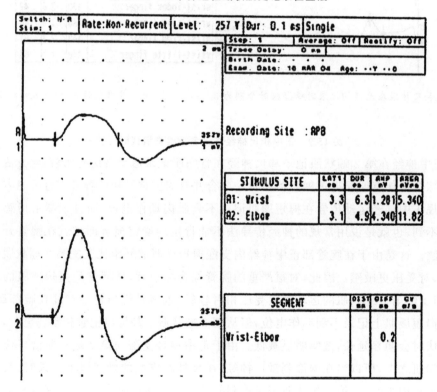

正常人正中神经在第 2 蚓状肌记录和尺神经在骨间肌记录,其潜伏时差为 0.2 ms。

图 15-11　蚓状肌记录波形

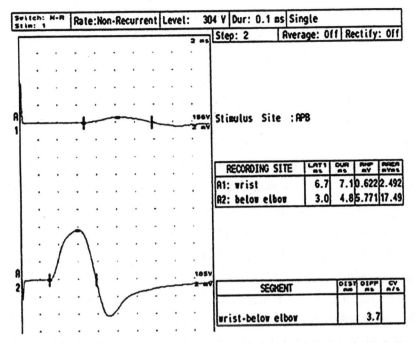

Switch: N-R Sim: 1	Rate:Non-Recurrent	Level: 304 V	Dur: 0.1 ms	Single

Step: 2 Average: Off Rectify: Off

Stimulus Site :APB

RECORDING SITE	LAT1 ms	DUR ms	AMP mV	AREA mVms
A1: wrist	6.7	7.1	0.622	2.492
A2: below elbow	3.0	4.8	5.771	17.49

SEGMENT	DIST mm	DIFF ms	CV m/s
wrist-below elbow		3.7	

正中神经在第 2 蚓状肌记录其潜伏时为 6.7 ms,波幅为 0.6 mV,而尺神经在骨间肌记录时,其潜伏时为 3.0 ms,波幅为 5.7 mV,两者潜伏时差为 3.7 ms。

图 15-12 严重腕管综合征蚓状肌记录波形

(4)正中神经和桡神经拇指感觉神经潜伏时比较(图 15-13):由于拇指既接受正中神经支配又接受桡神经支配,即其内侧面是由正中神经支配,而背侧面是由桡神经支配,就像无名指既接受正中神经支配又接受尺神经支配一样,所以采用环状电极在拇指记录,用反向法,分别在腕部正中神经处刺激正中神经和前臂桡侧面刺激桡神经,记录电极和刺激电极之间距离均为 10 cm,比较两者潜伏时。但要注意由于正中神经到拇短展肌有一角度,所以在测量正中神经刺激点和记录点之间距离时,也要有一轻微弧度。另外,桡神经在前臂桡侧面位置非常表浅,所以在刺激时,强度不能太大,否则,会刺激到正中神经而记录到正中神经感觉电位。此方法多用于患者同时有尺神经病变而不能和正中神经做比较时。

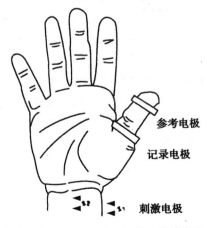

参考电极

记录电极

刺激电极

图 15-13 正中、桡神经拇指感觉检查法

在上述四种方法中,通常认为正中和尺神经手掌-腕混合神经潜伏时检查及正中和尺神经无名指-腕感觉神经潜伏时检查比较敏感。在肌电图室,每天遇到很多在临床上被诊断为腕管综合征的患者,其目的是需要肌电图来进一步协助诊断并判断损害的程度和类型,在检查时要特别注意技术方面的因素,避免出现假阳性结果,以免误导临床医生。为了确保结果准确可靠,通常当常规运动、感觉传导检查正常或可疑时,最好要做上述正中和尺神经比较检查,如果同时伴有尺神经病变,则采用正中神经和桡神经比较法,阳性指标越多,佐证资料就越多,诊断准确性就越高。但时常可以遇到这样一种情况,即患者临床表现很典型,而常规和上述正中和尺神经比较法检查却正常,此时则需采用正中神经节段检查法(inching 法)(图 15-14)来检查。此方法是诊断腕管综合征的另外一种较敏感的方法,首先被木村描述为正中神经经过腕管处节段性刺激检查法,既可用于运动传导研究又可用于感觉传导研究。用于运动传导研究时,记录电极放在拇短展肌上,在腕部刺激。用于感觉传导研究时,用反向法,记录电极用环状电极,放在示指上,参考电极放在记录电极远端 2~3 cm 处。不论运动还是感觉传导,刺激电极均位于腕横纹远端 4 cm 和近端 2 cm 之间,每隔 1 cm 作为一个刺激点,分别给予刺激,至少刺激六个点,通常任何两点之间潜伏时差不超过 0.3 ms,如果两点之间潜伏时差大于 0.4 ms,则提示两点之间有局部脱髓鞘所导致的局部传导减慢,表明正中神经在此处有轻微受压。此法优点为可以较为准确地确定正中神经受压具体部位,但在技术上有时有一定困难,尤其是用运动传导来研究时,可出现过大的刺激伪迹,而导致潜伏时起始点测量不准确。所以,我们通常采用感觉神经传导在示指记录来研究。另外,也可能由于距离测量不准确,而使得结果不可靠。

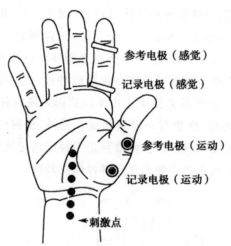

图 15-14 运动和感觉神经节段性检查法

总之,在对腕管综合征患者做神经传导检查之前一定要详细了解患者病史,仔细查体。而神经传导检查对腕管综合征诊断虽然很重要,但其结果还要结合临床表现。因为,神经传导检查的准确性除了取决于所采用的检查方法,技术因素、检查时手温度都非常重要,这就需要检查者对神经走行、肌肉位置、电极位置、刺激强度及患者可能出现的情况都要了如指掌,同时,还要确保检查中每一项数值准确。也就是说,要将临床和神经电生理检查结果结合起来才能使诊断结果更加可靠和准确。另外,要注意神经电生理检查结果和患者临床表现也并非完全平行。

正中神经运动检查要注意以下几点。

(1)正中神经运动传导远端记录电极位置一定要放准确,也就是说一定要放在拇短展肌肌腹上。这一点很重要,因为,如果位置没有放准确,可以出现肌肉动作电位波幅很低,造成假象。在寻找准确的位置时,可以让患者拇指指向鼻尖,触摸到拇短展肌肌腹时,即为正确的记录位置。当末端潜伏时正常,又没有肌肉萎缩,而肌肉动作电位波幅却很低时,应首先考虑到技术方面因素,要调整记录电极位置。但如果病程已经较长,拇短展肌轻度萎缩时,在记录电极位置准确的情况下,可以出现肌肉动作电位波幅减低。

(2)手腕部刺激强度不能太强,否则,会影响到尺神经,导致肌肉动作电位主波前面有一正相波,导致潜伏时缩短,动作电位波幅增高,造成假阴性。所以,在检查时一定要注意观察肌肉动作电位波形变化。

(3)当拇短展肌明显萎缩时,正中神经远端肌肉动作电位可能引不出来。

(4)手温度要保持在 32 ℃以上,温度过低,可导致末端潜伏时延长,造成假阳性。

正中神经感觉检查要注意以下几点。

(1)做正中神经和尺神经比较法时刺激电极和记录电极之间距离一定要相等,这就要求距离测量一定要准确。

(2)要注意刺激强度大小,即刺激量从小逐渐增大,以波幅不再增大时的波形为最佳波形,来测量其波幅和潜伏时。

(3)当刺激强度过大,尤其对于反向感觉法检查,会出现过大的运动波形,而影响对感觉波形观察。

(4)测量潜伏时通常多用峰潜伏时,因为有时起始潜伏时起始点不很清楚。

(5)多采用反向感觉检查法来检查,尤其是对那些比较严重的腕管综合征其感觉神经电位波形已经很小的情况时,因为反向感觉检查所得到的波幅比顺向法波幅要高。

2.肌电图检查

肌电图主要检查是否有轴索损害及轴索损害的程度。对腕管综合征患者肌电图检查最关键肌肉是拇短展肌,在早期或很轻的患者,由于只有髓鞘脱失,所以拇短展肌通常正常,而到后期比较严重时,拇短展肌肌电图上就会显示由于轴索变性而出现的失神经电位如纤颤电位、正锐波,或神经再生电位。在检查时要注意进针部位,由于此肌肉很表浅,进针时应该斜着进。当观察运动单位电位时,可以让患者拇指大力指向患者自己的鼻尖,观察拇短展肌运动单位电位变化。检查此块肌肉比较痛,有时患者不能忍受,所以通常在实验室里,如果神经传导检查已经能够确定正中神经在腕管处受压,并且提示是以髓鞘脱失为主时,则不做肌电图检查。而当神经传导检查正中神经远端拇短展肌记录到的动作电位很小时,或该肌肉萎缩很明显,以至于刺激正中神经腕部时,在最大强度刺激下仍不能引出肌肉动作电位时,即需要做肌电图检查。常规检查(表 15-3)除了检查拇短展肌外,还需要检查两块正中神经支配的近端肌肉和两块 $C_8 \sim T_1$ 支配的非正中神经支配肌肉,以排除近端正中神经病和臂丛下干损害。另外,大约有 1/4 腕管综合征患者同时合并有 C_6、C_7 神经根病,所以至少要检查两块 C_6、C_7 神经根支配的肌肉,以排除颈神经根病。当然,每个患者情况并非一样,所以肌电图检查要结合每个患者具体情况而进行。

表 15-3　常规腕管综合征肌肉检查

拇短展肌

　　至少两块 C_6、C_7 神经根支配的肌肉,如旋前圆肌、肱三头肌,以排除 C_6、C_7 神经根病如拇短展肌异常,需要检查下列肌肉

　　至少两块正中神经支配的近端肌肉:桡侧腕屈肌、旋前圆肌、拇长屈肌,以排除近端正中神经病

　　至少两块非正中神经支配但又来自 $C_8\sim T_1$ 的肌肉,如第一骨间肌、示指伸肌,以排除臂丛下干损害或 $C_8\sim T_1$ 神经根病

　　注意:如果腕管综合征合并有其他病变如多发性神经病、神经丛病、神经根病,则需要做更详细的检查

(四)诊断

目前有关腕管综合征诊断和其严重程度分级问题尚无一个普遍公认的标准,对其诊断不能单凭临床表现或神经电生理检查,而要将两者结合起来综合判断,以下是美国神经电生理协会(1997)推荐的有关腕管综合征诊断和严重程度判断标准。

1. 轻度腕管综合征

正中神经感觉潜伏时或手掌混合神经潜伏时稍延长和感觉神经电位波幅降低。

2. 中度腕管综合征

正中神经末端感觉、运动神经电位潜伏时均延长。

3. 严重腕管综合征

正中神经末端运动潜伏时延长伴动作电位波幅减低或消失,感觉神经电位潜伏时延长伴波幅减低或消失,肌电图检查异常。

(五)治疗

腕管综合征如果能在早期尽早检查,确定病因,尽早治疗,其预后非常好。但实际上,很多患者在早期并没有注意,甚至认为是颈椎病,而直到后期甚至出现手部活动功能受到影响,肌肉萎缩时才来就医,而此时,已经失去了最好治疗时机。因此,我们建议,对手麻木患者,尤其麻木分布在正中神经支配区内或以手部症状为主者,应该尽快做神经电生理检查,以确定诊断,给予治疗。

治疗主要包括以下几个方面:局部固定法即给手腕部带夹板、局部注射可的松、外科手术减压和综合治疗。具体采用哪种方法取决于患者临床症状的严重性、神经传导功能和电生理异常情况,另外也取决于患者的工作性质和是否患有其他疾病。

1. 局部固定法

早期当患者麻木间歇性出现,且较轻时,可让患者尽量先采取避免与手部反复活动有关的动作,必要时可以给患者手上戴一个特制夹板(图 15-15),它可以让患者手腕保持中立位置,又不影响患者手指活动,如果患者白天需要手部活动,则晚上睡觉时一定要戴,这种方法对大多数早期患者都有效,可使其症状缓解。

2. 局部药物治疗

通常在局部腕管处注射激素。此法主要用于患者手指疼痛,不能伸直者,可以使手部疼痛症状暂时缓解,但并不持久,所以需要多次注射。

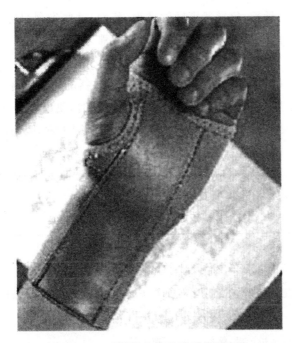

图 15-15　腕管综合征手腕局部固定法

3. 手术治疗

当经过非手术治疗无效,患者临床症状很重,而神经电生理发现有轴索损害情况时,需要尽快手术治疗。而那些拇短展肌萎缩已经非常明显,神经电生理检查运动和感觉传导电位均消失的患者,手术效果不理想。值得一提的是,有些患者临床症状非常典型,但反复神经传导检查都正常,而这种患者经过保守治疗无效时,还是应该采取手术治疗。通常手术后,神经传导会慢慢恢复,但需要注意有些患者手术后症状没有明显缓解,神经传导检查也没有好转,这可能和局部疤痕或是又复发有关。

三、近端正中神经病

同腕管综合征相比,近端正中神经病非常少见。正中神经在腕管以上任何部位损害,都属于近端正中神经病,其受损害的原因可能是外伤或周围组织的压迫等,多出现前臂区的疼痛不适及正中神经所支配肌肉的无力,但和腕管综合征不一样,这些症状并非在晚上加重。由于其损害部位不一样,临床表现也不一样,因此要鉴别是哪个部位损害,单靠临床比较困难,而神经电生理检查对确定损害部位非常重要。本文重点介绍两个较常见的综合征。

(一)旋前圆肌综合征

正中神经在前臂由腹侧向背侧穿过旋前圆肌的两个头,并发出分支支配旋前圆肌,如果此两个头之间的纤维组织或肌肉本身增厚,都可以压迫正中神经,引起旋前圆肌综合征。此外,前臂外伤、骨折也可以引起此综合征。临床上表现为旋前圆肌处疼痛和压痛,感觉障碍除了出现在拇指、示指、中指和无名指桡侧半外,大鱼际处也可以出现明显感觉异常,这是因为正中神经在进入腕关节之前发出一感觉支,支配大鱼际肌表面皮肤感觉,但此分支不经过腕管,此点可以和腕管综合征来鉴别。运动方面可以出现拇长屈肌,拇短展肌,第2、3指深屈肌轻度无力,前臂旋前功能保留。正中神经任何部位损害均出现正中神经肌肉动作电位和感觉神经电位波幅减小,末端潜伏时延长,传导速度轻度减慢,然而,这些发现只能说明正中神经有损害,不能具体来定位,而只有发现局部传导减慢或传导阻滞才能定位。但这点在实际应用中对近端正中神经损害却很少见,其神经传导检查(表15-4)价值相对较小,主要还是靠肌电图来进一步确定损害部位。首先检查近端正中神经支配的肌肉包括旋前圆肌,桡侧腕屈肌,第2、3指深屈肌,拇长屈肌,旋前方肌(表15-5)。在旋前圆肌综合征时,肌电图异常主要表现在第2、3指深屈肌,拇长屈肌上,而拇短展肌较少出现异常,旋前圆肌则正常,因为压迫通常发生在正中神经支配旋前圆肌以后。在检查时要注意检查非正中神经支配的 C_6、C_7 和 $C_8 \sim T_1$ 支配的肌肉,以排除臂丛和颈神经根损害。本病急性期可以在旋前圆肌处注射泼尼松龙以减轻疼痛,但如果损害持续存在,则需要手术进行减压。

表 15-4　近端正中神经病神经传导检查

常规检查

　正中神经运动:拇短展肌记录,刺激腕和肘部,拇短展肌和腕距离 6.5 cm

　尺神经运动:小指展肌记录,刺激腕、肘下、肘上,小指展肌和腕距离 6.5 cm,肘下和肘上距离 10 cm

　正中、尺神经 F 波

　正中神经感觉:环状电极示指记录,腕部刺激,距离 13 cm

　尺神经感觉:环状电极无名指记录,腕部刺激,距离 11 cm

下列情况提示可能有近端正中神经病

　正中神经远端运动传导肌肉动作电位和感觉神经电位潜伏时延长和波幅降低

　在腕和肘或肘和腋之间出现传导阻滞,波形离散或明显的局部传导减慢,而末端潜伏时正常或轻度延长

　正中神经 F 波潜伏时延长,而远端动作电位潜伏时和波幅相对正常

表 15-5　近端正中神经病肌电图检查

一般检查

　腕管远端肌肉:拇短展肌

　至少检查两块腕管近端肌肉:旋前圆肌,桡侧腕屈肌

如果拇短展肌异常:

　则至少检查两块非正中神经支配却是 $C_8 \sim T_1$ 神经根支配的肌肉,如示指伸肌,第1骨间肌,第4、5指深屈肌,以排除臂丛下干损害、$C_8 \sim T_1$ 神经根病和多发性神经病

如果近端正中神经支配的肌肉异常:

　至少检查两块非正中神经支配的 C_6、C_7 和 C_7、C_8 神经根支配的肌肉,如肱三头肌、示指伸肌、指总伸肌,以排除臂丛神经损害或颈神经根病

(二)前骨间神经病

前骨间神经是正中神经在前臂的最大分支,是一纯运动神经,它正好在旋前圆肌远端离开正中神经,支配拇长屈肌,第2、3指深屈肌,旋前方肌,它同时含有支配腕部和骨间膜的深感觉纤维,但它不含有感觉皮支。前骨间神经病多发生于正中神经在前臂的外伤和骨折。此外,在前臂静脉穿刺时,由于不正当的操作也会损伤此神经。由于拇长屈肌,第2、3指深屈肌无力,

临床上主要表现为示指和拇指末端关节不能屈曲,以至于不能用拇指和示指形成一个"0"字形,但感觉完全正常。我们曾遇到一例患者,刚在前臂静脉穿刺完,即出现示指和拇指末端关节不能屈曲,但无任何麻木,经过检查后证实为静脉穿刺引起的前骨间神经损伤。神经传导检查如果刺激正中神经,而在旋前方肌记录时,可见末端潜伏时延长。肌电图异常出现在拇长屈肌、旋前方肌,而拇短展肌和其他正中神经支配肌肉正常。

第二节 尺神经病

尺神经病变,尤其是尺神经在肘部病变,在上肢嵌压性神经病变中较多见,仅次于腕管综合征,但相对于腕管综合征来说,尺神经病变病损部位较难确定。由于在肘部尺神经沟处尺神经位置比较表浅,此部位尺神经最易受损,不过,在临床上也可以见到尺神经在手腕部和前臂受损。此外,臂丛下干、$C_8 \sim T_1$ 神经根损害也可出现类似尺神经损害。所以,对于肌电图检查者和临床医生来说,当患者疑诊为尺神经病变来做肌电图时,首先要确定是否有尺神经病变,以及损害部位在尺神经哪一段;其次要鉴别是否伴随有臂丛下干或 $C_8 \sim T_1$ 神经根损害。在确定损害部位的同时,积极寻找病因,给予治疗以避免病变进一步发展。另外,在临床工作中我们也应该注意到尺神经损害可以和其他疾病叠加,最常见就是糖尿病合并有尺神经病变。此外,还有颈部神经根病、胸廓出口综合征、麻风病、运动神经元病等。

一、尺神经解剖

尺神经感觉和运动纤维来源于 $C_8 \sim T_1$ 脊神经根,其纤维走行和支配见图 15-16。在腋部其纤维经过臂丛下干及内索,内索终支最后形成尺神经,在上臂尺神经、肱三头肌和肱骨相邻近。需要注意的是,在上臂尺神经没有发出任何分支,在肘部,尺神经进入由肱骨内上髁和尺骨鹰嘴形成的尺神经沟,此处尺神经位置最表浅,容易受外伤。在前臂近肘部尺神经沟稍远端,尺神经出尺神经沟而进入由尺侧腕屈肌与肱骨内上髁和尺骨鹰嘴相连的两个头组成的一个弓形通道,叫作肘管(Cubital 管)(图 15-17)。其体表的位置大概是屈曲肘关节,在尺骨鹰嘴和肱骨内上髁连线中点向远端 1 cm 处,此处损害在临床上叫肘管综合征。肘管综合征临床上较少见,多为尺侧腕屈肌腱膜或韧带过紧所造成,在此处尺神经发出它的第 1 个分支,支配尺侧腕屈肌和第 4、5 指深屈肌。在前臂中下处尺神经又发出两支感觉支,而这两支感觉支不通过腕部尺神经的盖恩(Guyon)管,一支叫手掌尺侧皮神经,它从前臂中部发出,支配手掌尺侧部分感觉;另一支是手背尺侧皮神经,它是从尺骨茎突近端尺侧面 6~8 cm 处分出,支配手掌背侧及小指和无名指背侧皮肤感觉(图 15-18)。在腕部,尺神经进入腕部 Guyon 管,尺神经在此处损伤叫腕尺管综合征,又称 Guyon 综合征。在此管道内,尺神经分成浅支和深支,浅支为纯感觉支,支配手掌掌面、无名指和小指掌面皮肤感觉,深支支配小指展肌和骨间肌。在临床上尺神经病变多发生在肘部,但也可发生在腕部,下面将分别加以叙述。

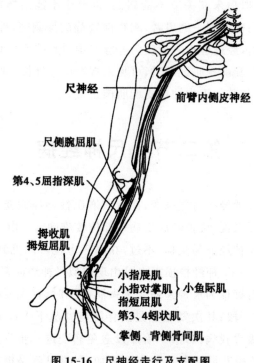

图 15-16　尺神经走行及支配图

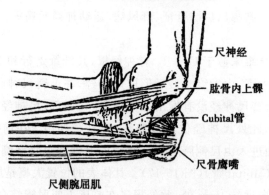

图 15-17　尺神经在肘部解剖图

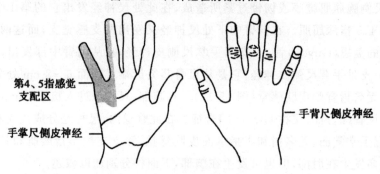

图 15-18　尺神经感觉分布图

二、尺神经肘部病变

由于在肘部尺神经沟处尺神经位置最表浅，因此在此处尺神经最容易受损伤，原因可为肘部嵌压、骨折、肘关节脱位等。此外,有一部分患者为尺神经慢性职业性损伤,多是由于肘关节不正确的姿势,如长时间进行手工劳动的人,其肘部长时间处于屈曲位,使得肘管被拉紧而变狭窄,导致尺神经长时间受压。另外,很多关节炎、糖尿病患者,也可以出现尺神经在肘部病变。在外科手术时,由于在麻醉下患者肘部长时间处于被压状态,也可出现尺神经肘部嵌压性损伤。

(一)临床表现

前一节已经讲过,腕管综合征的临床表现以感觉症状为主,而尺神经在肘部病变则以运动症状为主,尤其是一些慢性尺神经损害的患者。由于大多数手内侧肌群是由尺神经支配,所以尺神经病变时,运动症状主要表现为不同程度手内侧肌群无力,尤其是小指和无名指无力,导致手不能攥紧,患者常常因此来就医,查体可发现小指和无名指不能伸直而呈屈曲状(图 15-19),严重者小鱼际肌和大鱼际肌均出现肌肉萎缩。大鱼际肌肉萎缩是由于尺神经支配的拇收肌和拇短屈肌短头萎缩,但拇指外展功能正常,可出现一种特殊手姿势,即小指和无名指像爪形一样,拇指轻度外展位(由于拇收肌和骨间肌无力),当让患者握拳时,小指和无名指不能握紧,而正中神经支配的其余指握力正常。尺神经在肘部病变的感觉症状相对较少也较轻,而有些缓慢进展的患者可以没有感觉症状。最早出现的感觉症状是小指和无名指麻木,一般麻木范围不会超过腕横纹,即前臂内侧感觉正常。这是因为前臂内侧感觉是由直接起源于臂丛的前臂内侧皮神经支配,所以如果前臂内侧出现感觉异常,则病变部位可能更高于尺神经,位于臂丛或神经根。另一个感觉异常区域为手背尺侧,此处感觉异常说明病变部位不在手腕部,因为支配此处的手背尺侧皮神经,在经过腕部之前就已经分出。尺神经病变疼痛很少见,如有疼痛多为臂内侧和肘部疼痛,叩击患者肘部时可出现疼痛,又叫 Tinel 征(+)。从理论上讲,尺神经在肘部损害,可以导致远端尺神经所支配的所有感觉和运动功能障碍,但在临床实践中,并非完全如此,尤其是运动功能,多数患者仅表现为手内侧肌群无力和萎缩,而第 1 骨间肌正常,这是神经纤维束在神经干中的群聚现象所导致,即在肘部主要损伤了影响支配手内侧肌群的尺神经纤维束,而支配第 1 骨间肌的纤维束相对完好。此外,还有一种情况叫 Cubital 管综合征,此类患者多无外伤史,无肘部畸形和关节炎,病损部位位于尺神经沟的稍远端接近尺侧腕屈肌处,多由于肘部腱膜过紧或肘部长期处于屈曲状态使尺神经被压迫,其临床表现和尺神经在尺神经沟处损害基本一样。由于尺神经沟处和 Cubital 管相距很近,损害后临床表现又很相似,所以临床上把他们的损害笼统叫作肘管综合征。尺神经病变临床表现鉴别诊断见表 15-6。

表 15-6 尺神经病变临床表现鉴别诊断表

类型	腕部	肘部	内索	臂丛下干	$C_8 \sim T_1$
骨间肌无力	有	有	有	有	有
小指展肌无力	有或无	有	有	有	有
拇指外展无力			有	有	有
拇指屈曲无力			有	有	有
示指伸直无力				有	有

类型	腕部	肘部	内索	臂丛下干	$C_8 \sim T_1$
小指和无名指感觉障碍	有或无	有	有	有	有
前臂内侧感觉障碍			有	有	有
肘部 Tinel 征		有			
颈项疼痛					有

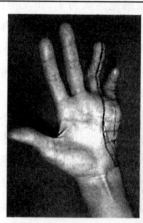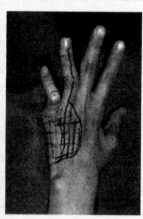

图 15-19　尺神经损害时感觉障碍分布区,同时伴有小指和无名指屈曲

(二)神经电生理检查

尺神经在肘部病变的临床表现和臂丛下干损害及 $C_8 \sim T_1$ 神经根损害的临床表现很像(表 15-7),单靠临床表现很难鉴别,而神经传导和肌电图异常对尺神经病变定位及和其他病变鉴别诊断起着非常重要的作用,它除了可以确定尺神经是否在肘部损害外,还可确定病变性质是以髓鞘损害为主,还是以轴索损害为主,还是两者都有。而在临床实践中发现,如果能通过神经电生理检查早期确定尺神经损害部位,尽早去除病因,采取手术减压或神经松解术,神经功能就可以恢复,但如果已经出现明显肌肉萎缩或神经电生理异常,即使手术,其效果也不好,患者将会遗留一定的后遗症。

1.感觉神经传导检查(表 15-7)

表 15-7　肘部尺神经病变神经传导常规检查方法

常规检查
尺神经运动传导:小指展肌记录,分别在腕、肘下、肘上刺激,小指展肌到腕距离为 6.5 cm。肘下、肘上距离为 10 cm。注意在肘下、肘上刺激时保持肘部屈曲 90°
正中神经运动传导:拇短展肌记录,刺激腕、肘部,拇短展肌到腕距离为 6.5 cm
正中,尺神经 F 波
尺神经感觉:环状电极小指记录,刺激腕部,距离 11 cm
正中神经感觉:环状电极示指记录,腕部刺激,距离 13 cm
可出现以下情况

1. 当尺神经肘部损害,同时具有髓鞘脱失和轴索损害的特点时:

尺神经感觉电位减低

尺神经肌肉动作电位波幅减低或正常,末端潜伏时正常或稍微延长。屈曲位时可以出现局部传导减慢或传导阻滞

2. 当肘部尺神经损害,属纯脱髓鞘时,则尺神经感觉神经电位和肌肉动作电位波幅和末端潜伏时均正常。屈曲位时肘部出现肯定的传导阻滞,同前臂比较,肘下、肘上的传导速度明显减慢超过 10 m/s

3. 无法定位的尺神经病(仅轴索损害):

尺神经感觉神经电位波幅很低

尺神经肌肉动作电位波幅在任何部位刺激均很低,末端潜伏时正常或延长

4. 如果尺神经病无法定位,则需要增加以下检查:

尺神经在第 1 骨间肌记录

肘下、肘上做节段性传导检查

手背尺侧皮神经感觉电位,与对侧比较

(1)小指感觉检查:可以使用顺向法或反向法,但由于反向法波幅通常比较高,所以多采用反向法记录。将环状电极放在小指上作为记录电极,参考电极放在记录电极远端 2～3 cm 处,刺激电极放在腕部尺侧,记录感觉神经电位。尺神经在肘部损害时,通常记录到的小指感觉神经电位波幅明显降低或消失,不过,臂丛下干和内索里也含有小指感觉神经纤维,所以臂丛下干和内索损害时也会出现同样改变,此时还要根据其他指标来判断。

(2)手背尺侧皮神经检查法:记录电极用表面电极放在手背侧小指根部,参考电极放在记录电极远端 2～3 cm 处,刺激电极放在离记录电极 8 cm 的尺侧近端,记录感觉神经电位。当肘部损害时此电位应该异常,但由于神经干内神经纤维束的群聚现象,导致其纤维在肘部未被累及,则它也可以正常,而腕部损害时,此电位正常。

2. 运动神经传导检查(表 15-7)

(1)尺神经运动传导在小指展肌记录:记录电极放在小指展肌上,刺激电极分别放在腕、肘下、肘上给予刺激,记录肌肉动作电位,观察末端潜伏时和肌肉动作电位波幅。

(2)尺神经运动传导在第 1 骨间肌记录:刺激点还是在腕部、肘下和肘上,只是记录电极放在第 1 骨间肌,参考电极放在拇指或示指关节上,记录肌肉动作电位。此检查适用于小指展肌萎缩明显的患者,它同时也可以对病变部位提供更好的佐证,但由于神经干内神经纤维束群聚现象,当肘部损害未影响到支配第 1 骨间肌的纤维时,此项检查可以正常。

(3)异常情况分析。

①传导阻滞和局部传导减慢:当肘部病变是以脱髓鞘改变为主时,可出现传导阻滞和局部传导减慢,此时,最好选择四个刺激点即腕部、肘下、肘上和上臂。当分别在肘下和肘上刺激,肌肉动作电位波幅下降大于 50% 时,则认为有传导阻滞(图 15-20)。而当波幅没有明显下降,但却有肘上和肘下局部传导明显减慢时,尤其当与前臂和上臂之间传导速度比较有明显差异时,则认为有局部传导减慢。

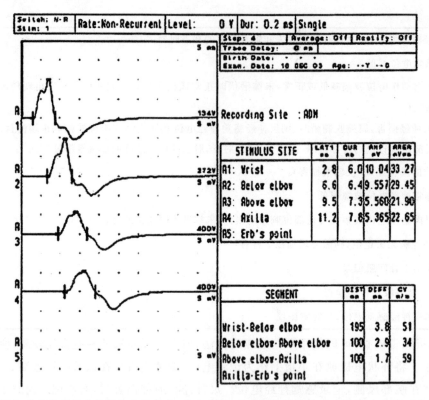

一患者晨起后突然右侧无名指和小指麻木,无力 2 周,尺神经传导检查发现在肘上和肘下之间即尺神经沟处有明显传导阻滞,其肌肉动作电位波幅下降达 75%,传导速度只有 34 m/s。

图 15-20　神经传导阻滞图

②轴索损害:当尺神经内纤维出现沃勒变性时,则在任何一个部位刺激时,尺神经肌肉动作电位均很低,而且较一致,传导速度可以正常或轻度减慢,此时,不能准确地确定损害部位。而尺神经在肘部病变、臂丛下干损害、内索和 $C_8 \sim T_1$ 神经根损害均可以出现此种异常神经传导类型,此时,尚需要结合肌电图来进一步确定。

③确定具体损害部位:当肘下和肘上出现神经传导阻滞而要具体确定在肘部损害部位时,可采用节段性神经传导检查法来确定。即从肘下 4 cm 到肘上 6 cm 之间,沿着尺神经传导通路每隔 1 cm 处给予超强刺激逐渐检查,在小指展肌记录,观察在相邻两点之间肌肉动作电位波幅有无明显降低和潜伏时有无明显延长,当肌肉动作电位波幅明显降低和潜伏时明显延长超过 0.4 ms 时,即有定位价值。

(4)神经传导速度检查注意点:由于在肘下,尺神经深埋在尺侧腕屈肌下方,因此在此处一定要给予超强刺激。肘下、肘上刺激时,两点间距离不超过 10 cm,检查时保持肘部屈曲成 90°,这样能反映出尺神经的实际长度。通常确定尺神经在肘部是否有传导阻滞时,多用运动传导检查,而不主张用感觉神经检查。这是因为正常人在小指刺激,而分别在腕部、肘上、肘下记录时,由于感觉神经电位间位相相互抵消和离散,正常时在肘上记录就会出现明显波幅降低,而不能把它当成传导阻滞。此外,检查者要考虑到正中神经和尺神经变异的存在。

3. 肌电图检查

肌电图检查对确定尺神经损害部位及与 C_8～T_1 神经根损害和臂丛神经下干损害鉴别很重要(表 15-8),主要是观察尺神经支配肌肉有无失神经支配或神经再支配现象。通常检查第 1 骨间肌,尺侧腕屈肌,第 4、5 指深屈肌和小指展肌,患者最能耐受的肌肉是第 1 骨间肌,而小指展肌最痛。由于尺神经在上臂没有发出任何分支,而在前臂发出两支,分别支配尺侧腕屈肌,第 4、5 指深屈肌,所以如果这两块肌肉出现异常,结合传导速度检查,即可以确定病变部位在肘部。不过,当损害部位在腕部或损害仅为脱髓鞘,则此两块肌肉可以正常。当然还要检查由 C_8～T_1 神经根发出的正中神经支配肌肉,如拇短展肌、拇长屈肌、由桡神经支配肌肉示指伸肌,以及颈椎旁肌,以排除 C_8～T_1 神经根病变和臂丛神经下干损害。

表 15-8　尺神经肘部病变肌电图和神经传导检查鉴别表

肌电图	腕部	肘部	臂丛下干	C_8～T_1
第 1 骨间肌	异常	异常	异常	异常
小指展肌	可异常	异常	异常	异常
第 4、5 指深屈肌		异常	异常	异常
尺侧腕屈肌		异常	异常	异常
拇短展肌			异常	异常
颈椎旁肌				异常
小指感觉电位	异常	异常	异常	正常
手背尺侧皮神经感觉电位	正常	异常	异常	正常
尺神经肌肉动作电位	减低	减低,正常	减低/正常	正常
传导阻滞	无	有	无	无

有关尺神经在肘部病变时,尺侧腕屈肌是否异常的问题,很多临床上经过手术证实的尺神经肘部损害病例,在肌电图检查时尺侧腕屈肌正常,这可能和支配尺侧腕屈肌的尺神经纤维束未受累有关。所以,在尺神经肘部病变时,肌电图检查可以出现异常的是第 1 骨间肌,第 4、5 指深屈肌和小指展肌,而尺侧腕屈肌正常。

(三)诊断

有关尺神经肘部病变的诊断,如果神经传导在肘下、肘上之间可见明确传导阻滞或传导减慢,无论肌电图检查在尺神经支配肌肉异常还是正常,都可确定为尺神经在肘部病损。但当轴索损害时,由于在任何点刺激尺神经,在小指展肌记录到的肌肉动作电位波幅均很低,而在前臂尺神经支配肌肉肌电图均异常时,只能推测损害部位可能在肘部,因为尺神经在上臂没有发出任何分支,不过,在最后确诊前也要排除臂丛下干和 C_8～T_1 神经根损害。

三、尺神经腕部病变

尺神经在腕部损害很少见,又叫 Guyon 综合征。可由于局部骨折或外伤,以及腕部反复性磨损而引起,如长期骑车的人,就容易出现此处损害。其临床表现有时容易和肘部损害相混淆,而当仅有第 1 骨间肌萎缩,又不伴有任何感觉障碍时,又容易被误诊为运动神经元病。

尺神经在手腕部经过一个管道叫 Guyon 通道,此通道位于腕横纹水平,是由腕横韧带、豆状骨和钩骨组成。在此管道内,尺神经分成一支浅感觉支,支配小指和无名指感觉,运动支为手掌深运动支,支配第1骨间肌和第3、4蚓状肌(图15-21)。

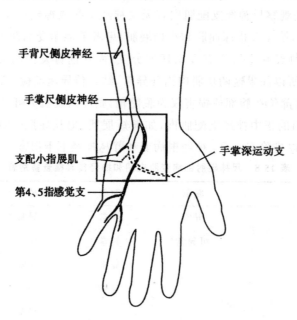

手背尺侧皮神经

手掌尺侧皮神经

支配小指展肌

手掌深运动支

第4、5指感觉支

图15-21 尺神经手腕部解剖图

(一)临床表现

临床表现取决于它在腕部具体损害哪一个分支。

(1)如果是手掌深运动支损害,可出现第1骨间肌萎缩,而小指展肌、小指及无名指感觉正常。

(2)如果支配小指展肌纤维和手掌深运动支都损害,则第1骨间肌和小指展肌均会出现异常,但感觉正常。

(3)如果仅损害了支配小指和无名指的感觉支,则患者仅出现该区域感觉障碍,而无运动障碍。

以上(1)(2)两种情况发生时,由于完全没有感觉障碍,所以在临床上很容易和早期运动神经元病相混淆。

(二)神经电生理检查

一般来说,手腕部损害时,手背尺侧皮神经通常正常,因为它是从尺骨茎突近端尺侧面6～8 cm处,也就是说还没有经过手腕部时就已经分出,所以只有小指感觉神经电位异常。但如果只影响了手掌深运动支,则第1骨间肌记录到的动作电位波幅降低和潜伏时延长,如果损害部位在手掌深运动支近端,运动传导在第1骨间肌和小指展肌记录其波幅均降低和潜伏均时延长,而上述这两种情况发生时其感觉传导包括小指和手背尺侧皮神经感觉检查均正常,肌电图可发现第1骨间肌和小指展肌有失神经电位和神经再支配改变,而尺侧腕屈肌和指深屈肌肌电图则正常,提示病变部位在腕部。

(三)治疗

治疗包括保守治疗和手术治疗。保守治疗一般适用于症状比较轻微,而且局部有传导阻滞或传导减慢的患者。首先要去除造成尺神经在肘部和腕部反复损伤的原因;其次可以用两个夹板来固定肘或腕部以保护尺神经不再受压。一般来说患者经过一段时间保守治疗后,症状均明显减轻或消失。但当症状比较重,而且有明显肌肉萎缩时,应该采用手术治疗。

第三节 桡神经病

桡神经是上肢最大的一条神经,其损害在肌电图室相对少见,最常见的损害部位是在桡神经沟处,多由外伤或桡神经长时间受压所致,而桡神经在其他部位损害则相对少见。桡神经主干损害除了可见于桡神经沟处外,也可见于腋部,而在前臂也可见桡神经终末支损害,如后骨间神经和桡浅神经损害。对于其损害部位的确定,除了根据临床表现外,神经电生理检查也非常重要,它不仅可以帮助确定损害部位,而且还可以判断损害的严重程度和预后。

一、桡神经解剖

桡神经是臂丛后索的延续,其纤维来自全部臂丛各个神经根。在上臂(图 15-22),它位于肱骨内侧,首先发出分支支配肱三头肌 3 个头,在上臂中部桡神经进入桡神经沟以前,发出3 个感觉支,即上臂后皮神经感觉支,支配肱三头肌表面皮肤;上臂下皮神经感觉支,支配上臂侧面皮肤;前臂后皮神经感觉支,支配前臂伸面皮肤。桡神经发出三支后就进入由肱骨内侧向外侧螺旋向下的桡神经沟内,出桡神经沟后发出分支支配肱桡肌和远端的桡侧腕长伸肌,在肱二头肌和肱桡肌之间的肱骨外上髁水平进入前臂,此时,它分出一支纯运动支叫后骨间神经和一纯感觉支叫桡浅神经。后骨间神经支配旋后肌,以及前臂的全部伸肌包括桡侧腕伸肌、尺侧腕伸肌、指总伸肌、拇长伸肌、小指伸肌和示指伸肌。桡浅神经支配前臂桡侧下 1/3 皮肤和手背桡侧面的感觉。

二、临床表现

通常桡神经最常见损害部位是在桡神经沟处,不过,它在腋部、前臂、桡浅神经处损害也可以见到,下面分别加以介绍。

1. 桡神经沟处损害

由于桡神经在桡神经沟处和肱骨离得最近,所以桡神经在该处的压迫性损害最常见,本症又叫桡神经麻痹。常因为醉酒后或过度劳累后熟睡,而上肢被压在头或坚硬的床沿上或椅背上而造成。多在第二天起床时发现手腕和手指不能抬起,即垂腕和垂指,但以垂腕更明显(图 15-23)。此外,肱骨骨折也可以出现桡神经麻痹。由于支配肱三头肌的分支在进入桡神经沟以前就分出,因此肱三头肌不受影响,而桡神经沟以下的前臂和手的全部伸肌则受影响。感觉障碍主要在手背桡侧面和拇指、示指的背侧。在单独的桡神经沟处桡神经损害时,尺神经和正中神经支配的肌肉正常,所以在检查有腕下垂的患者时,应该注意在腕下垂的状态下,指的外展力是弱的,此时,容易误以为同时伴有尺神经或正中神经损害,因此在检查时,应该将患者的腕部被动伸直,来检查指的外展力。

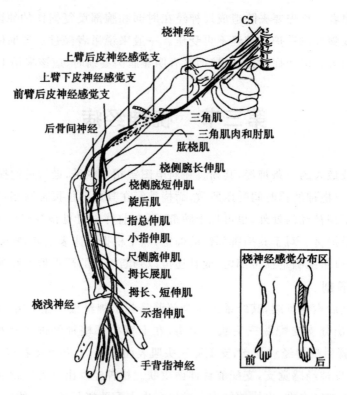

图 15-22　桡神经走行及其支配图

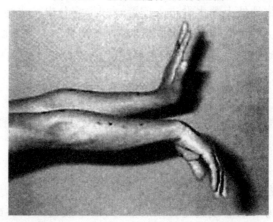

　　一患者睡醒后突发右手指和手腕不能抬起两周,神经电生理检查显示桡神经在桡神经沟处脱髓鞘损害,临床上患者表现为典型的垂腕和垂指。

图 15-23　桡神经沟处损害的典型临床表现图

　　2. 桡神经在腋部损害

　　桡神经在腋部损害多发生于拐杖使用不当,导致桡神经在腋部损伤,此时,全部桡神经支配的肌肉功能均障碍,肱三头肌同样受到损害,感觉障碍可以延伸至上臂的后面。

　　3. 桡神经在前臂处损害

　　桡神经在前臂处损害又叫后骨间神经病。后骨间神经是桡神经的一个纯运动分支,此神经穿过旋后肌进入前臂,在此处,可以由嵌压或肘部外伤而导致后骨间神经嵌压在旋后肌的两个头之间。在临床上患者表现出的运动障碍和桡神经在桡神经沟处损害不完全一样,以垂指明显(图 15-24),可以没有垂腕或很轻。如果同时有垂腕时,可通过下列两点和桡神经沟处损害鉴别:其一是后骨间神经损害时,肱三头肌和肱桡肌不受影响,由于桡侧腕伸肌也没有受损,只是尺侧伸腕肌受损,因此伸腕时有典型的向桡侧偏斜。其二为由于后骨间神经是一纯运动神经,它损害时,没有感觉障碍,但多有肘部外侧疼痛。

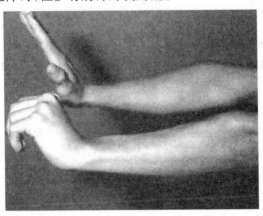

一患者左前臂被机器压伤后手指不能抬起一个月,神经电生理检查显示后骨间神经损害,临床上患者表现为典型的垂指,但无垂腕。

图 15-24　桡神经在前臂损害时的典型垂指表现图

4. 桡浅神经损害

桡浅神经是一纯感觉支,它在前臂中下 1/3 处穿出并支配手背、拇指、示指的桡侧面皮肤感觉。由于它的位置表浅,再加上它和桡骨紧邻,因此容易受损,其病变可以由过紧的表带、手铐压迫桡浅神经等而引起。由于它是一纯感觉支,因此无运动功能障碍,但可出现手背和拇、示指桡侧面皮肤感觉异常。

在临床上,臂丛后索损害,C_7、C_8 神经根损害也可以出现垂腕和垂指,所以当遇到此种情况时,应该注意鉴别其具体损害部位(表 15-9)。由于大多数伸腕和伸指的肌肉都是由 C_7 神经根发出的纤维支配,而在临床上单纯桡神经病变很少只出现伸腕和伸指肌肉异常,而 C_7 神经根支配的肌肉正常。通常在桡神经沟或腋部损害时,均可以导致肱桡肌无力,而肱桡肌是由 C_5、C_6 神经根支配,而在 C_7 神经根损害时,它应该正常。另外,桡神经沟处损害时,肱三头肌正常,而在 C_7 神经根病变时,会出现肱三头肌力弱和肌电图异常。而臂丛后索损害除了出现广泛的桡神经支配的肌肉无力外,还包括三角肌。后骨间神经损害,患者主要以垂指更明显,肱三头肌和肱桡肌不受影响。

表 15-9　垂腕和垂指鉴别诊断

诊断内容	桡神经沟病变	后骨间神经病	C_7/C_8 神经根病	臂丛后索病变
伸腕	力量弱	力量弱	力量弱(C_7)	力量弱
伸指	力量弱	力量弱	力量弱(C_8)	力量弱
伸腕时向桡侧偏斜	无	有	可以有	无
肱桡肌	力量弱	正常	正常	力量弱

续表

诊断内容	桡神经沟病变	后骨间神经病	C_7/C_8 神经根病	臂丛后索病变
肱三头肌	正常	正常	力量弱(C_7)	力量弱
屈腕、前臂旋前	正常	正常	力量弱	正常
三角肌	正常	正常	正常	力量弱
感觉障碍分布	上臂后面皮肤感觉可能异常	无	示指,中指,无名指和小指	上臂后面皮肤感觉可能异常
桡神经运动传导	波幅低或在桡神经沟处传导阻滞	波幅低	波幅低或正常	波幅低
桡神经感觉传导	波幅低或消失	正常	正常	波幅低或消失
后骨间肌肉	异常	异常	异常(C_8)	异常
肱桡肌	异常	异常	正常	异常
肱三头肌	正常	正常	异常(C_7)	异常
三角肌	正常	正常	正常	异常
椎旁肌	正常	正常	正常或异常	正常

三、神经电生理检查

1. 运动传导检查

检查时让患者手和前臂处于轻微旋前位,记录电极可以在示指伸肌上,也可以在指总伸肌上。在示指伸肌上记录时,其记录电极位置为前臂背侧中间,尺骨茎突近端三横指,参考电极放在尺骨茎突上。在指总伸肌上记录时,其记录电极位置为前臂背侧中上 1/3 肌肉最隆起处,参考电极在记录电极远端 2~3 cm 处,刺激点分别在前臂、肘、桡神经沟上和下。正常人从示指伸肌上记录到的动作电位波幅为 2~5 mV,由于桡神经运动传导所记录的肌肉在前臂和其他肌肉相互重叠,使得桡神经检查在技术上有一定的困难。

在做桡神经运动传导检查时要注意如下几点。

(1)记录位置在示指伸肌上时,记录出的动作电位波形开始多有一小正相波,这是由于邻近其他桡神经支配肌肉受到容积传导的作用。

(2)由于桡神经走行问题,皮肤表面测得的距离并非甚准,导致传导速度多很快。

(3)桡神经运动传导检查的重点是寻找局部传导阻滞,而在桡神经沟处的局部损害有时比较难找,需要用节段性检查法来一段一段检查。

2. 感觉传导检查

桡神经感觉支的感觉传导很容易检查。记录电极放在手背拇指和示指之间形成的三角形底部,参考电极放在记录电极远端 2~3 cm 处,刺激电极位于记录电极近端 10 cm 处的桡侧表面上(表 15-10)。

在桡神经沟处病变,如果病变是纯脱髓鞘性,则在桡神经沟上、下刺激会出现明显的传导阻滞即动作电位波幅明显减低(图 15-25),而桡浅神经感觉神经电位正常。如果病变是轴索损害,则任何地方刺激桡神经其动作电位波幅均低,桡浅神经感觉神经电位波幅也降低或消失,但此时要排除臂丛后索损害和 C_7、C_8 神经根损害。在后骨间神经损害时,多为轴索损害,所以可见远端动作电位波幅降低,而桡浅神经感觉神经电位正常。

表 15-10 桡神经病变常规神经电生理检查

神经传导检查
桡神经运动:在示指伸肌上记录,参考电极放在尺骨茎突上,刺激点分别在前臂、肘、桡神经沟下和上,两侧对比。如果示指伸肌有肌肉萎缩,则用指总伸肌记录
桡浅神经感觉检查:记录电极放在手背拇指和示指之间形成的三角形底部,参考电极放在记录电极远端 2～3 cm 处,刺激电极放在记录电极近端 10 cm 处的桡侧表面上
可以出现下列情况:
后骨间神经病(轴索损害):桡神经远端肌肉动作电位波幅减低,桡浅神经感觉电位正常
后骨间神经病(髓鞘损害):桡神经远端肌肉动作电位正常,但在前臂和肘之间有传导阻滞,桡浅神经感觉神经电位正常
后骨间神经病(混合型):桡神经远端肌肉动作电位波幅减低,前臂和肘之间可有传导阻滞,桡浅神经感觉电位正常
桡神经沟处病变(轴索损害):桡神经远端肌肉动作电位波幅减低,桡浅神经感觉电位波幅减低
桡神经沟处病变(髓鞘损害):桡神经远端肌肉动作电位正常,但在桡神经沟处有传导阻滞,桡浅神经感觉电位正常
桡神经沟处病变(混合型):桡神经远端肌肉动作电位波幅减低,但在桡神经沟处有传导阻滞,桡浅神经感觉电位波幅减低
桡神经损害在腋部(轴索损害):桡神经远端肌肉动作电位波幅减低,桡浅神经感觉电位波幅减低
桡浅神经病:桡神经远端肌肉动作电位正常,桡浅神经感觉电位波幅减低
肌电图检查
至少两块后骨间神经支配肌肉:示指伸肌、尺侧腕伸肌、指总伸肌
至少两块桡神经沟远端桡神经支配肌肉:肱桡肌、桡侧腕伸肌
至少一块桡神经支配的桡神经沟近端肌肉:肱三头肌
至少一块臂丛后索支配的肌肉:三角肌
至少两块 C_7 神经根发出的非桡神经支配肌肉:桡侧腕屈肌、旋前圆肌、椎旁肌
注意:对于脱髓鞘性桡神经病,在无力肌肉上仅出现正常运动单位电位募集相减少,而没有其他神经源性损害的肌电图表现

3. 肌电图检查

在临床上表现为垂腕和垂指时,需要做肌电图检查来准确地确定桡神经损害的部位,并且和以下几种情况鉴别:后骨间神经病、桡神经沟处桡神经损害、桡神经在腋部损害,以及臂丛后索病变和 C_7 神经根病。对于后骨间神经病,异常肌肉将仅局限于后骨间神经支配的肌肉上。而桡神经沟处桡神经损害时,还会有肱桡肌、桡侧腕伸肌肌电图异常,而肱三头肌和三角肌肌电图正常。如损害是在腋部,则肱三头肌肌电图也会出现异常。如是后索损害,则三角肌也会出现异常。如 C_7 神经根损害,将会出现椎旁肌肌电图异常和非桡神经支配的 C_7 肌肉异常。

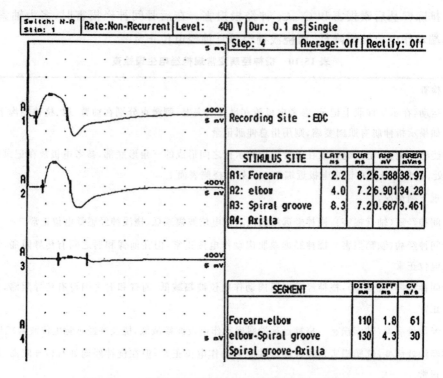

图 15-25　桡神经运动传导在桡神经沟处传导阻滞图

四、治疗和预后

桡神经病变治疗和预后取决于受损的情况和严重程度,由于睡眠而导致桡神经麻痹者,其预后较好,大多数在 6～8 周内可以自然恢复。曾有一项研究表明,由于睡眠而导致的桡神经麻痹,大约 87% 患者可完全恢复,而当外力压迫桡神经时间过长,导致轴索变性,并且肌电图有失神经改变时,恢复的时间相对较长,需要几个月。当肱骨骨折伴随有较轻桡神经损害时,则随着骨折的愈合,桡神经的功能会逐渐恢复,而当骨折后造成桡神经在骨折处长时间嵌压,则需要早期手术探查,如果神经损伤一年后仍无再生迹象,则需考虑神经移植或肌腱移植。

第四节　腓总神经病

腓总神经病是下肢最常见的单发性神经病,这是腓总神经在腓骨小头处位置最表浅,很容易受到外力的压迫性损伤,导致此处病变最多见。临床上最常见的表现是足下垂,有些患者可以有小腿外侧和足背侧皮肤感觉异常。然而在临床上,坐骨神经病、腰骶神经丛病、L5 神经根病变也可以出现和腓总神经病变很像的临床表现,常需要仔细查体和神经电生理检查来鉴别。

一、腓总神经解剖

起源于 L4～S2 的神经根纤维组成了坐骨神经,坐骨神经在大腿中下 1/3 处又分成了胫神经和腓总神经,腓总神经向下行到腓骨小头上发出一浅感觉支,支配髌骨外侧皮肤,之后就分成腓浅神经和腓深神经。前者支配使足外旋的腓骨长、短肌,并有感觉纤维分布于小腿下部前外侧皮肤和足趾背侧皮肤(图 15-26);后者支配足背屈肌群,包括趾短伸肌、胫骨前肌,并有感觉纤维分布于第 1、2 足趾间的皮肤(图 15-27)。此外,尚有一变异的吻合支叫副腓总神经,它由腓浅神经在膝部分出,支配趾短伸肌的外侧部分。

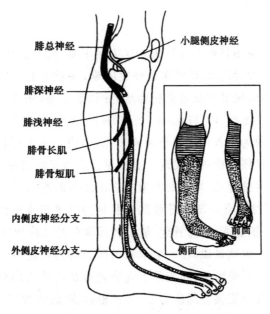

图 15-26　腓浅神经走行及其支配图

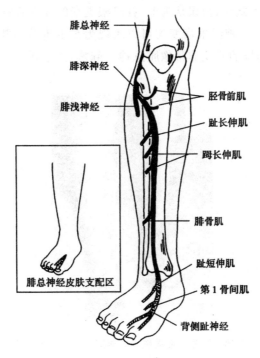

图 15-27　腓总神经走行及其支配图

二、病因

　　腓总神经最常见的损伤部位是在腓骨小头处,多数是由外力压迫所致,如外伤、骨折、双腿交叉时间过长、下蹲时间过长等，另外，体重急剧下降，减肥导致腓骨小头处缺乏脂肪等保护组织支撑，造成腓总神经被周围骨组织压迫，出现腓总神经麻痹。长时间卧床，手术和昏迷患者，由于腓骨小头可能被压在床边或有突起的地方，也可以造成腓总神经麻痹，一些代谢病如糖尿病也可以造成腓总神经损害。

三、临床表现

腓骨小头处腓总神经损伤其典型的临床表现为足下垂，此处损害通常会影响到腓浅神经和腓深神经。影响到腓浅神经时患者出现足外旋困难，并且可有小腿下外侧皮肤感觉障碍。影响到腓深神经时患者会出现足及足趾背屈困难，导致足下垂（图 15-28），并且在腓骨小头处有局部疼痛，叩击时会有叩击痛，即 Tinel 征（+）。在临床上，如果患者足下垂很严重，则从患者的步态就可以看出，表现为患者行走时呈跨阈步态，但当足下垂很轻微和足外旋力稍弱时，走路时很难看出，就必须靠仔细检查来发现。方法是让患者足趾背屈，观察胫骨前肌和趾短伸肌的力量，让足外旋来观察腓骨长、短肌的力量。应该注意的是 L_5 神经根发出的大部分纤维参与足背屈和足外旋，同时也有一部分纤维加入胫神经纤维里支配使足内旋的胫骨后肌，所以，在临床上鉴别 L_5 神经根病变、坐骨神经、腓总神经和胫神经病变的一个很重要的检查方法就是检查患者足内旋力量，也就是说，在一个单独的腓总神经在腓骨小头处损伤时，胫神经的功能应该正常，所以足内旋不受影响；而当足下垂患者有足内旋力弱时，其损害一定超过了单纯的腓总神经损害范围，其可能损害部位为 L_5 神经根病变、腰骶神经丛病变和坐骨神经病变。而在有足下垂的患者检查足内旋时应该注意将患者的足处于被动背屈位，因为，在足下垂状态下足内旋的力量本来就差，此时，会误认为 L_5 神经根支配的胫骨后肌力量减弱。在临床上，坐骨神经病、腰骶神经丛病、L_5 神经根病变均可以表现为足下垂及小腿外侧和足背侧皮肤感觉减退，尤其在早期，这些部位的病变非常像腓总神经麻痹，这就需要临床上仔细的查体和用神经电生理检查来鉴别。

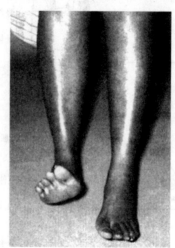

图 15-28　腓总神经损伤后的典型临床表现即足下垂

四、神经电生理检查

1. 神经传导检查

临床上表现为足下垂，可疑有腓总神经损害时，应该常规做腓总神经运动和腓浅神经感觉支检查(表 15-11)。在以脱髓鞘损害为主的病变中,如腓总神经运动传导在腓骨小头下、上可见传导阻滞(图 15-29),或局部传导减慢时,即可确定损害部位是在腓骨小头处。一般说腓骨小头下、上刺激,传导速度减慢大于 10 m/s,则认为有局部传导减慢。而动作电位波幅下降超过 50%时,则认为有局部传导阻滞,而此时远端腓浅神经感觉神经电位则正常。在以轴索损害为主的病变中,腓总神经动作电位波幅分别在踝、腓骨小头下、上刺激均减低,运动传导速度和末端潜伏时可以正常,腓浅神经感觉神经电位波幅减低,但此时应注意和对侧肢体比较。多数情况下,腓总神经损害均影响到腓浅神经和腓深神经,但偶尔也会只影响到一个分支,而多半是腓深神经,此时,腓浅神经感觉神经电位则是正常。通常,趾短伸肌用做腓总神经运动传导记录部位,但当它明显萎缩而导致动作电位波幅明显减低时,则选用胫骨前肌来记录腓总神经动作电位,刺激点分别在腓骨小头下和上。事实上足下垂主要是由于胫骨前肌无力,所以在检查腓总神经运动传导时用胫骨前肌做记录比用趾短伸肌更为有用,而在实际检查中,一些传导阻滞仅在胫骨前肌记录时才有,而在趾短伸肌记录时则没有。所以,在用趾短伸肌记录时,如果没有出现传导阻滞时,就一定要做胫骨前肌记录,也就是说对于足下垂患者怀疑有腓总神经在腓骨小头处损害时,腓总神经运动传导一定要分别在胫骨前肌和趾短伸肌上记录。此外,也可以用节段性运动传导检查法来确定具体的损害部位。除了检查腓总神经运动以外,胫神经运动、F 波、腓肠神经感觉支均要检查,如果任何一项运动或感觉检查可疑,则一定要和对侧比较。

表 15-11　腓总神经病常规神经传导和肌电图检查步骤

常规神经传导检查

　腓总神经运动:在趾短伸肌处记录,分别在踝部和腓骨小头下和上刺激。如果动作电位波幅很低或没有发现腓骨小头处有传导阻滞和局部传导减慢,则要做胫骨前肌记录,分别在腓骨小头下和上刺激

　胫神经运动:在𧿹长伸肌上记录,刺激分别在踝和腘窝处

　腓浅神经感觉支检查:记录电极在足背和外踝连线中点处向上 1 cm 处,刺激电极在记录点近端 12 cm 的小腿外侧面

　腓肠神经检查:记录电极在外踝下方,刺激电极在小腿后部距记录电极 14 cm 处

　腓总神经、胫神经 F 波

特殊情况:如果感觉和运动传导任何一项检查可疑,则需和对侧比较

常规检查肌肉

　至少检查两块腓深神经支配的肌肉,如胫骨前肌、𧿹长伸肌

　至少检查一块腓浅神经支配的肌肉,如腓骨长肌

　至少检查一块胫神经支配的肌肉,如腓肠肌内侧头

必须检查股二头肌短头

特殊情况

　假如任何肌肉可疑,要同对侧肌肉比较

续表

假如股二头肌短头或任何胫神经支配的肌肉有异常或神经传导检查为不能确定损害部位的腓总神经病，或出现异常胫神经运动和腓肠神经感觉电位时，则需要进一步检查坐骨神经、臀神经支配的肌肉和腰椎旁肌

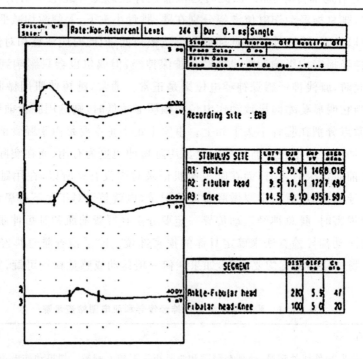

　　一足下垂患者左腓总神经运动传导检查在腓骨小头处有局部传导阻滞，即腓骨小头上，下刺激动作电位波幅下降超过 50%，传导速度只有 20 m/s。

图 15-29　腓总神经在腓骨小头处局部传导阻滞图

2.肌电图检查

　　肌电图检查通常用来进一步确定损害部位和估计损害严重程度，更重要的是排除坐骨神经、腰骶神经丛和 L_5 神经根损害（表 15-12）。当然，如果病变是以脱髓鞘即传导阻滞为主时，肌电图检查将呈正常或出现很少的失神经改变，而主要呈运动单位电位募集相减少，但其形状正常，此时神经传导检查对确定病变部位、病情的严重性和预后的判断就更为重要。而对轴索损害病变，肌电图重点检查那些由腓总神经支配的肌肉如胫骨前肌、跛长伸肌、腓骨长肌，当急性或亚急性损害时，它们将会出现纤颤电位、正锐波和正常运动单位电位募集相减少。慢性轴索损害时，可见高波幅和长时程多相电位，且这种异常运动单位电位募集相减少。

表 15-12　神经传导和肌电图检查对足下垂鉴别诊断表

肌电图	腓深神经	腓总神经	坐骨神经	腰骶神经丛	L_5 神经根
胫骨前肌	异常	异常	异常	异常	异常
跛长伸肌	异常	异常	异常	异常	异常
腓骨长肌		异常	异常	异常	异常

肌电图	腓深神经	腓总神经	坐骨神经	腰骶神经丛	L₅ 神经根
胫骨后肌		异常	异常	异常	
股二头肌短头			异常	异常	异常
臀中肌				异常	异常
椎旁肌					异常
神经传导					
腓浅神经感觉电位（轴索损害）		异常	异常	异常	正常
腓肠神经感觉电位（轴索损害）			异常	异常	正常
腓总神经动作电位（轴索损害）	波幅减低	波幅减低	波幅减低	波幅减低	波幅减低
胫神经动作电位（轴索损害）			波幅减低	波幅减低	波幅减低
H 反射			异常	异常	异常
腓骨小头处传导阻滞或局部传导减慢	有	有			

如果任何一个腓总神经支配的肌肉出现异常，则必须检查 L₅ 神经根发出的非腓总神经支配的肌肉，以排除坐骨神经、腰骶神经丛病和 L₅ 神经根病。这里需要注意的是，即使神经传导检查已经确定腓总神经在腓骨小头处损伤，也要对一些关键的并非由腓总神经支配的肌肉进行肌电图检查。尤其要强调的是胫骨后肌，它由 L₅ 神经根发出但却由胫神经支配的，其功能是使足内旋；其次是大腿后部肌肉包括半腱肌，半膜肌，股二头肌长、短头。在这里，检查股二头肌短头非常重要，它是唯一一块在腓骨小头上由坐骨神经的腓神经分支支配的肌肉，这块肌肉或其他任何一块大腿后肌群肌肉出现异常，则提示腓总神经损害是在腓骨小头上靠近坐骨神经处或更高。在有些坐骨神经病变的患者，其肌电图改变很像腓总神经病的肌电图改变，唯一的区别是坐骨神经病变可以出现股二头肌短头肌电图异常。股二头肌短头的进针部位位于膝盖侧面向上四横指处，如果肌电图异常仅在腓总神经支配的肌肉上出现，并且胫骨后肌和股二头肌短头肌电图均正常，再结合神经传导检查结果，则可确定是腓总神经病变，当臀中肌肌电图异常，但腰椎旁肌肌电图正常时，则提示病变部位可能在腰骶神经丛。

第五节　坐骨神经病

在下肢单发性神经病中，坐骨神经病的发病率仅次于腓总神经病。坐骨神经从它在臀部近端一直到腘窝处的这一相对较长的行程中，任何一个部位都可以损伤，可以是急性也可以是慢性。急性损伤的原因多为骨盆和股骨骨折、外伤、肌肉注射位置不当、坐的时间过久、昏迷导致长时间臀部受压等。慢性损伤的原因多为盆腔肿瘤压迫，坐骨神经本身神经纤维瘤和梨状肌综合征等。

一、坐骨神经解剖

坐骨神经起源于 $L_4 \sim S_2$ 神经根纤维,其在大腿后面形成内侧支、外侧支,内侧支又叫胫神经,外侧支又叫腓总神经,它们共同被包在坐骨神经干中,但彼此的神经纤维是分开的(图 15-30)。坐骨神经通过坐骨切迹离开骨盆,然后穿过被臀大肌覆盖的梨状肌下面,此时与它伴行的还有一些腰骶神经丛,如臀上神经(支配臀中、小肌和阔筋膜张肌),臀下神经(支配臀大肌)。坐骨神经在大腿后面还发出一些分支支配大腿后肌群,包括半腱肌,半膜肌,股二头肌长、短头,这些肌肉主要管膝关节屈曲。这些大腿后肌群中除了股二头肌短头是由坐骨神经的腓总神经分支支配外,其余全都是由坐骨神经的胫神经分支支配。坐骨神经在近腘窝处又分成胫神经和腓总神经,支配膝以下所有的运动和感觉,但除外腿和脚的内侧皮肤的感觉(是由隐神经支配)。腓总神经的解剖已在腓总神经一节里叙述,在腘窝处胫神经又分出一支感觉支,叫腓肠神经,是一纯感觉支,它支配小腿后面和足外侧缘和小趾的皮肤感觉。但有 $40\% \sim 80\%$ 的人腓肠神经里含有腓总神经的成分,所以对这种人来说,低波幅的腓肠神经感觉电位并不能完全说明累及了胫神经,而腓总神经损害也可以出现腓肠神经感觉电位异常。腓肠神经也是临床上最常用作神经活检的一个神经。

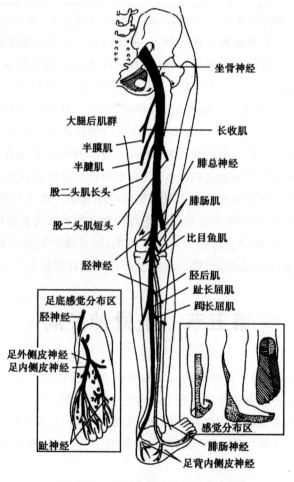

图 15-30 坐骨神经走行及其分支图

二、临床表现

大多数坐骨神经病都是亚急性起病,也可以是缓慢起病,而由于外伤、骨折、注射位置不当、过久的坐立而患此病者多急性起病;盆腔肿瘤压迫、坐骨神经本身纤维瘤所导致的坐骨神经病发病较慢。在完全性坐骨神经损伤的患者,主要表现为屈膝肌和踝关节、脚趾运动的肌肉均无力,感觉障碍可以在小腿侧面和后面、足背面、足底和第1、2脚趾间隙。臀部和大腿部可以出现疼痛,并且向腿后面和侧面放射,踝反射减弱或消失,这种完全性坐骨神经损伤多在严重的病变或晚期时出现,而大部分坐骨神经病变都是部分损害,主要损害到坐骨神经的腓总神经部分,在临床表现上很像腓总神经病。而腓总神经部分受损害比较重的原因可能是在坐骨神经中,胫神经部分含有更多的纤维,并且这些纤维束外周含有更多的弹性组织,而腓总神经含有的纤维较少并且外周支撑组织也较少;另外,胫神经部分在大腿后面位置相对比较松弛,而腓总神经部分从坐骨切迹到腓骨小头之间被拉得较紧,移动空间小,这就导致坐骨神经受损害时,腓总神经受损的程度比胫神经受损的程度要重,而且也更容易损害。在临床上,早期部分坐骨神经病变和腓总神经在腓骨小头处损害的临床表现很像,此时,应该注意要和腓总神经在腓骨小头处损害、L₅神经根处损害、腰骶神经丛病变来鉴别(表 15-13)。

表 15-13　坐骨神经损害临床表现鉴别诊断

临床表现	腓深神经	腓总神经	坐骨神经	腰骶神经丛	L_5 神经根
足背屈力弱	有	有	有	有	有
足外旋力弱		有	有	有	有
足内旋力弱			有	有	有
屈膝力弱			有	有	
臀肌力弱				有	
踝反射减弱			有		
第1、2趾间感觉减退	有	有	有	有	有
足背感觉减退		有	有	有	有
小腿外侧感觉减退		有	有	有	有
膝旁感觉减退			有	有	有
足底感觉减退			有	有	
大腿后面感觉减退				有	有
腓骨小头叩击征(+)	有	有			
臀及大腿后面痛			有	有	有
背痛					有
直腿抬高试验(+)					有

在查体方面,应该特别注意那些坐骨神经纤维里的非腓总神经支配肌肉的功能,如足内旋(胫神经支配的胫骨后肌)、趾屈曲(胫神经支配的趾长屈肌)和膝屈曲(坐骨神经支配的大腿后肌群)。足下垂患者如果出现任何上述肌肉无力,均提示功能障碍已经超过了腓总神经的范围。同样,在查感觉时,膝旁感觉、足底和第1、2脚趾间隙的感觉障碍均提示有坐骨神经和胫神经损害。如果小腿和足内侧及大腿后面有感觉障碍则提示损害范围更广,可能包括腰骶神经丛或更近端损害。

有关梨状肌综合征的问题,由于坐骨神经离开骨盆后,就进入梨状肌并且穿行于其下方,当梨状肌肥大时,就可能压迫坐骨神经。过去,诊断此病比较多,但后来发现,很多患者是由于腰骶神经根病变,而非梨状肌对坐骨神经的压迫。诊断梨状肌综合征必须要符合下列条件:其一是临床上表现为坐骨神经损害;其二是神经电生理检查也有坐骨神经损害的证据;其三是手术探查显示坐骨神经在梨状肌下受压;最后,手术解除压迫后症状明显减轻。

三、神经电生理检查

1. 神经传导检查

神经电生理检查的目的主要是要确定有无坐骨神经损害,并与腓总神经在腓骨小头处损害、L_5 神经根处损害和腰骶神经丛病变来鉴别。

应常规检查两侧胫神经和腓总神经的运动传导(表 15-14),记录电极分别放在趾短伸肌和跚展肌上,应该特别注意腓总神经的运动传导,尤其是注意腓总神经在腓骨小头处有无传导阻滞和局部传导减慢。在坐骨神经损害尤其伴有轴索损害时,同正常侧比较,损害侧胫神经和腓总神经动作电位波幅均降低,但腓总神经降低得更明显,末端潜伏时可以正常或轻度延长,传导速度正常或轻度减慢,但达不到脱髓鞘改变的程度。

感觉神经传导必须做腓肠神经和腓浅神经感觉支检查(表 15-14),但值得注意的是腓肠神经是在腘窝处来自胫神经,但同时又接受一部分来自腓总神经的纤维,所以当腓肠神经电位波幅降低时,并不能完全说明是胫神经损害。

表 15-14　坐骨神经病变常规神经电生理检查

神经传导检查
胫神经运动检查:在跚展肌上记录,刺激分别在踝和腘窝处
腓总神经运动:在趾短伸肌处记录,分别在踝,腓骨小头下,上刺激。如果动作电位波幅很低或没有发现腓骨小头处有传导阻滞或局部传导减慢,则要做胫骨前肌记录,分别在腓骨小头下,上刺激
腓浅神经感觉支检查:记录电极在足背和外踝连线中点向上 1 cm 处,刺激电极在记录点近端 12 cm 的小腿外侧面
腓肠神经感觉支检查:记录电极在外踝下方,刺激电极在小腿后部距记录电极 12~14 cm 处
腓总神经,胫神经 F 波和胫神经 H 反射
上述神经传导检查中如果感觉和运动任何一项检查可疑,则需和对侧比较
常规肌肉检查
至少检查两块腓总经支配的肌肉如:胫骨前肌,跚长伸肌,腓骨长肌
至少检查两块胫神经支配的肌肉如:腓肠肌内侧头,胫骨后肌
必须检查股二头肌短头
至少检查一块臀上神经支配的肌肉:臀中肌
至少检查一块臀下神经支配的肌肉:臀大肌
$L_5 \sim S_1$ 椎旁肌
至少检查两块非坐骨神经,非 $L_5 \sim S_1$ 神经根支配的肌肉如股外侧肌和髂肌,以排除更广泛的损害
假如任何肌肉可疑,要同对侧肌肉比较

此外,还应该常规检查双侧胫神经和腓总神经 F 波和胫神经的 H 反射,病侧 F 波和 H 反射潜伏时可能延长或消失,但这些改变在坐骨神经损害、L_5 神经根处损害、腰骶神经丛病变均

可以出现,尚需要结合其他检查来鉴别它们。

2.肌电图检查

肌电图检查在坐骨神经支配的肌肉上包括大腿后肌群及胫神经和腓总神经支配的肌肉上可以出现失神经电位,神经再生电位和运动单位电位募集相减少,但臀神经支配的肌肉和腰骶椎旁肌正常。一般说来,失神经支配现象在膝以下较远的肌肉上容易发现,尤其是对那些病程比较长的患者,而大腿后肌群多可见神经再生电位,尤其是股二头肌短头,这里需要强调的是,一定要检查臀肌和腰骶椎旁肌,以排除 L_5 神经根处损害和腰骶神经丛病变。

第六节　股神经病

股神经是下肢相对较短的一条神经,主要支配大腿区感觉、运动和整个腿内侧的感觉,其单独损害在临床上很少见,损害后主要临床表现为大腿无力和麻木,和腰丛或 $L_2 \sim L_4$ 神经根损害的临床表现很像,并且三者之间鉴别有时很困难。

一、股神经解剖

股神经起源于腰丛(图 15-31),其纤维来自 $L_2 \sim L_4$ 的神经根纤维,在腰大肌和髂肌内和外侧缘下行,最终从腹股沟韧带下方穿出,在腹股沟韧带处,它位于股动脉和股静脉外侧。在大腿上部其运动支支配髂肌、缝匠肌、耻骨肌和股四头肌,其感觉支支配整个大腿内侧和大腿前外侧(股外侧皮神经)皮肤感觉。股神经感觉支延续成为隐神经,它和股动脉并行在股四头肌内侧下降,大约在膝上 10 cm 穿出,然后沿胫骨内侧下降,直到内踝表面跨越内踝到足内侧,它支配膝盖前内侧、小腿、内踝和足弓内侧皮肤感觉。

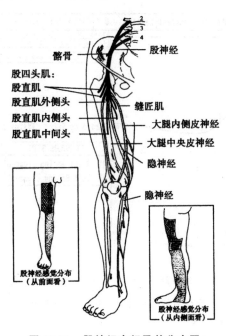

图 15-31　股神经走行及其分支图

二、病因

股神经损害最常见的原因是外伤、牵拉和压迫。造成外伤的主要原因多是医源性的，它可以是盆腔内损害，多见于腹腔和骨盆内手术所造成，可能为手术器械对股神经直接压迫或是手术中将髂肌压迫到骨盆侧壁而造成，或者是手术中牵引器使用不当而造成，最常见的手术为子宫切除术、直肠癌切除术和肾移植等。也可以是盆腔外损害，如腹股沟韧带区或大腿根部手术操作不当所造成，常见的有股动脉穿刺。另外，脊柱肿瘤、外伤、股骨骨折、盆腔手术后腹膜后血肿都可以出现股神经损害，糖尿病或周围血管病变也可引起股神经病。此外，还有一种很少见的目前病因尚不清楚的特发性股神经病，可能和病毒感染有关。

三、临床表现

股神经损害主要临床表现为大腿肌肉无力、萎缩和麻木，大腿抬起困难，由于股四头肌无力，导致伸膝困难，以至于经常摔倒。感觉症状通常都很轻或没有，患者可有不同程度髂窝和髂腹股沟区疼痛，有些患者可以没有疼痛或疼痛很轻，而有些患者尤其是髂肌血肿压迫股神经者，可以出现非常明显的疼痛。查体可见股四头肌力弱、萎缩、屈髋、伸膝力均弱，但大腿内收功能正常，如果有感觉障碍，则主要是小腿前内侧皮肤感觉减退，膝反射减低或消失。注意，单独股神经病变需要和 $L_2 \sim L_4$ 神经根损害和腰丛神经病来鉴别，一个很重要的鉴别点是要检查大腿内收肌群的功能，因为大腿内收肌群是由闭孔神经支配，而单独股神经损害时，大腿内收肌群功能应该正常。

四、神经电生理检查

1.运动传导检查

在股直肌上记录，在腹股沟韧带下方股动脉外侧刺激，主要观察股神经动作电位波幅，并注意和对侧比较，股神经损害时，出现动作电位波幅减低和末端潜伏时延长（图 15-32）。

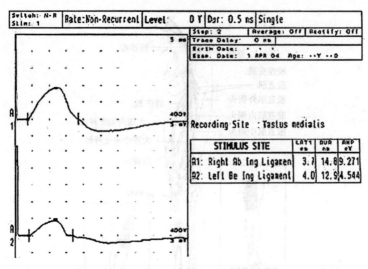

一患者左腿抬起无力三周，图中为股神经运动传导检查，在腹股沟区刺激股神经所得到的肌肉动作电位波形，右侧波幅为 9.3 mV（上面的波形），左侧波幅为 4.5 mV（下面的波形），左侧波幅仅为右侧的一半，结合针电极肌电图最后诊断为左股神经损害。

图 15-32　股神经损害运动传导检查图

2.肌电图检查

肌电图检查主要是要确定是选择性的股神经损害,还是广泛的腰丛和腰神经根损害。通常检查股四头肌的两个头,即股四头肌外侧头和内侧头,还要检查髂肌,非股神经支配的 L_2～L_4 神经根发出的大腿内收肌和椎旁肌,如果后几块肌肉正常,则为单独的股神经损害。

一般说来,股神经病变即使有轴索损害其预后也比较好,因为股神经离它所支配的肌肉距离较短,也就是说损伤神经离它所支配肌肉距离很近,就使得神经芽生和再支配较快和较完全。而即使是脱髓鞘损害,也只需要 2～3 周即可修复。

第七节　股外侧皮神经炎

股外侧皮神经炎,在神经内科门诊比较少见,通常临床医生主要是根据其病史和临床表现来诊断,而神经电生理检查为诊断本病提供了客观的证据,并且可以鉴别腰神经根和腰神经丛病变。

一、股外侧皮神经解剖

股外侧皮神经是一纯感觉神经,它来自 L_2、L_3 神经根纤维,沿腰大肌外侧缘下降,穿越髂肌深处,约在髂前上棘处从腹股沟韧带下缘穿出,支配大腿前部及侧面的皮肤感觉,其位置大约为手放在裤子口袋里所触及的范围(图 15-33)。

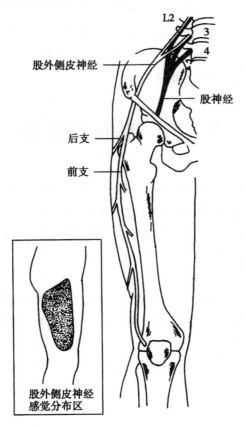

图 15-33　股外侧皮神经感觉分布图

二、临床表现

本病的病变部位可以在腰大肌处、髂肌处,但最容易受压的部位是它从腹股沟韧带下穿过处。有些人发病没有明确的原因,但妊娠、肥胖、皮带过紧或突然减肥可能是发生本病的原因。本病多发生在单侧,其临床表现主要为大腿前部及侧面皮肤表面烧灼样疼痛、感觉异常或麻木,其中最常见的就是疼痛。有些人因为害怕诱发大腿外侧的疼痛,甚至不敢将手放在裤子口袋里,而有些人疼痛时反而用手搓局部皮肤,疼痛会有所减轻。疼痛、感觉异常或麻木可由于行走、站立等姿势而加重,坐位时减轻。在腹股沟韧带区叩击该神经,可出现叩痛,即 Tinel 征(+),由于此神经是纯感觉神经,所以不会出现肌肉萎缩和无力,也无反射改变。

三、神经电生理检查

本病诊断主要依靠病史和临床表现,而神经电生理检查除了进一步确定本病外,主要与 L_2 神经根病变、腰丛病变和股神经病鉴别。L_2 神经根病变很少见,其感觉异常可延伸到大腿内侧,另外,可出现髂肌无力。腰丛病变时,感觉异常范围更大,并伴随有髂肌、股四头肌、大腿内收肌无力。而股神经损害时,主要为髂肌、股四头肌无力,膝反射消失。而所有这些病变中,由于都有运动纤维受损,所以在相应的肌肉上会出现异常的肌电图改变。

由于此神经是纯感觉神经,所以肌肉检查应该正常,而如果肌肉出现异常,则要排除是否是其他病变。通常只做感觉神经传导检查,将记录电极放在大腿外侧,髂前上棘远端 16～20 cm 处,参考电极放在记录电极远端 3～4 cm 处,刺激电极放在髂前上棘处,腹股沟韧带内下方,刺激量不要太大,否则会出现肌肉动作电位伪迹,而影响对感觉电位的观察。此神经在检查时,技术上比较困难,尤其是对肥胖的人,所以要稍微移动记录电极和刺激电极以取得最好波形,并且和对侧比较,一般老年人或特别肥胖的人不容易得到此波形,而正常人其波形也比较小,但如果能得到波形,一般都为正常。

第八节　跖管综合征

跖管综合征是一较少见的足部神经嵌压综合征,其临床表现主要为足心烧灼样疼痛和脚心麻木。它是胫神经远端在内踝处被韧带压迫所导致,和上肢的正中神经在腕部被腕横韧带压迫的腕管综合征很像。神经传导检查对确定局部是否有传导减慢很重要,不过,胫神经远端的感觉神经检查在技术上比较困难,尤其对老年人。

一、胫神经远端解剖

胫神经远端在内踝下方,要通过一个管道叫跖管(图 15-34),此管道顶端是由连接内踝和跟骨的屈肌韧带组成,在此处胫神经和𧿹长屈肌、趾长屈肌肌腱均通过此管道。在此管道远端胫神经又分为 4 个小分支,其中比较重要的 2 个分支是足掌内侧神经和足掌外侧神经(图 15-35),前者支配足内侧肌群包括𧿹展肌、𧿹短屈肌、趾短屈肌、足底内侧和 1、2、3 趾感觉,后者支配小趾展肌和足底外侧面及 4、5 趾感觉。

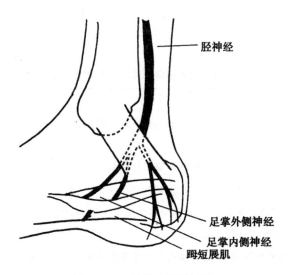

图 15-34 跖管局部解剖图

二、临床表现

本病是临床上很少见的一种嵌压综合征,它是胫神经远端或其分支在内踝处的管道内被压迫所致,可以由脚局部扭伤、穿过紧的鞋、关节脱位、外伤、骨折、风湿性关节炎、周围软组织非特异性炎症等引起。其最常见的临床表现就是足心和脚后跟处烧灼样疼痛,于长时间行走或站立过久时加重,有时疼痛可以放射到小腿,有些患者可有脚心麻木,个别患者可有足内侧肌群萎缩。但这些并非对本病特异,因为,足内侧肌群萎缩也可以见于 $L_5 \sim S_1$ 神经根病变。查体可见内踝下跖管处 Tinel 征阳性,脚心感觉减退,但踝反射和足背感觉正常。本病诊断比较困难,需要做内踝局部检查,包括 X 线片,以及非常仔细的神经电生理检查。

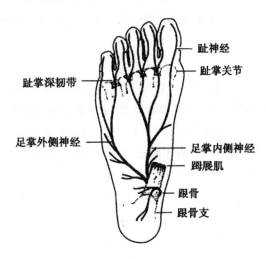

图 15-35 胫神经远端终末支走行图

三、神经电生理检查

1. 运动传导检查

运动传导检查需要检查双侧胫神经,记录点分别在蹞展肌和小趾展肌上,在内踝下胫神经接近跗管处刺激,观察其末端潜伏时和胫神经动作电位(表 15-15)。如果是以脱髓损害为主,则可见末端潜伏时延长,如果是以轴索损害为主,则动作电位波幅降低,而末端潜伏时正常或轻度延长。

表 15-15 跗管综合征常规神经电生理检查

神经传导检查

　　末端胫神经运动:在内踝下方刺激,分别在姆展肌和小趾展肌上记录,并与对侧对比,观察肌肉动作电位末端潜伏时和波幅

　　常规胫神经运动:在姆展肌记录,分别在内踝和腘窝处刺激

　　常规腓总神经运动:在趾短伸肌记录,分别在踝部和腓骨小头下、上刺激

　　足掌内侧神经和足掌外侧神经感觉支:记录部位在内踝下方胫神经处,刺激点分别在距记录部位 14 cm 处的足掌第 1、2 脚趾之间和第 4、5 脚趾之间

　　腓肠神经感觉支:记录电极在外踝下方,刺激电极在小腿后部距离记录电极 14 cm 处

肌电图检查

　　双侧姆展肌和小趾展肌

　　至少两块胫神经远端靠近跗管的肌肉,如腓肠肌内侧头和胫后肌

　　至少一块腓总神经远端在小腿部支配的肌肉,如胫前肌

2.感觉传导检查

感觉传导检查在技术上比较困难,即使是有些正常人,尤其是老年人,也可能得不到波形。多采用顺向法检查足掌内侧神经和足掌外侧神经,记录部位在内踝下方胫神经处,刺激点分别在距记录部位 14 cm 处的足掌第 1、2 脚趾间隙和第 4、5 脚趾间隙(表 15-15)。由于其感觉电位波幅很小,所以需要采用平均技术,并且要求两侧记录点和刺激点间距离一样。注意,有些正常人可能拿不到波形,而如果在有症状侧出现明显感觉电位潜伏时延长和波幅降低,则对诊断有意义。

3.肌电图检查

肌电图主要是检查足内侧肌群(表 15-15),但由于足心处比较敏感,因此做检查时非常疼痛,多数患者不能耐受。通常检查的肌肉为姆展肌和小趾展肌,此两块肌肉由于经常受到磨损,或有时受到脚部扭伤,常可以出现肌电图异常,所以在诊断跗管综合征时一定要慎重,除非在有症状侧出现明显的肌电图异常,诊断才有意义。此外,还要检查小腿部的肌肉以排除多发性周围神经病。

第十六章 神经丛和神经根病变

第一节 神经丛病变

一、臂丛神经病

臂丛神经纤维来自 $C_5 \sim T_1$ 神经根前支,发出后相互组合,最终形成支配整个上肢的神经。对可疑臂丛神经损害患者,神经传导和肌电图检查对于确定损害的具体部位和范围,估计损害的严重性及判断预后极其重要,尤其能够为那些由于外伤造成的臂丛神经损伤,是否需要手术治疗提供很重要的依据。

(一)臂丛神经解剖

臂丛神经位于下颈部和腋部之间,在前斜角肌、锁骨和胸肌后面,从解剖上来看,臂丛由 $C_5 \sim T_1$ 神经根发出后,在锁骨和腋之间,经过多次内部重新组合而形成根、干、索和最终的周围神经(图16-1)。严格地说,根和周围神经不应该属于臂丛的范围。臂丛在尚未形成神经干之前发出几个重要的神经,支配肩胛带肌,这几个神经均起自臂丛近端神经根,这些神经支配的肌肉(表16-1)异常时,提示损害靠近臂丛神经近端,它们包括支配菱形肌的肩胛背神经,它主要是由 C_5 神经根前支和部分 C_6 神经根前支发出;支配前锯肌的胸长神经,它主要是由 $C_5 \sim C_7$ 神经根前支发出;支配冈上肌和冈下肌的肩胛上神经,它主要是由臂丛上干直接发出。当发出上述几个分支后,$C_5 \sim T_1$ 神经根的前支在锁骨水平形成臂丛3个干,$C_5 \sim C_6$ 神经根的前支形成上干,C_7 神经根的前支形成中干,$C_8 \sim T_1$ 神经的前支形成下干。这3个干又继续分成前后6个支,并在锁骨下水平形成索,3个后支形成后索,上干和中干的前支形成外侧索,下干的前支形成内侧索,之后它们便形成支配上肢的主要神经。桡神经是臂丛后索的直接延续,包括有从上、中、下干来的 $C_5 \sim C_8$ 神经根纤维。尺神经主要包括从臂丛下干和内索来的 $C_8 \sim T_1$ 神经根纤维。而正中神经纤维则分成两部分,即外侧部分和内侧部分,外侧部分内主要是感觉纤维,是 C_5、C_6 神经根纤维通过臂丛上干而来的,也含有少量从中干来的 C_7 神经根纤维,内侧部分主要是 $C_8 \sim T_1$ 神经根纤维,通过臂丛下干和内索而来。所以,正中神经支配的肌肉也有两部分,一部分是接受 C_5、C_6、C_7 神经根纤维支配的前臂屈肌,而大多数则是由 $C_8 \sim T_1$ 来的纤维,主要支配手部肌肉。除了3条大的神经外,在索以后,它还发出一些小的神经,从侧索发出肌皮神经,支配使上肢屈曲的肱二头肌,它在前臂继续延续,形成支配前臂外侧皮肤感觉的前臂外侧皮神经。来自 C_5、C_6 神经根纤维,但发自后索的腋神经,支配三角肌,使肩平举。从臂丛内索延续来的胸内神经(C_8、T_1)支配胸大、小肌的下部分,以及支配前臂内侧皮肤感觉的前臂内侧皮神经。

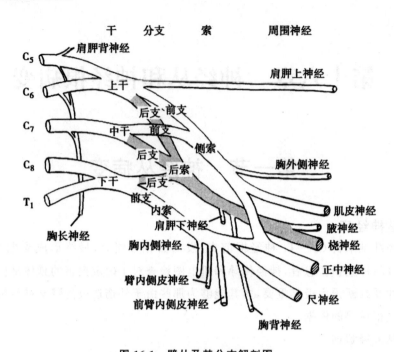

图 16-1　臂丛及其分支解剖图

表 16-1　臂丛神经所支配的主要肌肉和功能

部位	肌肉	功能
上干(C_5、C_6)		
肩胛上神经	冈上肌和冈下肌	臂外展,外旋
胸前神经	胸大肌上部	臂内收,内旋
肌皮神经	肱二头肌	旋前位时前臂屈曲
正中神经外侧部分	旋前圆肌,桡侧腕屈肌	前臂旋前和向桡侧屈曲
部分桡神经	肱桡肌	中立位时前臂屈曲
腋神经	三角肌	肩平举
中干(C_7)		
胸背神经	背阔肌	臂内旋,内收和向后
肩胛下神经	肩胛下肌	臂内旋
桡神经	桡侧腕伸肌	腕伸直并向桡侧偏斜
指总伸肌	第 2～5 指第 1 指节骨伸直和伸腕	
尺侧腕伸肌	伸腕和向尺侧偏斜	
示指伸肌	示指伸直	
正中神经外侧部分	旋前圆肌,桡侧腕屈肌	前臂旋前和向桡侧屈曲
下干(C_8～T_1)		
尺神经	尺侧腕屈肌	屈腕并向尺侧偏斜

部位	肌肉	功能
正中神经内侧部分	第4、5指深屈肌	第4、5指指骨屈曲
	小指展肌	小指外展,对掌和屈曲
	指浅屈肌	第2~5指指骨屈曲
	拇长屈肌	拇指末节指骨屈曲
	第2、3指深屈肌	中、示指末节指指骨屈曲
	拇短展肌	拇指外展

(二)临床表现

臂丛神经损害可分为外伤性和非外伤性。

1. 外伤性臂丛神经损害

由于臂丛神经位置表浅,周围有很多骨性结构,又处在肩胛和颈部经常活动的区域,所以臂丛神经很容易受到外伤。多由于车祸、穿透伤、枪伤、肩关节脱位、肱骨骨折等所造成。臂丛的牵拉伤最常见,主要是受伤时,头、颈和肩部被迫过度向反方向牵拉所导致。而锁骨或肋骨骨折时,又可以造成臂丛神经过度挤压,或是血肿及移位的肌肉对臂丛的挤压。此外,婴儿出生时由于臂丛神经的过度牵拉,也可以造成损伤。另外,由于长时间手术麻醉,患者颈部和肩部处于一种不正常的位置,也可造成臂丛神经损伤。外伤性臂丛神经损伤的范围通常多比较广,很少仅局限于一个干或索,而且在外伤损害臂丛神经的同时,还会出现脊神经根撕脱、颈脊髓本身损害和起源于臂丛其他神经的损害,而其中神经根撕脱伤的后果最为严重。所以,在臂丛神经损害时,确定是否有根撕脱很重要,因为臂丛远端损伤可以自然或通过手术修复来恢复,而撕脱了的根是不能再修复的,造成预后很差,给患者遗留严重的残疾。

由于外伤所造成臂丛损害的部位不一样,临床表现也不一样,下面分别加以介绍。

(1)臂丛完全损伤:多见于车祸,颈肩部严重外伤,由于臂丛神经完全损伤而导致整个肩、上肢和手无力,感觉缺失,反射消失,如果损害没有影响到神经根,则前锯肌和菱形肌功能正常。因此,临床和肌电图检查这两块肌肉及椎旁肌对鉴别严重的臂丛神经损害是否伴随有神经根损害很有价值。

(2)臂丛上干损害:可见于外伤导致颈部向肩的反方向过度牵拉,也可见于婴儿出生时头部过度牵拉。由于上干纤维来源于C_5、C_6神经根,因此上干损伤可以导致几乎所有的C_5、C_6支配的肌肉无力,包括三角肌、肱二头肌、肱桡肌、冈上肌和冈下肌,那些部分接受上干支配的肌肉如旋前圆肌、肱三头肌,也可能部分受到影响。其典型表现为肩不能外展,上肢不能内外旋,肘不能屈曲,但手的功能正常,感觉缺失主要在上臂、前臂和手的外侧面及拇指。神经传导检查时要注意检查前臂外侧皮神经和拇指的感觉,肱二头肌反射减弱或消失,而肱三头肌反射不受影响。

(3)臂丛中干损害:中干损伤很少见,由于中干的纤维主要来自C_7神经根,所以它的临床表现很像C_7神经根损害的表现,主要为肱三头肌、桡侧腕屈肌和旋前圆肌无力。感觉异常主要表现在前臂后面和中指,神经传导检查时要注意检查中指的感觉,仅有肱三头肌反射减弱或消失。

(4)臂丛下干损害：臂丛神经损伤中下干损伤最常见，其纤维主要来自 $C_8 \sim T_1$ 神经根。由于尺神经纤维，前臂内侧皮神经纤维及部分正中神经和桡神经的运动纤维均来自下干，所以下干损害时主要影响的是尺神经、正中神经及桡神经中由 $C_8 \sim T_1$ 纤维支配的肌肉，包括拇短展肌、拇长屈肌、第 2、3 指深屈肌及示指伸肌。此时，手的功能明显受损，而肩及上臂的功能无明显影响，感觉缺失主要为上臂、前臂和手内侧面和第 4、5 指的感觉障碍。神经传导检查时要注意检查前臂内侧皮神经和小指感觉，此时，在临床上要注意和尺神经损害来鉴别，单独下干损伤时，反射通常不受影响。

(5)臂丛侧索损害：由于肌皮神经纤维和正中神经中来自 C_6、C_7 的纤维都来自侧索，因此侧索损害时除了有正中神经损害的表现外，还有肌皮神经支配的肱二头肌损害的表现。主要为前臂旋前无力，屈腕和屈肘无力；由于影响了前臂外侧皮神经纤维，所以其感觉障碍分布主要在前臂和手的外侧面，以及第 1、2、3 指的感觉；肱二头肌反射消失，而肱三头肌反射正常。

(6)臂丛后索损害：由于桡神经、腋神经和胸背神经都来自后索，因此后索损害的表现就包括所有这些神经损害的表现。主要为垂腕、垂指、前臂伸展无力、肩膀外展和内收无力，感觉障碍主要在臂后面和手的背侧，肱三头肌反射消失。

(7)臂丛内索损害：由于内索是下干的直接延续，因此内索损害和臂丛下干损害很像。唯一不同的是桡神经内来自 C_8 的纤维（支配示指伸肌）不经过内索，而是通过下干分支进入后索，因此内索损害可以出现所有尺神经支配肌肉和正中神经 $C_8 \sim T_1$ 支配肌肉无力，包括拇短展肌、拇长屈肌，第 2、3 指深屈肌，而桡神经支配的示指伸肌不受影响，此点可以和下干损害鉴别。感觉障碍和臂丛下干损害一样。

2. 非外伤性臂丛神经损害

急性者包括特发性臂丛神经病，又叫痛性臂丛神经炎，其他原因引起者包括麻醉药物注射、家族性易受压性神经病等。慢性臂丛神经受压包括胸廓出口综合征，臂丛神经肿瘤或转移瘤，乳腺癌腋窝部放射治疗后等。本文介绍几种常见的臂丛神经病：

(1)特发性臂丛神经炎：又叫痛性肌萎缩。多为急性或亚急性起病，并且多仅影响单侧，多数患者无明确病因，少数患者病前可有上呼吸道感染、疫苗接种史，尤其是在三角肌上接种史。此外，生产及外科手术也可能和本病有关。其特征性临床表现为突发肩膀深部剧痛，并向上肢放射，疼痛于夜间明显加重，少数人也可以疼痛较轻或无疼痛，疼痛可持续几天至几周，疼痛同时伴有无力。但由于剧痛，无力常被掩盖，而随着疼痛逐渐减轻，肩部及上肢无力才逐渐表现出来，由于主要影响的是上干，所以无力肌肉主要为 C_5、C_6 神经根支配的肌肉，如三角肌、冈上肌、冈下肌。患者表现为不能耸肩，上肢不能外展，内外旋，很快就会出现肌肉萎缩，感觉可以正常或感觉障碍很轻，主要在肩外侧，如果肌无力明显，则可以出现上肢反射减弱或消失。此外，本病也可以影响臂丛的其他任何一个根、干和神经，比较常见的是腋神经、桡神经和肩胛上神经。本病预后较好，几周后疼痛即消失，多数患者在几个月内可以完全恢复，但如果出现严重的轴索损害或明显的肌肉萎缩，则需要较长的时间恢复。目前本病尚无特殊治疗，在急性期，主要是用激素和物理治疗，另外，还要保持关节活动，以防止关节挛缩。

(2)慢性臂丛神经病：可以由臂丛神经本身的肿瘤或转移瘤及腋部放射治疗引起。放射治疗引起的臂丛神经损害可出现于放疗后几个月到数年,但需要与癌症转移引起的臂丛神经损害来鉴别。肌电图检查对放疗后臂丛神经损害有特征性的表现,即出现肌纤维颤搐电位,表现为一连串的快速放电,并且同时在临床上可见肌肉蠕动。

(3)胸廓出口综合征:胸廓出口指的是臂丛神经和一些大的动脉、静脉从肩和腋部进入上臂的出口,由于受损害的结构不同,其临床表现也不同。由于肩部和腋部的血管被压,可出现血管性胸廓出口综合征,而臂丛神经本身被压,才是真正的胸廓出口综合征,多由于颈肋造成臂丛下干受压,所以临床上主要表现为 $C_8 \sim T_1$ 神经根支配的肌肉损害,可出现手内侧小肌群无力和萎缩。感觉障碍分布于尺神经和前臂内侧臂皮神经分布区,即第4、5指和手及前臂内侧。本病常容易和 $C_8 \sim T_1$ 神经根病和尺神经在肘部病变相混淆,主要通过神经传导和肌电图检查来鉴别。

(三)神经电生理检查

对可疑臂丛神经损害的患者,通常仔细的临床检查就可以大概确定损害部位,然而这就需要检查者对臂丛神经的解剖非常熟悉。而神经电生理检查的目的主要是要进一步确定臂丛神经的损害部位,即根、干、索或周围神经,判断其损害的严重程度,以及排除一些很像臂丛神经损害的多神经病。但神经电生理检查最好在病后 2~3 周进行,因为此时,损伤神经远端部分已经开始发生沃勒变性。神经传导检查中感觉传导比运动传导更为重要,同样,仔细的肌电图检查也是必不可少的。

1. 神经传导检查

(1)感觉神经检查:对于臂丛神经损害的患者感觉神经传导很重要,通常先做感觉传导。由于臂丛神经里所有的感觉神经纤维都属于节后神经纤维(图 16-2),所以臂丛神经病变可以导致异常的感觉神经电位,这是鉴别丛性损害和根性损害的一个非常重要的鉴别点。例如:当伴有后根撕脱时,由于损害的是后根神经节近端的感觉纤维,所以从上肢记录到的感觉神经电位正常,而当损害是在后根神经节远端时,感觉神经电位就会减小或消失,至于会出现哪个感觉神经电位的异常,则要取决于受损害的部位。通常多数情况下是根据临床检查结果来确定检查哪些感觉神经,但常规需要检查拇指、示指和小指的感觉神经电位和前臂内、外侧皮感觉神经电位,而且一定要和对侧比较。因为有些病变,其感觉神经电位波幅虽然降低,但仍在正常范围内,而当和对侧比较时,才明显减低。

(2)运动神经检查:运动传导检查主要是用来排除一些和臂丛神经损害很像的嵌压性神经病。常规检查包括正中神经、尺神经、桡神经的运动传导。正中和尺神经的运动检查主要是用来检查是否有内索或下干的损害,桡神经检查主要是用来检查是否有后索或下干损害。也可以采用 Erb 点刺激,在相应神经支配的肌肉上记录动作电位,并两侧比较,不过,这通常用于检查臂丛神经支配的近端肌肉。例如:当怀疑有腋神经损害时,则需要用 Erb 点刺激,在三角肌上记录,对比两侧,此时要注意两侧记录点和刺激点之间距离要相等,对比两侧动作电位波幅和潜伏时。在 Erb 点刺激时,会出现相邻神经也被刺激到的情况,所以在技术上要特别注意,需要根据动作电位波形变化来判断。

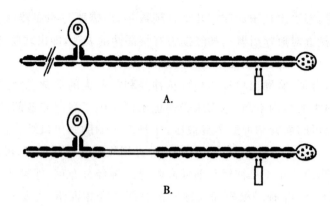

A. 损害在后根神经节近端即节前纤维,包括脊神经根,脊髓及其以上的部位;B. 损害在后根神经节远端,即节后纤维,包括神经干、丛和周围神经。

图 16-2　后根感觉神经节前、节后损害纤维部位图

在对臂丛神经损伤尤其是外伤性损伤的治疗和预后判断上,很重要的一点就是看是否合并有根撕脱,当合并有根撕脱时,则预后很差。神经传导检查可以根据感觉神经电位存在与否和波幅的高低,以及肌电图对一些特殊的近端肌肉和椎旁肌肉的检查来判断是否有根损害和损害的根的水平,但它只能说明伴随或不伴随有根损害,而对根的具体损害类型、程度及是完全撕脱还是部分撕脱,是否伴有脊髓损害,单靠神经电生理检查不够,还需要做臂丛神经甚至颈段脊髓 MRI,以更准确地了解损害情况,为以后手术治疗提供更可靠的信息。

(3)神经传导检查注意点。

①正中神经的感觉纤维不经过臂丛下干,拇指的感觉神经纤维是通过上干,来自 C_6 神经根;示指的感觉神经纤维是通过上干、中干,来自 C_6、C_7 神经根;中指的感觉神经纤维是通过中干,来自 C_7 神经根。所有上 3 个手指的感觉纤维都是通过外侧索到达正中神经的,所以在臂丛下干损害时,前 3 指的感觉神经电位是正常的,而 C_7 没有相应的皮节检查区。

②正中神经支配的拇短展肌的纤维并不通过臂丛上干,所以在上干损害时,常规的正中神经运动传导动作电位正常。

③与正中神经不同,尺神经运动和感觉纤维在整个臂丛下干、内索,以及尺神经内是没有分开的。

④当可疑有臂丛上干损害时,一定要检查前臂外侧皮神经,当可疑有臂丛下干损害时,一定要检查前臂内侧皮神经,并且要注意和尺神经病变鉴别。

由于臂丛神经损害所累及的干、索不同,所以在神经传导检查中所出现的动作电位和感觉神经电位异常也不同,要结合起来,综合判断。

2. 肌电图检查

当肌电图所检查异常肌肉分布不能用单一的一个神经损害来解释时,尤其受累的都是近端肌肉时,要考虑到臂丛神经损害。这要求肌电图所检查的肌肉范围要广,要涉及干、索和各神经分支所支配的肌肉,还要注意检查椎旁肌、菱形肌和前锯肌。由于支配此三块肌肉的神经纤维直接起源于神经根,所以臂丛神经损害时,它们通常正常,而根性损害时,它们通常异常。对于外伤性臂丛神经损伤,肌电图检查尤其重要,重点要看轴索的连续性是否还存在,也就是说看轴索是否完全断裂。如果在合适的时间内检查,发现所检查运动神经动作电位消失,并出现肌肉失神经电位,大力收缩时,没有运动单位电位出现,则提示轴索连续性中断,此时,需要考虑外科手术探查、神经移植等治疗。假如损害处于急性期,则3～6个月再重复检查肌电图,如果出现神经再生现象,则提示轴索已经再生,而此时,患者在临床上仍然可以没有明显的恢复迹象。

3.常见臂丛神经损害神经电生理类型(表16-2)

表16-2　臂丛神经不同部位损害神经电生理检查要点

损害部位	运动传导检查	感觉传导检查	肌肉检查
臂丛上干	腋神经,肌皮神经	拇指和前臂外侧皮神经	冈上肌、冈下肌、三角肌、肱二头肌、肱桡肌、旋前圆肌、桡侧腕屈肌、桡侧腕伸肌、肱三头肌
臂丛中干	桡神经(指总伸肌记录)	中指	肱三头肌、旋前圆肌、桡侧腕屈肌、尺侧腕屈肌、桡侧腕伸肌、示指伸肌、尺侧腕伸肌
臂丛下干	正中神经,尺神经	小指和前臂内侧皮神经	肱三头肌、示指伸肌、尺侧腕伸肌、尺侧腕屈肌、指深屈肌、拇短展肌、第1骨间肌、小指展肌
臂丛侧索	肌皮神经	第1～3指和前臂外侧皮神经	肱二头肌、旋前圆肌、桡侧腕屈肌
臂丛后索	桡神经(示指伸肌记录),腋神经	桡浅神经	角肌、肱三头肌、肱桡肌、桡侧腕伸肌、尺侧腕伸肌
臂丛内索	正中神经,尺神经	前臂内侧皮神经	尺侧腕屈肌、指深屈肌、小指展肌、第1骨间肌、拇长屈肌

(1)臂丛神经上干损害:可以出现前臂外侧皮神经,以及拇指上记录的正中神经感觉神经电位异常,腋神经和肌皮神经动作电位波幅减低,而正中神经和尺神经的运动传导和F波正常。肌电图检查在三角肌、肱二头肌、肱桡肌、冈上肌、冈下肌出现异常,而肱三头肌、旋前圆肌、桡侧腕屈肌可以部分异常,但重要一点是椎旁肌、菱形肌和前锯肌是正常的。

(2)臂丛神经中干损害:可以出现正中神经中指记录的感觉神经电位异常,桡神经感觉神经电位可以异常或正常,正中和尺神经运动传导和F波正常,肌电图显示 C_7 神经根支配的肱三头肌、旋前圆肌、桡侧腕屈肌异常,而椎旁肌正常。

(3)臂丛神经下干损害:由于正中神经和尺神经支配手部肌肉的纤维均来自下干,所以会出现正中和尺神经运动传导动作电位波幅明显减低,F波潜伏时延长或消失;而尺神经小指记录,手背尺侧皮神经和前臂内侧皮神经感觉神经电位波幅均减低;肌电图显示所有 $C_8 \sim T_1$ 神经根发出的正中、尺、桡神经支配的肌肉,包括拇长屈肌、拇短展肌、小指展肌、示指伸肌均异常。

(4)胸廓出口综合征:主要影响臂丛神经下干,而且来自 T_1 的纤维损害更明显。所以,出现正中神经、尺神经运动传导动作电位波幅减低,末端潜伏时可以延长,传导速度可能稍微减慢;正中神经感觉神经电位正常,而尺神经感觉神经电位波幅减低或消失;肌电图显示异常主要在 $C_8 \sim T_1$ 神经根发出的正中、尺神经支配的肌肉上,而桡神经支配的肌肉则较少累及,椎旁肌正常。

二、腰骶神经丛病

由于腰丛和骶丛在解剖上相互毗邻又相互联系,而且两者常同时损害,所以常把腰丛和骶丛当成一个整体来看。它由 L_1～S_3 神经根前支组成,这些纤维发出后再次组合形成支配下肢的周围神经,起源于腰丛的神经主要是股神经和闭孔神经,起源于骶丛的神经主要是坐骨神经。腰丛和骶丛所导致的病变相对较少,不过,当其病变时,临床上多表现为腿部的感觉、运动障碍和疼痛。

(一)腰丛和骶丛解剖

1. 腰丛

起源于 L_1～L_3 和部分 L_4 的前支,之后在腰大肌内沿着椎体侧缘向下形成丛(图 16-3),其主要分支如下。

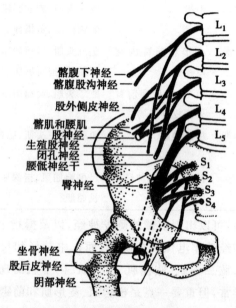

髂腹下神经 —
髂腹股沟神经 —
股外侧皮神经 —
髂肌和腰肌
股神经
生殖股神经
闭孔神经
腰骶神经干
臀神经 —
坐骨神经 —
股后皮神经 —
阴部神经 —

L_1
L_2
L_3
L_4
L_5
S_1
S_2
S_3
S_4

图 16-3　腰丛和骶丛解剖图

(1)股神经:由 L_2～L_4 神经根前支组成,它在腰大肌外侧穿出并经过腹股沟韧带下方后支配股四头肌(伸膝),髂肌(屈髋),并有感觉支叫隐神经支配大腿和小腿内侧皮肤。

(2)闭孔神经:起源于 L_2～L_4 神经根前支,肌支支配大腿内收肌群,感觉支支配大腿内侧一小部分皮肤。

(3)髂腹下神经和髂腹股沟神经:髂腹下神经由 L_1 发出,支配前下腹部皮肤感觉,髂腹股沟神经来自 L_1、L_2,主要支配腹股沟区的皮肤感觉。

(4)生殖股神经:来自 L_1、L_2 神经根,支配提睾肌和阴囊部皮肤感觉。

(5)股外侧皮神经:来自 L_2、L_3 神经根,是一纯感觉神经,支配大腿前外侧皮肤。

腰丛是通过腰骶神经干(图 16-4)和骶丛(图 16-5)联系在一起,腰骶神经干包含有部分 L_4 纤维和所有 L_5 前支纤维。

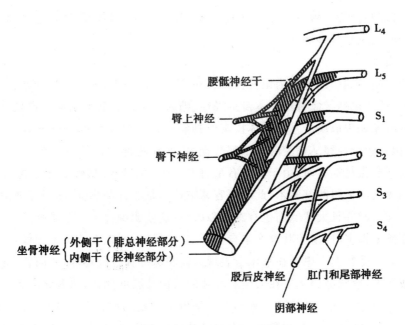

图 16-4 腰骶神经干和骶丛解剖图

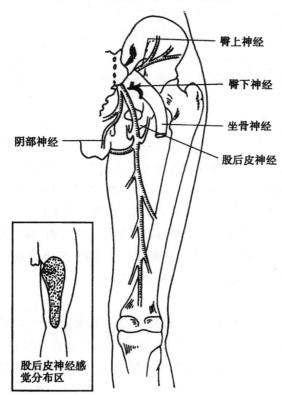

图 16-5 骶丛解剖图背面观

2. 骶丛

是由腰骶神经干及其 $S_1 \sim S_3$ 的前支组成,位于骨盆后侧壁,其主要分支如下。

(1)臀上及臀下神经:臀上神经来自 L_4、L_5 和 S_1,以 L_5 为主,支配臀中、臀小肌和阔筋膜张肌,使大腿外展和内旋。臀下神经来自 $L_5 \sim S_1$,以 S_1 为主,支配臀大肌,使大腿伸直。

(2)坐骨神经:见坐骨神经病一节。

(二)临床表现

腰骶神经丛病变的病因可分为结构性损害和非结构性损害,前者包括骨盆肿瘤、骨盆手术后血肿及外伤;后者包括腰骶神经丛本身的炎症、糖尿病和血管病变引起的腰骶神经丛病。腰骶神经丛病的临床表现取决于丛内具体损害的神经。查体时要重点检查臀肌、大腿收肌和髂肌,这几块肌肉在腰骶神经丛病变时全部都会损害,而在腿部的任何一个单一神经病变,它们并非全部损害。当腰丛损害时,由于其含有来自 $L_2 \sim L_4$ 的纤维,所以临床上患者最明显的表现是股四头肌无力和大腿前部麻木,此时很容易被认为是股神经病变,而当仔细检查发现大腿收肌和髂肌也无力时并且大腿侧面也有感觉障碍时,这就明确提示患者是腰丛病变,而不是股神经损害。而骶丛损害时,由于其含有来自 $L_4 \sim S_2$ 的纤维,所以在临床上很像坐骨神经病变,所不同的是臀肌会受影响。患者在临床上表现为盆腔深部和臀部疼痛,并向整个腿后部放射,踝反射减弱或消失,感觉障碍主要在大腿和小腿的后面及脚的侧面,患者臀大肌无力导致不能伸髋,臀中肌无力导致大腿不能外展,腿部无力是由于大腿后肌群和胫神经、腓总神经所支配的肌群无力,而腓总神经所支配的肌群无力比胫神经无力更明显,导致临床表现又很像腓总神经损害。腰骶神经干病变在临床上诊断比较困难,因为此干中大多数纤维都进入坐骨神经的侧干,最终进入腓总神经,所以它发生病变后也可以产生足下垂,很像坐骨神经或腓总神经损害,不过,腰骶神经干病变还可以产生近端肌肉如臀肌和远端肌肉如胫后肌的异常。在临床上当合并腿部外伤或手术后,有些周围神经也可以被损伤,此时,要诊断腰骶神经丛病变就比较困难。

(三)常见腰骶神经丛病

1. **特发性腰骶神经丛炎**

与上肢的臂丛神经炎一样,特发性腰骶神经丛炎很少见,病因尚不完全清楚,可能和一些免疫因素有关,如受凉、感冒。但有些人可无任何原因,亚急性起病,早期表现为剧烈的盆腔深部和大腿上部疼痛,此种疼痛可以持续几周或数周,当疼痛消失后即会出现单侧腿部无力,感觉症状可以不很明显,查体可见不同程度的髋部和腿部肌肉无力,其运动和感觉障碍取决于受损害的神经。肌电图显示腰骶神经丛支配的肌肉广泛受损,但椎旁肌正常。对激素或其他免疫抑制剂效果较好,一般来说,此病预后较好,很少复发。

2. **糖尿病近端神经病**

糖尿病近端神经病又叫糖尿病性痛性肌萎缩、糖尿病腰骶神经丛病、糖尿病多发性神经根病或糖尿病股神经病。从它的名字可以看出它是一个具体损害部位还不很清楚的综合征,多影响腰骶神经丛或神经根,尤其是对那些长期糖尿病的患者,但它也可以发生在糖尿病控制良好的患者。早期表现为剧烈的盆腔深部和大腿上部的疼痛,多首先发生于一侧,数周后到另一侧,持续数周,导致腿部活动困难,患者疼痛很重,而无力则表现得相对较轻。患者可以出现股四头肌及腿内侧肌肉萎缩,膝反射减弱或消失,感觉障碍可以很轻,分布在 $L_2 \sim L_4$ 范围内。此病很少和糖尿病性多发性周围神经病并发,肌电图可发现椎旁肌广泛异常。本病预后较好,但需要较长时间。

(四)神经电生理检查

神经电生理检查的主要目的是确定损害部位在腰骶神经丛,而不是在腰骶神经根或下肢单神经病。两侧肢体均需要检查,通常感觉神经电位检查和肌电图检查对鉴别丛性和根性损害很重要,感觉神经电位检查可以排除根性损害,而椎旁肌肌电图检查则可以将病变部位定在根而不是在丛。

1. 神经传导检查

神经传导检查包括双侧胫神经和腓总神经运动传导和 F 波,必须特别注意腓总神经的运动,尤其是对有足下垂的患者应该注意是否在腓骨小头处有局部传导阻滞或传导减慢(表 16-3)。在腰骶神经丛损害的患者,有症状侧的胫神经和腓总神经的动作电位波幅均较低,末端潜伏时可以正常或延长,传导速度可以正常或减慢,在有症状侧的 F 波潜伏时可能延长或消失,胫神经 H 反射潜伏时可能延长或消失,但它并不能区别是丛性损害还是根性损害,而如果仅有腰丛损害,则胫神经和腓总神经运动传导正常。感觉检查非常重要,需要检查两侧腓浅神经感觉支和腓肠神经感觉支,对腰丛损害的患者要检查隐神经,如果这些感觉神经电位波幅减低则提示损害可能在后根神经节或节后包括神经丛、周围神经,而不在神经根。

表 16-3　腰骶神经丛损害常规神经传导和肌电图检查

神经传导检查

　胫神经运动检查:在𧿹短展肌上记录,分别在踝和腘窝处刺激

　腓总神经运动检查:在趾短伸肌处记录,分别在腓骨小头下,上刺激。如果患者临床表现仅为足下垂,并且临床检查异常仅限于腓总神经分布区,则还要在胫骨前肌记录,分别在腓骨小头上,下刺激,观察腓骨小头处有无传导阻滞或局部传导减慢

　腓浅神经感觉支检查:记录电极在足背和外踝连线中点向上 1 cm 处,刺激电极在记录点近端 12 cm 的小腿外侧面

　腓肠神经感觉支检查:记录电极在外踝下方,刺激电极在小腿后部距离记录电极 14 cm 处

　腓总神经,胫神经 F 波和胫神经 H 反射

　特殊情况:如果患者症状是双侧,要注意检查上肢,以排除周围神经病

常规肌肉检查

　至少检查两块腓总神经支配的肌肉如胫骨前肌,𧿹长伸肌,腓骨长肌

　至少检查两块胫神经支配的肌肉如腓肠肌内侧头,胫骨后肌

　至少检查一块坐骨神经支配的大腿后肌群如股二头肌

　至少检查一块臀上神经支配的肌肉如臀中肌

　至少检查一块臀下神经支配的肌肉如臀大肌

　$L_5 \sim S_1$ 椎旁肌

　至少检查一块闭孔神经支配的肌肉如大腿内收肌群

注意

　如果感觉和运动的任何一项检查为可疑,则需和对侧比较

　如果患者症状是双侧,要注意检查上肢,以排除周围神经病

2.肌电图检查

神经传导检查并不能确定腰骶神经丛病的确切部位,而感觉传导检查仅能确定是节前损害还是节后损害,但还是不能确定是节后丛性还是周围神经性损害,如果结合肌电图检查则就可以进一步确定损害部位。通常要检查的肌肉包括腿部及近端不同神经支配的肌肉,但一些特殊肌肉如臀肌、腿内收肌、椎旁肌一定要检查(表16-3)。臀肌在鉴别是坐骨神经损害还是腰骶神经丛损害很重要,任何臀肌出现异常,则说明损害是靠近丛,可以排除单发性坐骨神经损害。同样,大腿部内收肌群,是由闭孔神经支配,它如果损害,则病变也是靠近神经丛,而非单发股神经损害。此外,椎旁肌损害,对确定是否有根性损害非常重要,且可以确定根性损害的水平,但椎旁肌正常也不能排除根性损害,所以对椎旁肌检查正常的患者,要结合异常的感觉传导来确定是否是腰骶神经丛病。尽管多数腰骶神经丛病是单侧的,但有些情况如糖尿病可以引起双侧病变,此时,神经传导和肌电图异常将是双侧的,只有椎旁肌正常,所以很容易和多发性周围神经病相混淆,此时,应该注意检查上肢。椎旁肌肌电图正常不能排除腰骶神经根病,可能是由于一些神经纤维的躲避效应;此外,也可能由于椎旁肌比肢体肌肉较早出现神经再支配现象,所以没有失神经电位出现;另外,也可能和很多患者不能完全放松而导致不易观察到失神经电位有关。在发病急性期,神经传导可以正常,尤其在第1周,而肌电图异常多在3周后出现。

第二节　神经根病变

神经根病是指在蛛网膜下腔内由脊髓到椎间孔之间的任何部位损害。目前,虽然已经有了先进的 MRI 检查仪器,但肌电图检查对神经根病变尤其是那些 MRI 检查阴性但却有明显症状的患者具有很重要的价值。由于影像学检查主要是用来揭示由于结构损害而导致的神经根病变,故对那些可视性的病变包括脊髓、脊神经根病变及其与椎骨、椎间盘的关系有很重要的诊断作用,但是却不能了解神经的功能状态。而肌电图则弥补了 MRI 的缺点,它除了可以确定神经的功能状态外,还可以确定损害的部位和范围。不过,这需要肌电图检查者对神经和肌肉的解剖和支配关系了如指掌,同时,也要认识到肌电图在诊断神经根病变上所具有的局限性。

一、神经根解剖特点

脊髓前根、后根在椎间孔处形成脊神经,随即出椎管。在解剖上具有以下特点。

(1)在椎管内椎间孔之前,后根上有一结节,为后根神经节,其内的神经元为单极神经元。在后根神经节近端到后角的神经纤维叫节前纤维,后根神经节远端的纤维叫节后纤维,这些节后纤维通过脊神经到达它们各自的感觉终端。

(2)脊神经一出椎间孔就分成前支和后支,前支大,支配躯干和肢体的皮肤和肌肉;后支小,支配椎旁皮肤的感觉和深部椎旁肌。

(3)颈神经根一共有 8 条。前 7 条神经根从同节段椎体上缘穿出,也就是 C_5 神经根是从 C_5 椎体上缘,即 $C_4 \sim C_5$ 椎体间穿出,所以 $C_4 \sim C_5$ 椎间盘脱出,造成 C_5 神经根受压。而 C_8 神经根则是从 C_7 和 T_1 椎体间穿出,胸、腰、骶的神经根则是从相应椎体下缘穿出,腰骶神经根越到骶部靠得越近,走行越垂直,所以其神经根受压并非和相应的椎间盘一致。L_4 神经根是从 L_4 椎体下缘即 L_4 和 L_5 之间穿出,而通常的腰椎间盘脱出是向背侧突出(图 16-6),最常见的压迫部位是在根将要到达椎间孔之前,因此它压迫的神经根通常是下一个节段的神经根。所以,$L_4 \sim L_5$ 椎间盘脱出时,除了造成 L_5 神经根受压外,也可以造成 S_1 神经根受压。

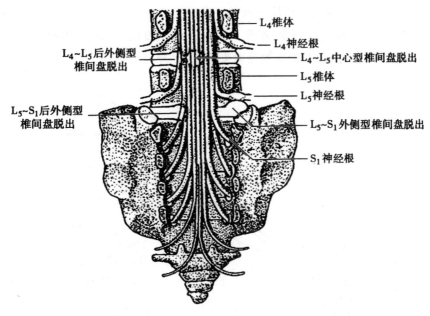

椎板已经被去除,显示出椎管内神经根受压的情况。

图 16-6　下位腰椎和骶骨背面图

(4)神经根病变引起的感觉症状将取决于所累及的神经根,每个神经根都有其相应所支配的特殊皮肤感觉区域即皮节区(图 16-7～图 16-11)。同样每个神经根都有其相应所支配的肌肉,即肌节区。相邻的皮节相互重叠,所以根性病变其感觉症状出现的区域比较含糊,甚至可以没有感觉异常。和皮节一样,肌节也是相互重叠,几乎每一块肌肉都是由至少 2 个或 3 个神经根支配的。例如:肱三头肌主要接受 C_7 神经根支配,但它也接受 C_6 和 C_8 神经根的纤维,所以 C_7 神经根病变时,肱三头肌仅表现出力量弱,而不会完全瘫痪。而很多由不同周围神经支配的肌肉,是接受同一神经根支配的,如由肌皮神经支配的肱二头肌,由腋神经支配的三角肌和由正中神经支配的旋前圆肌,它们都接受来自 C_6 神经根的纤维。

二、临床表现

慢性颈腰神经根病变在临床上很多见(表 16-4、表 16-5),主要是由慢性颈腰椎的骨关节、椎间盘退化和变性等引起,急性发病者比较少见。发病年龄多在 40～50 岁及以上,常见的原因为颈腰椎间盘脱出,椎骨增生,肥厚韧带。它可以单独影响运动或感觉纤维,也可以同时影响两者,而且由于它影响的神经根节段不同,所出现的各种临床表现也不同。可以影响单个神经根,也可以影响多个神经根,出现多发性神经根病。当影响运动纤维时,可出现肌无力、肌萎缩、腱反射减弱或消失、痛性痉挛和肌束震颤。当影响到感觉纤维时,可出现沿着神经根范围内分布的疼痛和感觉异常,通常伴有颈、腰部酸痛不适,以及椎旁肌僵硬,很多患者早期表现主要为疼痛。颈椎椎间盘脱出以 $C_5 \sim C_6$(C_6 神经根受压)最常见,其次是 $C_6 \sim C_7$(C_7 神经根受压),主要表现为颈部、肩膀疼痛,并向整个上肢放射(图 16-12)。腰椎椎间盘脱出以 $L_4 \sim L_5$(L_5 神经根受压)和 $L_5 \sim S_1$(S_1 神经根受压)最常见,疼痛主要位于下腰背部,而且因下肢上抬或其他牵拉神经根的动作而使疼痛加重。腱反射减弱或消失也是根据受损节段来定的,当 C_7 神经根受损时,肱三头肌反射减弱,但由于肱三头肌也接受来自 C_6、C_8 神经根支配,所以在 C_6、C_8 受损时,也可以出现肱三头肌反射减弱。当 C_5、C_6 受损时,肱二头肌反射减弱。没有常规的反射来检查 $C_8 \sim T_1$ 神经根病变,就像下肢一样 S_1 病变时,会出现踝反射减弱,$L_2 \sim L_4$ 损害时,会出现膝反射减弱,但没有常规的反射来检查 L_5 神经根病变。

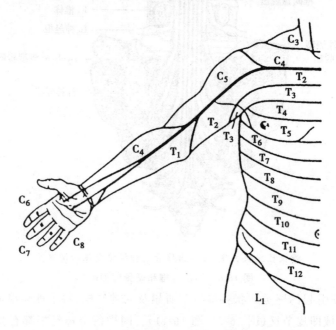

图 16-7　颈胸段皮节区正面图

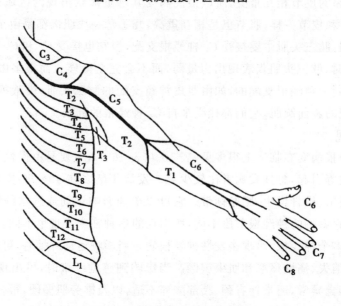

图 16-8　颈胸段皮节区背面图

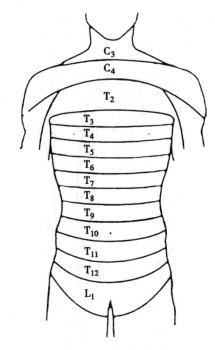

图 16-9　躯干皮节区正面图

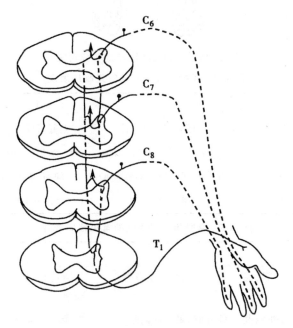

图 16-10　颈段神经根在手的感觉分布图

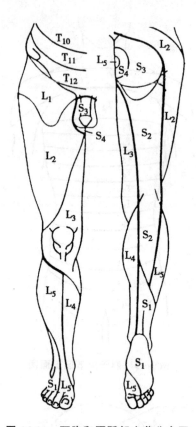

图 16-11　下胸和腰骶部皮节分布区

表 16-4　颈神经根病变的常见临床表现

病变	C₅	C₆	C₇	C₈
疼痛及放射	肩膀和上臂	肩膀,上臂和前臂	上臂后面,前臂	臂内侧
感觉障碍区	上臂	外侧臂、前臂、拇指、示指	示指、中指	臂内侧、小指
无力	肩外展、肘屈曲	肩外展、肘屈曲、前臂旋前	伸肘、腕和指	手内侧肌群
反射减低	肱二头肌	肱二头肌	肱三头肌	无

表 16-5　腰骶神经根病变的常见临床表现

病变	S₁	L₅	L₄	L₂/L₃
疼痛及放射	臀部、腿后部、足外侧	臀部、腿侧面、足背侧	大腿前部、膝和小腿内侧	腹股沟区和大腿前内侧
感觉障碍区	大腿后、足外侧和小趾	腿外侧、足背和踇趾	大腿前部和小腿内侧	腹股沟区和大腿内侧
无力	趾屈	踝内、外旋,踇趾和踝背屈	屈膝和踝背屈	屈髋和伸膝
反射减低	踝反射	无	膝反射	无

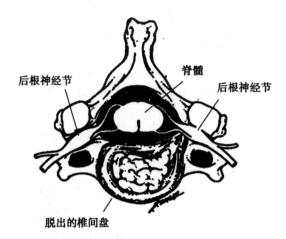

椎间盘向后和侧面突出,压迫到前根,但后根神经节和周围神经未被累及。

图 16-12 颈椎间盘脱出横断面图

三、神经电生理检查

1.神经传导检查(表 16-6)

在神经根病变时,运动传导检查基本都是正常的,但当损害为轴索变性时,运动神经传导动作电位波幅减低,末端潜伏时正常或稍微延长,传导速度正常或轻微减慢。至于神经根病变时运动神经传导肌肉动作电位波幅,由于每块肌肉都是由多个神经根支配的,当一个神经根发生轴索变性时,因此一般不会出现运动传导肌肉动作电位波幅减低。也就是说,当多个神经根发生严重的轴索变性时,才会出现肌肉动作电位波幅减低,此时,要注意排除一些嵌压性神经病和丛性神经病。而感觉神经传导检查对神经根病变尤其重要,当丛性或周围神经病变时,即损害了节后纤维,感觉神经电位异常,而根性损害时,即损害了节前纤维时,感觉神经电位正常(图 16-13、表 16-7)。如果在患者有感觉障碍的区域,感觉神经电位正常时,则提示病损部位可能在节前纤维。另外,在神经根病变中,F 波的检查较为重要,但由于任何一条周围神经里都包括来自多个神经根的纤维,所以 F 波异常对神经根病变并不很敏感。在上肢,通常检查正中神经和尺神经的 F 波,而记录位置则是在 $C_8 \sim T_1$ 神经根支配的肌肉,而正中神经和尺神经的 F 波异常只出现在 $C_8 \sim T_1$ 神经根病变,但通常颈椎病和椎间盘脱出最常影响的是 C_5、C_6、C_7 神经根,所以在常规正中神经和尺神经 F 波检查时,F 波潜伏时正常。而在下肢,由于胫神经和腓总神经 F 波记录的位置是在 $L_5 \sim S_1$ 神经根支配的肌肉,而 $L_5 \sim S_1$ 是最常影响到的神经根,所以在 $L_5 \sim S_1$ 神经根病变时,胫神经和腓总神经的 F 波潜伏时可以延长。在下肢神经根病变时,H 反射的检查也是很有意义的,但多在 S_1 病变时出现异常,且和踝反射的存在与否有关。

表 16-6 神经根病变常规神经传导检查

上肢

运动传导:常规正中和尺神经运动传导,两侧对比。对可疑 C_6、C_7 神经根病变要注意排除腕管综合征。对可疑 C_8、T_1 神经根损害,要注意排除尺神经在肘部损害

感觉传导:正中神经和尺神经分别在示指和小指记录,或检查可疑神经根病变的相应感觉区感觉神经电位,两侧对比

F波:常规正中神经和尺神经的F波,两侧对比

下肢

运动传导:常规胫神经和腓总神经运动传导,两侧对比。对可疑 L_5 神经根病变要注意排除腓总神经在腓骨小头处损害

感觉传导:腓肠神经感觉检查,两侧对比,或检查可疑神经根病变相应感觉区感觉神经电位

F波:常规胫神经和腓总神经F波,胫神经H反射

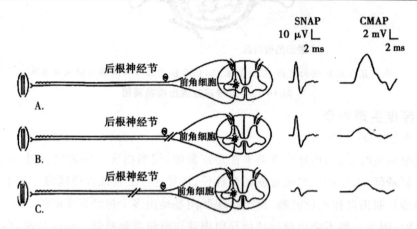

A. 正常;B. 后根神经节节前损害,感觉神经电位正常,但运动神经传导肌肉动作电位波幅减低;C. 后根神经节节后损害,感觉神经电位波幅明显减低,运动神经传导肌肉动作电位波幅也减低。

图 16-13　神经根损害部位和感觉神经电位的关系图

表 16-7　神经根病变所需要检查的相应感觉神经

神经根	感觉神经
C_6	前臂外侧皮神经
C_6	桡神经~拇指
C_6	正中神经~拇指
C_6、C_7	正中神经~示指
C_7	正中神经~中指
C_7、C_8	尺神经~无名指
C_8	尺神经~小指
T_1	前臂内侧皮神经
L_4	隐神经
L_5	腓浅神经感觉支
S_1	腓肠神经

2. 肌电图检查

应该包括有症状侧肢体的近、远端和椎旁肌肌肉,寻找以肌节形式分布的异常,并排除丛

性神经病和周围神经病。必须检查同一肌节但又接受不同神经支配的肌肉,以排除单发性神经病。尽管所有的肌肉都是被多个肌节支配,但一些肌肉总是以某个肌节支配为主,而这些肌肉在诊断神经根病变时是极为重要的。如纤颤电位和正常运动电位募集相减少出现在肱三头肌(C_6、C_7、C_8),桡侧腕伸肌(C_6、C_7),尺侧腕伸肌(C_7、C_8)时,提示可能是一个急性并且主要以 C_7 神经根为主的病变或桡神经病变。然而如果再进一步检查桡侧腕屈肌(C_6、C_7)或旋前圆肌(C_6、C_7),出现同样的肌电图异常时,则提示上述异常不可能是单发的桡神经损害。因为,后两块肌肉是由正中神经支配的,但所有这些肌肉都是由 C_7 神经根发出的纤维支配的,所以提示是 C_7 神经根病变。此外,对可疑损害肌节段的肌肉也应该检查,以排除更广泛的损害,如当可疑 C_7 神经根病变时,则也应该检查 C_5、C_6 和 $C_8 \sim T_1$ 神经根支配的肌肉。对于可疑神经根病变,一定要检查椎旁肌,由于椎旁肌是由从脊神经直接发出的后支支配,所以如果椎旁肌出现失神经电位,则提示损害靠近神经根近端。不过,如果椎旁肌没有出现自发电位,也不能排除神经根病变,这是因为神经根受压只造成部分运动轴索损害,而支配某些肌肉的神经纤维仍完好。另外,近端肌肉比远端肌肉能更有效和更早地被重新支配,导致椎旁肌肉可能没有失神经电位。有关椎旁肌和相应的神经根支配的关系问题,由于浅层椎旁肌互相重叠,所以对于颈、胸椎椎旁肌和相应的神经根的位置并非完全对应,而深层椎旁肌如腰椎旁肌,由于互相重叠得不明显,所以可以用来代表相应的神经根节段。但这需要进针部位一定要准确,通常进针深度大约为 2.5 cm,旁开中线 2～3 cm,其具体的进针部位位置参见图 16-14 和图 16-15。对于椎旁肌,只检查是否有失神经电位,而不用做轻收缩看运动电位变化。由于失神经电位的存在对于诊断神经根病变非常重要,所以在检查时就要求患者尽量放松,否则就很难发现失神经电位。为了使患者能够完全放松,我们实验室的方法为:在检查腰椎旁肌时,让患者侧卧,使被检查侧在上面,下面的腿伸直,而上面的腿屈曲;检查胸椎旁肌时,患者侧卧,两腿屈曲紧贴腹部;检查颈椎旁肌时,患者侧卧,被检查侧在上,头部屈曲,下颌紧贴胸部。

　　此外,检查者要清楚神经根病变出现肌肉异常和做肌电图检查时的时间关系问题,因为在神经根病变导致轴索变性时,肌肉出现失神经电位的时间早晚是取决于神经损害的部位及其与所支配肌肉之间的距离,它和神经再生现象是一样的,其过程是缓慢的。如当一个患者由于突发 $L_4 \sim L_5$ 椎间盘脱出时,L_5 神经根会严重受压,患者会立即出现腰背痛,并向臀和腿部放射,足背部出现麻木,大腿外展和足背屈无力。此时,肌电图检查即在急性期,在 L_5 神经根支配的肌肉上仅见正常形状运动单位电位募集减少;大约在 10 天后,在 L_5 椎旁肌可出现失神经电位,因为,此处距离损害部位最近;2 周后在 L_5 神经根支配的近端肌肉如臀中肌可以出现失神经支配现象;3 周后在下肢 L_5 神经根支配的肌肉(胫前肌)出现失神经支配现象,而 L_5 神经根支配的更远端肌肉则需要 5～6 周才能出现上述改变。在上述整个过程中,运动单位电位形状正常,只是募集相减少,失神经支配以后,即开始出现神经再生,距离受损神经越近的肌肉受到神经再支配的越早。神经再生时首先出现的是多相电位,然后是长时程、高波幅的运动电位。数月后,如果神经再生完全,失神经电位将消失,最后遗留下大的再生的运动单位电位和募集相减少。所以,通过检查失神经电位、运动单位电位的形状和募集类型,可以估计神经损害的时间和神经再生的程度。

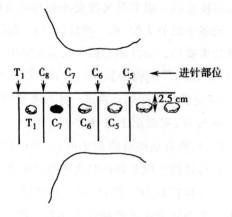

图 16-14　颈椎旁肌进针部位

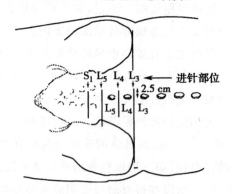

图 16-15　腰椎旁肌进针部位

3. 其他检查

对于可疑神经根病变,神经电生理检查应该注意下面几点。

(1)假如损害在急性期,则肌电图检查可以正常,所以对于新出现的可疑神经根病变,不要急于做针电极肌电图检查,最好在 3 周后再做。

(2)假如神经根损害是以髓鞘脱失为主,则肌电图检查可以正常。

(3)如果仅影响到了感觉根,则肌电图检查也可以正常。此时,患者可能仅有疼痛或麻木,反射也正常。

(4)神经根中可能只有部分纤维受压,导致某些肌肉正常,如在 C_7 神经根病变,肱三头肌可能显示异常,而桡侧腕屈肌正常,尽管两者都接受 C_7 神经根纤维,但并非都损害。

(5)神经根病变椎旁肌检查可以正常,可能由检查时间的问题或后支神经纤维里某些纤维没有被影响到所致。椎旁肌检查比较困难,主要是由于患者不能很好地放松,所以检查时,应该让患者屈髋屈膝侧卧,尽量放松。

(6)椎旁肌异常对检查是否有神经根损害很重要,但并不一定完全和损害节段相一致,因为,相邻的椎旁肌神经支配有很明显的重叠现象,所以椎旁肌检查只能说明损害接近于哪个神经根,而确切定位还需要结合对肢体肌肉检查来定。另外,要注意由于检查椎旁肌时,患者不能适当用力而做轻收缩,因此不能观察运动单位电位的变化,所以椎旁肌肌电图检查时仅观察放松时是否有失神经电位。

（7）对可疑 S_1 神经根病变或腰椎管狭窄病变时，要做 H 反射检查，并且和对侧比较，因为有时 H 反射潜伏时的延长可能是唯一的发现。

（8）针电极肌电图要检查足够多的肌肉，对有症状的肢体，在每个肌节区内至少检查两块肌肉，如果怀疑某个根病变，则需要检查这个根支配的所有肌肉。

（9）对于足部小肌肉，针电极肌电图检查常发现异常，但如果患者没有任何临床上的表现，则对诊断的价值不大。

（10）慢性神经根病变，椎旁肌可以正常，而慢性的运动单位电位改变可能仅出现在远端肌肉上。

（11）在外科手术后，纤颤电位可持续存在，即使是非常成功的手术，有些患者的纤颤电位也可以持续多年，可伴有或不伴有任何症状，这可能和椎旁肌的瘢痕有关，所以椎旁肌检查对外科手术后的患者意义不大。

（12）在神经根病变中可能仅有远端肌肉异常。对神经根病变的诊断需要在同一肌节范围内，能够找到远、近和椎旁肌损害的证据。失神经现象和神经再生现象均在近端出现的比远端早，而且，越近端肌肉，神经再生就越完全，因此如果近端肌肉和椎旁肌成功的再支配，则慢性神经根病变只能在远端肌肉显示失神经支配，当出现此种情况时，应该注意与丛性神经病和远端周围神经病来鉴别。

（13）在某些情况下椎旁肌出现失神经电位并不一定就是神经根病，可见于下列情况，如近端肌病、运动神经元病和糖尿病多发性神经病，因为它们都可以影响脊神经的后支。

（14）孤立的神经根病变有时很难确定。

四、颈神经根病

（一）C_5/C_6 神经根病变

由于 C_5、C_6 神经根在相互的肌节区有明显的重叠，所以在临床和肌电图上鉴别较为困难。C_5、C_6 共同支配的肌肉包括冈上肌、冈下肌、三角肌、肱二头肌、肱桡肌。然而，下列肌肉的损害有助于鉴别是哪个神经根损害：①旋前圆肌和或桡侧腕屈肌。这两块肌肉都是由 C_6、C_7 神经根支配，如果它们出现异常，而又伴有 C_5、C_6 共同支配的肌肉异常，则可以确定损害是在 C_6 神经根。②菱形肌。此肌肉只有 C_5 神经根支配，当它异常时，再加上 C_5、C_6 共同支配的肌肉异常时，说明是 C_5 神经根损害。

此外，鉴别 C_5、C_6 神经根病变与臂丛上干损害有时也比较困难。因为没有相应的 C_5 皮节感觉检查区，所以当在 C_5 椎旁肌出现失神经电位时，可以确定是 C_5 神经根病变，而非 C_6 神经根损害。在拇指或示指上记录到的感觉神经电位正常，即可排除臂丛上干损害。

（二）C_7 神经根病变

在临床和肌电图室中 C_7 神经根损害比较多见。肌电图异常主要是在 C_7 神经根发出的桡神经和正中神经支配的肌肉上，以肱三头肌和旋前圆肌最明显。C_7 神经根损害需要和臂丛神经中干损害来鉴别，如果正中神经在中指（C_7）和示指（C_6、C_7）的感觉神经电位正常，椎旁肌见纤颤电位，则可排除臂丛中干损害。

（三）C_8/T_1 神经根病变

和 C_5、C_6 神经根损害一样，鉴别 C_8/T_1 神经根损害也比较困难。在上肢的 3 条主要神经中,都有来自 C_8/T_1 的纤维,其中尺神经中有支配第 1 骨间肌和小指展肌的纤维,正中神经中有支配拇短展肌和拇长屈肌的纤维,桡神经中有支配示指伸肌和拇短伸肌的纤维。而肱三头肌很少受累,但它一旦受累,则提示是 C_8 神经根受损。

尺神经在小指记录出的感觉神经电位非常重要,因为只有在臂丛下干、内索等丛性神经病或单独尺神经损害时它才会出现异常,而当它正常并且伴有椎旁肌失神经电位时,则强烈提示是神经根损害。

五、腰骶神经根病

(一)L_2、L_3、L_4 神经根病变

由于 L_2、L_3、L_4 神经根在椎管内行程较短,所以它们受压的机会相对较少。当它们受压时,在临床上需要和股神经病变和腰丛病变鉴别。但肌电图和神经传导对它们的鉴别有一定困难,首先是因为上腰段神经根支配的肌肉(包括股四头肌、大腿内收肌、髂肌和胫前肌)有限,代表相应的神经根损害肌节的肌肉较少,导致肌电图定位比较困难。其次是上腰段神经根支配的肌肉都靠近近端,芽生和神经再生出现得比较早,导致肌电图检查没有出现失神经电位。最后,上腰段病损没有一个可靠的感觉神经检查可以确定是节前还是节后损害,隐神经感觉神经电位反映的只是 L_4 皮节区。

(二)L_5 神经根病变

在肌电图室检查的神经根病变中,L_5 神经根病变是最常见的,其次是 S_1 神经根。这是由于它们的神经根纤维在椎管内走行较长,比较容易受到压迫,而 L_5 神经根几乎支配整个下肢远端和近端的肌肉,当其发生病变时,近端肌肉的有效芽生导致纤颤电位只在膝以下的远端肌肉出现。通常 L_5 神经根发出的几乎所有腓总神经支配的肌肉包括胫骨前肌、姆长伸肌、趾短伸肌和腓骨长肌都异常,然而,L_5 神经根发出的胫神经支配的肌肉如姆长屈肌和胫骨后肌的异常对 L_5 神经根病变的诊断必不可少,臀中肌的异常并不是必需的,但如果它出现异常,则更提示是 L_5 神经根病变。通常很严重的 L_5 神经根病变都伴有足下垂,而这些患者的腓总神经运动神经传导检查无论在趾短伸肌还是在胫骨前肌记录,其动作电位波幅均很小,这很像腓深神经损害,但如果此时在姆长屈肌和胫骨后肌上发现失神经支配现象,则可以排除腓深神经损害。也就是说对于有足下垂的患者,肌电图检查时一定不要忘记检查姆长屈肌和胫骨后肌,最后要确定 L_5 神经根病变,还需要检查椎旁肌和腓浅神经感觉电位,而 L_5 神经根病变时,腓浅神经感觉电位正常。

(三)S_1、S_2 神经根病变

S_1 神经根病变比较常见,但由于 S_1、S_2 神经根肌节代表区相互重叠,因此 S_1、S_2 神经根病变鉴别诊断很困难。和 L_5 神经根一样,S_1 神经根几乎支配整个下肢远端和近端肌肉,导致远端肌肉如腓肠肌内侧头比较容易出现失神经电位。然而 S_1、S_2 神经根支配的肌肉都来自胫神经,所以还需要在非胫神经支配的肌肉上找出异常的证据,而趾短伸肌是唯一一个由 S_1 神经根发出的腓总神经支配的肌肉。另外,臀大肌异常也高度提示是 S_1 神经根病变。S_1 神经根病变时,椎旁肌可以异常,而 S_1 神经根相应的皮节区感觉神经电位即腓肠神经感觉电位应该正常。此外,胫神经的 H 反射对 S_1 神经根病变的检查比较有意义,当一侧 H 反射消失或潜伏时明显延长时,则提示该侧 S_1 神经根病变。双侧 S_1 和 S_2 神经根病变比较常见,多数是慢性

起病,在临床上多被误认为是多发性周围神经病,尤其是对老年人,由于腓肠神经感觉电位本身就很小,H反射也可以消失,导致它们鉴别比较困难。

(四)腰椎管狭窄

腰椎管狭窄的临床表现变化比较大,可以很轻,也可以很重,肌电图可以出现下列情况:①完全正常。②仅单侧或双侧H反射消失。③任何一个单侧或双侧单独的神经根损害,最常影响到的神经根是L_5、S_1、S_2,可单独出现或联合出现,肌电图检查多表现为慢性改变,在远端肌肉比较多见,胫神经和腓总神经动作电位波幅均很低或消失。

第十七章　上肢和肩部近端神经病

上肢和肩部近端神经病是一组较少见的神经病，包括肩胛上神经病、腋神经病、肌皮神经病、胸长神经病和副神经病。由于它们都靠近上肢的近端，神经传导检查在技术上有一定的困难，所以主要是靠肌电图来检查诊断并排除更广泛的损害和神经根病，同时估计损害的严重程度和判断预后。

第一节　肩胛上神经病

一、肩胛上神经解剖

肩胛上神经接受来自 C_5、C_6 神经根纤维，发自臂丛神经上干（图 17-1），之后向后行并穿过斜方肌下面，经肩胛上切迹支配冈上肌和冈下肌，其功能是协助肩膀外旋、外展。由于肩胛上神经处于肩部和肩胛区，而此区域日常活动较多，所以反复牵拉、肩关节脱位、上肢和躯干的过度移动均可使其受伤。可以是单独损伤，也可以合并有臂丛神经或腋神经损伤，最常受伤的部位是肩胛上切迹处，也就是在肩胛上神经的近端。

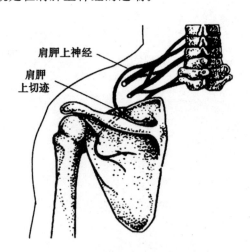

肩胛上神经

肩胛
上切迹

图 17-1　肩胛上神经走行解剖图

二、临床表现

肩胛上神经损伤是肩部疼痛的最主要原因之一。可因前臂过度重复前屈、肩胛骨骨折、肩关节脱位等机械性损伤及炎症而导致。临床上主要表现为肩胛区疼痛，此种疼痛被描述为深在的并由肩胛区放射到上肢的疼痛，当肩膀运动，特别是上肢外展时疼痛加剧，有些患者可以疼痛较轻。由于主要影响的是冈上肌和冈下肌，表现为肩部外旋和外展无力，但有时由于此功能往往被其他肌肉所取代，所以需要临床医生仔细检查才能发现。查体时，很明显的体征是冈下肌萎缩,而冈上肌由于被斜方肌遮盖,所以其萎缩多不易察觉。如果损伤发生在肩胛上神经远端,则可以没有疼痛,但冈下肌的无力和萎缩非常明显。在神经电生理检查方面,由于肩胛上神经没有感觉支,所以没有相应的感觉检查,主要是运动传导检查。记录电极用针电极插入冈上肌或冈下肌处,在 Erb 点刺激,刺激量一定要强,注意此时记录电极不能用表面电极,因为肌肉位置较深,位于斜方肌下面,观察此神经的动作电位波幅和潜伏时,并和对侧比较(在检查时要注意使两侧记录电极和刺激电极之间距离相等)。在病变侧出现动作电位波幅减低和潜伏时延长。肌电图检查时要注意进针不能太浅,否则,针会扎在斜方肌上,可以通过让患者耸肩,观察有无运动单位电位,如果没有,说明针的位置正确。肌电图检查可以见到冈上肌、冈下肌的神经源性损害,但也要检查 C_5、C_6 神经根支配的肌肉如三角肌、肱二头肌和椎旁肌,以排除颈神经根病或臂丛神经上干损害。

第二节　腋神经病

一、腋神经解剖

腋神经起源于臂丛后索的终末支(图 17-2),其纤维来源于 C_5、C_6 神经根,它有一很小的感觉支,支配肩部外侧一小块感觉区,其肌支支配小圆肌和三角肌,前者使肩膀外旋,后者使肩平举。

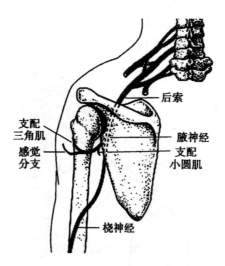

图 17-2　腋神经走行解剖图

二、临床表现

腋神经损伤多见于外伤,如肩关节脱位,肱骨颈骨折。此外,使用拐杖不当时也会损伤腋神经。在临床上患者主要表现为肩外侧三角肌表面麻木,由于三角肌无力和萎缩明显,上肢外展和外旋无力(图 17-3)。腋神经运动检查用表面电极在三角肌处记录,参考电极放在距记录电极 3～4 cm 的近端肩关节上,Erb 点处刺激,两侧对比。注意,两侧记录电极和刺激电极之间的距离要相等,主要观察动作电位波幅和潜伏时。通常腋神经损害多为轴索损害,所以可见动作电位波幅减低,肌电图可在三角肌上出现神经源性损害。应注意除检查三角肌外,还要检查臂丛上干和后索支配的肌肉包括肱二头肌、肱三头肌、肱桡肌、椎旁肌,以排除更广泛的臂丛神经损伤和颈神经根病。由于腋神经到所支配的肌肉三角肌的距离比较短,所以腋神经损伤时,一般恢复比较快,如果3~4个月还没有恢复,需要考虑手术治疗。

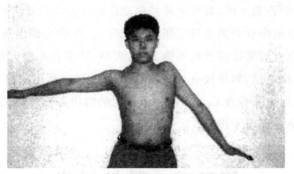

图17-3 腋神经损伤临床表现图

第三节 胸长神经病

一、胸长神经解剖

胸长神经是在臂丛神经形成前直接起源于 C_5、C_6、C_7 神经根,此神经只支配前锯肌(图17-4),其功能是在外展上肢时稳定肩胛,使肩胛骨内侧缘稳定地固定在胸壁上。此神经在锁骨上窝处位置较表浅,易受损伤,另外,在乳腺癌行乳腺全切手术时,可能伤及此神经。

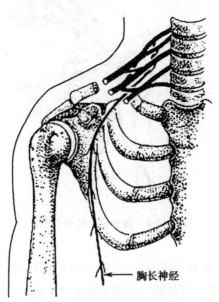

胸长神经

图17-4 胸长神经走行解剖图

二、临床表现

患者主要表现为不能平举上肢,当平举上肢时,提肩胛肌和菱形肌的力量使肩胛骨内移而下角外移,此时,刚好与副神经麻痹的表现相反。表现为肩胛骨脊柱侧的下端向下掀起,尤其在上肢向前平举时异常移位更明显。此神经通常没有固定的神经传导检查法,肌电图异常仅局限于前锯肌,但由于操作不当会刺伤肺部,所以肌电图检查通常比较困难,也很少做。

第四节　肌皮神经病

肌皮神经直接起源于臂丛侧索,肌支主要支配肱二头肌、肱桡肌。其终末支延续成一纯感觉支,又叫前臂外侧皮神经或肌皮神经感觉支,支配前臂外侧的感觉。此神经多在肱骨近端骨折时损伤,导致肘部屈曲无力,肱二头肌和肱桡肌萎缩,反射减低,前臂外侧麻木。比较常见的是远端肌皮神经感觉支受压,通常发生在肘部肱二头肌肌腱和肱桡肌之间,当患者前臂旋前和外展时,感到麻木或疼痛加重。此神经运动传导检查记录电极放在肱二头肌肌腹上,参考电极放在远端肱二头肌肌腱上,刺激电极在 Erb 点,比较两侧动作电位波幅和潜伏时。肌电图主要检查肱二头肌,但也要检查旋前圆肌、桡侧腕屈肌、三角肌、肱桡肌、冈上肌和冈下肌,以排除 C_5、C_6 神经根病和更广泛的臂丛神经损害。

第五节　副神经病

副神经是纯运动神经,其纤维来自 $C_1 \sim C_4$,在其下行过程中,它首先发出纤维支配胸锁乳突肌,然后,在颈外侧区走行更加表浅,支配斜方肌(图 17-5)。

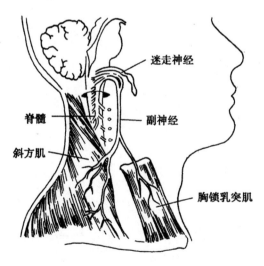

图 17-5　副神经走行解剖图

在临床上当颈外侧区处受到外伤压迫或局部手术时,会造成副神经远端损伤,导致斜方肌无力,出现垂肩和轻度的翼状肩胛,尤其当上肢外展时比较明显。而当副神经近端损害时,可出现胸锁乳突肌和斜方肌无力,患者头向对侧转动无力。神经电生理检查和其他的上肢近端神经病相比,副神经的传导检查比较容易,这也是它常被用来做重复电刺激检查的原因。运动传导可将记录电极放在斜方肌上,参考电极放在远端肩关节上,刺激电极放在胸锁乳突肌后缘中点上,两侧对比,观察副神经动作电位波幅和潜伏时。一般副神经损害,多是轴索损害,所以动作电位波幅明显减低。肌电图主要检查胸锁乳突肌和斜方肌,表现为神经源性损害,另外,也要检查冈上肌、冈下肌、三角肌、菱形肌、椎旁肌以排除更广泛的神经根病。

第十八章　多发性周围神经病

多发性周围神经病是一组多病因,急性或缓慢起病,多同时损害四肢运动、感觉和自主神经功能的周围神经系统病变,其损害可以是以轴索损害为主,也可以是以髓鞘损害为主或两者兼有。对于可疑周围神经损害的患者,首先可通过一般的神经系统查体大致确定损害的分布范围,即损害是以运动障碍为主,还是以感觉障碍为主;如以感觉障碍为主时,则是以大纤维损害为主,还是以小纤维损害为主;尽管最后的诊断还是要靠神经电生理诊断,但至少神经系统详细查体为神经电生理诊断提供了检查的侧重点。神经传导和肌电图检查对可疑周围神经损害的患者是一项不可缺少的检查,但它毕竟是一项神经功能的检查,不能确定周围神经病的病因,但可根据电生理损害的类型和累及的神经,结合临床,推测其病因。在检查之前,必须详细地询问病史,仔细查体,制定出所要检查的方案。神经电生理检查对周围神经病诊断的主要目的首先是要确定是否有周围神经损害存在。其次要了解是以运动损害为主还是以感觉损害为主,还是混合损害;是以近端为主,还是以远端为主,还是远、近端都损害。再次是估价神经损害的严重程度和损害类型,即是以轴索损害为主还是以髓鞘脱失为主,如果是以髓鞘脱失为主的周围神经病,则需要进一步鉴别是后天获得性还是先天遗传性。最后再结合其他实验室检查以达到对周围神经病的最后诊断。

第一节　概述

一、周围神经病变特点

1. 受损部位的易感性

同感觉神经纤维相比,运动神经纤维的功能比较单一,其纤维直径和传导速度差异不大,其起源即脊髓前角细胞位于脊髓内,受到血-脑屏障的保护。而感觉神经元即脊髓后根神经节细胞则是裸露着,缺乏血-脑屏障的保护,导致它容易受到免疫和毒素的攻击。如维生素 B_6 中毒、维生素 E 缺乏等均可以导致后根神经节的直接损伤,造成继发轴索变性。此外,一些和免疫有关的病如癌性感觉神经元病、舍格伦(Sjogren)综合征均可以造成后根神经节的免疫攻击。

2. 长度依赖性

周围神经病变出现的肌肉无力和感觉障碍具有远端重近端轻的特点,即神经损害的早晚和程度和神经轴索的长度有关。越远端的轴索,其临床症状出现得就越早,表现得也越重,主要见于一些遗传、营养代谢性、中毒性周围神经病。

3. 损害类型和病因有关

周围神经病时,不同的病因,其神经损害区域分布类型不一样(表18-1)。如和免疫有关的周围神经病变的肌肉无力和麻木分布类型多是两侧对称的,可以是近端重于远端,也可以是远端重于近端或远近端一样,见于急性炎症性脱髓鞘性多发性神经根神经病,慢性炎症性脱髓鞘性多发性神经病。嵌压性或血管炎造成的周围神经损害多不对称,以单神经受累为主;营养代谢性周围神经病多对称,且远端重于近端。

表 18-1 周围神经损害的分布类型与病因

对称性,长度依赖性即远端损害为主	糖尿病性、代谢性、药物中毒性
对称性,远和(或)近端均损害	急、慢性炎症性脱髓鞘性多发性神经根神经病,遗传性感觉运动性神经病
非对称性神经或神经丛性损害	糖尿病近端肌萎缩、特发性丛性神经病、多发性单神经病
非对称性的少见损害类型	卟啉症、麻风性神经病、多灶性运动神经病

4. 不同感觉纤维损害的临床表现不一样

感觉纤维的直径变化很大,而且不同直径的纤维其功能不一样。大纤维主要是和深感觉有关,其损害时的感觉异常主要为压迫感、针刺感、紧缩感等,患者主要表现为感觉性共济失调。常规的感觉神经传导速度检查主要是针对大的感觉纤维,而小纤维主要是和痛温觉和自主神经功能有关,其损害后的临床表现主要为烧灼样刺痛,神经传导检查可以完全正常。

二、病因

周围神经病的病因很多,大致可分为以下几类(表 18-2)。

表 18-2 周围神经病大致分类表

获得性非特异性炎症性脱髓鞘性周围神经病
急性炎症性脱髓鞘性多发性神经病
慢性炎症性脱髓鞘性多发性神经病
多灶性运动神经病
特异性感染性周围神经病
与 HIV 有关的神经病
麻风性神经病
莱姆(Lyme)病
系统性疾病周围神经病
糖尿病周围神经病
慢性肾病周围神经病
肝病周围神经病
酒精中毒周围神经病
癌性周围神经病
维生素缺乏周围神经病
甲状腺功能低下周围神经病
淀粉样周围神经病

　结缔组织病神经病

　ICU 多发性周围神经病

代谢性周围神经病

　卟啉症性周围神经病

　脑白质营养不良

　脂蛋白神经病

遗传性周围神经病

　遗传性感觉运动性周围神经病Ⅰ型　　又叫夏科-马里-图思(Charcot-Marie-Tooth)Ⅰ型,脱髓鞘型

　遗传性感觉运动性周围神经病Ⅱ型　　又叫夏科-马里-图思Ⅱ型,轴索型

　遗传性感觉运动性周围神经病Ⅲ型　　又叫德热里纳-索塔斯病(Dejerine-Sottas disease),肥大性多发性神经病

　遗传性感觉运动性周围神经病Ⅳ型　　又叫雷夫叙姆病(Refsum disease),遗传性共济失调性多发性神经病

　遗传性感觉运动性周围神经病Ⅴ型　　又叫脊髓小脑退行性病变并发神经病

　弗里德赖希(Friedreich)共济失调

1. 炎症或感染性

发生炎症或感染性症状的原因包括一组原因不很清楚但可能和感染后引起的免疫变态反应有关的疾病。常见的有急性炎症性脱髓鞘性多发性神经病、慢性炎症性脱髓鞘性多发性神经病、多灶性运动神经病,以及近年来出现的艾滋病病毒感染的多发性神经病等。

2. 遗传性

遗传性原因如遗传性多发性感觉运动神经病、遗传性共济失调性多发性神经病及遗传性压力易感性周围神经病。

3. 中毒性

中毒的原因可以是药物如苯巴比妥类、化疗药物等,此外还有维生素 B_6 过量、职业病、酒精中毒、药物中毒如呋喃唑酮类药物,以及重金属如铊等中毒。

4. 代谢性

代谢性原因中最常见的是糖尿病性周围神经病,其次为其他的内分泌性疾病如甲状腺功能亢进、肝硬化性、尿毒症性、癌性等周围神经损害。

5. 血管源性

血管源性原因如风湿病或结缔组织病性多发性血管炎导致的多发性单神经病。

三、临床表现

由于病因不同,起病可急可缓,急性起病者最常见的是急性炎症性脱髓鞘性多发性神经病,此外,血管源性的多发性神经病起病也很快,而遗传性、代谢性周围神经病多起病缓慢。由于病因不同,其损害的侧重点也不一样,如早期糖尿病是以小的痛温觉感觉纤维损害为主,表现为四肢远端的针刺感、烧灼感、蚁走感,有手足疼痛和麻木,晚期则损害大的与关节位置觉有关的纤维,其感觉障碍分布是手套和袜套样,有些患者有感觉过敏和肌肉疼痛。而有些病如药

物中毒性周围神经病、癌性周围神经病等主要损害的是与关节位置觉有关的直径大的感觉纤维，患者主要表现为肢体的压迫、牵拉感，也可有一些针刺样感觉，查体主要为关节位置觉和振动觉减退，运动障碍主要为肌肉无力和萎缩，多分布于手足远端，四肢腱反射减弱或消失，尤其以下肢明显，自主神经受损表现为皮肤干燥、粗糙、出汗异常等。需要强调的是周围神经病的感觉障碍具有从远端逐渐向近端发展的特点，这反映出一条神经的损害和神经的长度有关，即越远端的神经越先受累，导致在临床上患者的症状是手套和袜套样的感觉障碍，患者最先出现的症状多是在脚趾，当症状上升至小腿时，手指尖也开始出现感觉障碍，这种感觉障碍出现的顺序是因为从腰骶段到小腿的距离恰好和颈段到手指尖的距离相等。通常手套和袜套样的感觉障碍对临床医生来说已经较为熟悉，但需要强调的是另一种感觉障碍类型，即在胸腹部脊神经损害也有这样的感觉障碍分布(图18-1)。也就是说当四肢末端出现手套和袜套样感觉障碍时，前胸和腹部也有一竖条带样感觉障碍区，它代表了胸段脊神经远端也受到了影响，而此点在临床上常被临床医生所忽视。另外，几乎所有的周围神经损害都有对称性的特点，但血管源性周围神经损害可以不对称，因此如出现不对称情况，则可以排除毒素、代谢和遗传等因素，但也需要注意以下情况的存在，首先，可能在多发性神经病的基础上叠加某一嵌压性神经病或神经根病，最常见的是糖尿病多发性神经病合并腕管综合征或合并尺神经在肘部损害，所以在病史方面要特别注意。其次，也可能在周围神经病的基础上合并有多发性单神经病。最后，对那些病因尚不很清楚的周围神经病，一定要特别注意家族史，因为有很大一类是遗传性周围神经病。目前，对其尚无有效的治疗方法，而临床上仅仅是对症治疗，所以正确的诊断对预后及以后可能采取的基因治疗都很有帮助。

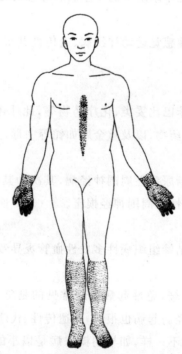

在出现手套和袜套样改变的同时，胸腹部也出现条带样感觉障碍。

图18-1　周围神经损害感觉障碍图

四、神经电生理检查

神经电生理检查为周围神经病变提供了病史和临床检查所不能提供的客观信息,其目的在于首先要确定周围神经病的存在及病变的范围,即病变是广泛性、局灶性还是多灶性,是对称还是非对称,是远端为主还是近端为主,还是远近端都损害。其次要判断其损害的严重程度和损害类型,也就是说是以感觉神经损害为主还是以运动神经损害为主,还是混合型损害。最重要的是要了解其损害的病理类型,即是以髓鞘脱失为主,还是以轴索脱失为主,两者的鉴别主要是靠运动神经传导来检查。此外,神经电生理检查还可以动态观察病情的进展和严重程度及对治疗的反应。

1. 神经传导检查

神经传导检查见表18-3。由于大多数营养、代谢及遗传性周围神经病的损害是对称的,而和免疫相关的周围神经病的神经损害也是基本对称和多灶性的,因此其神经传导的异常往往是对称或多部位损害的。此种神经电生理的异常对于寻找周围神经病的可能病因非常重要,因此神经传导检查应该检查四肢,而最好不要只检查一侧肢体。下肢常规检查胫神经、腓总神经的运动传导和F波,如果腓总神经在趾短伸肌记录的动作电位波幅很低或消失时,即采用胫前肌记录。感觉检查可以检查腓肠神经或腓浅神经感觉支,值得注意的是,周围神经病的患者,其腓肠神经感觉神经电位波幅很低,但正常老年人此神经电位的波幅也会很低,所以尚需要结合其他神经检查来决定是否有周围神经病变。上肢常规检查正中神经和尺神经的感觉、运动传导和F波,当出现正中和尺神经感觉神经异常时,一定要检查这些异常是不是由局部嵌压性神经病如腕管综合征和尺神经在肘部嵌压所引起的。

2. 肌电图检查

周围神经病一般是下肢重于上肢,远端重于近端,所以肌电图检查的顺序应遵循先下肢、后上肢,先远端、后近端的原则。下肢检查通常检查的肌肉是胫骨前肌、腓肠肌内侧头,一般没有特殊要求时,不检查跗展肌和趾短伸肌,主要是因为脚部远端的肌肉容易经常受到局部的外伤,所以这些肌肉常可以见到失神经电位,如果遇到此情况,就要和对侧比较。需要注意的是针电极肌电图检查是一项很敏感的检查,有很多轻微的周围神经病患者由于轴索损害的很轻微,所以感觉和运动神经传导检查正常,而此时肌电图上却已经出现失神经电位。

表 18-3 常规周围神经病神经传导检查

运动神经传导检查

　　腓总神经:在趾短伸肌处记录,分别在踝部和腓骨小头下、上刺激,如果动作电位波幅很低,则做胫骨前肌记录,分别在腓骨小头下、上刺激

　　胫神经:在跗展肌上记录,刺激分别在踝和腘窝处

　　正中神经:在拇短展肌上记录,分别在腕和肘部刺激

　　尺神经:在小指展肌上记录,分别在腕、肘上和肘下刺激

感觉神经传导检查

　　腓浅神经感觉支检查:记录电极在足背和外踝连线中点处向上1 cm处,刺激电极在记录点上12 cm的小腿外侧面

续表

正中神经:用反向法,在示指用环状电极记录,在腕部刺激
尺神经:用反向法,在小指用环状电极记录,在腕部刺激
迟发反应
正中神经、尺神经、胫神经、腓总神经 F 波
胫神经 H 反射
肌电图检查
上肢:第 1 骨间肌,示指伸肌,旋前圆肌,桡侧腕屈肌,肱二头肌
下肢:跛长伸肌,胫前肌,腓肠肌内侧头,股直肌外侧头,臀肌

注:上述肌肉通常只检查一侧,但如果临床上需要或一侧出现异常时,就需要检查对侧,尽量避免检查脚内侧肌,任何近端肌肉出现异常,如臀肌、股二头肌,则需要检查椎旁肌。

3. 电生理分型

从神经电生理的角度来看,周围神经病可分为轴索性周围神经病和脱髓性周围神经病(图18-2)。

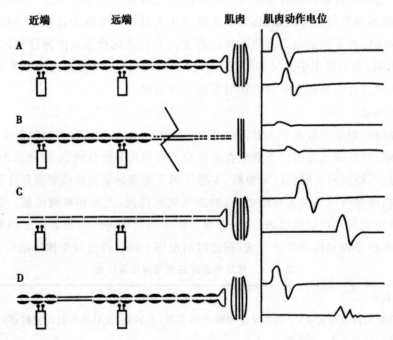

A. 正常运动神经传导;B. 轴索损害时远、近端刺激动作电位波幅均减低,但远端潜伏时正常;C. 广泛脱髓鞘,动作电位波幅正常,无波形离散,但潜伏时均延长;D. 节段性脱髓鞘,远、近端之间出现传导阻滞。

图 18-2　运动神经传导远、近端刺激异常神经传导类型图

(1)轴索性周围神经病:大多数周围神经病是由于轴索变性,通常感觉和运动纤维均受影响,其病因包括毒素、代谢、药物中毒、营养缺乏等。由于其病理改变和轴索的长度有关,即越长和越粗的轴索最先受损,所以在临床上最常见的表现是对称性的以肢体远端为重的手套和袜套样的感觉障碍。此时,应注意和脊髓病变导致的节段性损害鉴别。运动障碍表现为手足无力和远端肌肉萎缩,反射改变首先出现的是踝反射减低或消失,继之影响全身其他反射。在神经传导检查方面,由于长时间病变导致瓦勒变性,轴索破坏,可出现反映轴索损害程度的复合肌肉动作电位波幅明显减低,而远端潜伏时和传导速度正常基本正常,尤以下肢更明显。肌电图异常也是下肢比上肢明显,远端比近端明显,而肌电图出现的异常类型则取决于病史的长短、病情轻重和进展速度。一般来说轴索变性过程需要几周,而神经再生也需要几周到几个月。如果是在发病急性期,即2~3周内,则肌电图仅见正常运动单位电位募集相减少,没有失神经支配现象和神经再支配现象,很像髓鞘脱失性周围神经病的肌电图表现。如果病程已经超过2~3周,但少于几个月时,则可见失神经支配现象,即纤颤电位、正锐波,但运动单位电位形态正常,只是募集相减少。如果病程已经超过几个月,此时可有或无失神经电位,由于神经已经开始芽生,所以可见神经再生电位增多,即多相电位增多,而运动单位电位的形态较宽大,且募集相减少。当病程到后期超过几年时,则肌电图可见非常高波幅和长时程的运动单位电位,此种电位出现,标志着病变已经进入慢性期。上述肌电图表现一般都是对称的,但需要提出的是糖尿病周围神经病,是最常见的感觉运动性多发性神经病,主要是由于轴索变性引起,可影响大、小感觉纤维。由于糖尿病导致的周围神经病变多种多样,所以在检查时,要特别注意在是否在周围神经病的基础上叠加各种其他单神经病变。

(2)脱髓鞘性周围神经病:大多数周围神经病都是由于轴索变性造成,脱髓鞘往往是继发于轴索变性,但也有些是由原发脱髓鞘而导致。一些临床上的线索可以提示是脱髓鞘损害,如全身反射减低,肌肉无力很明显,而无力肌肉却无明显萎缩。反映髓鞘脱失的神经电生理指标有:远端潜伏时延长,传导阻滞或波形离散,F波潜伏时延长,神经传导速度减慢。神经传导检查显示远端潜伏时明显延长、传导速度明显减慢,而此时传导速度检查很重要的是要区别是获得性髓鞘脱失还是遗传性髓鞘脱失。对于遗传性引起者,所有的髓鞘均受到影响,所以传导速度减慢非常明显,而且两侧对称性减慢,更重要的是没有局部的传导减慢和传导阻滞。而对获得性者来说,它的髓鞘脱失,往往是杂乱和多部位的,这就导致其神经传导异常并非很对称,传导速度的减慢不像遗传性髓鞘脱失那么明显,且可见局部传导减慢和传导阻滞,肌电图检查除了正常形态的运动单位电位募集相减少外,可有或无其他异常发现。

第二节　获得性非特异性炎症性脱髓鞘性周围神经病

一、吉兰-巴雷综合征

吉兰-巴雷综合征(Guillain-Barre syndrome, GBS)是一类急性免疫介导的炎症性周围神经病。临床特征为急性起病,症状多在2周左右达高峰,主要侵犯多发性神经根及周围神经。表现为四肢对称性无力,可导致延髓和呼吸肌麻痹,伴有脑脊液蛋白细胞分离现象,单病程自限性疾病,静脉注射免疫球蛋白和血浆交换治疗有效。该病包括:急性炎症性脱髓鞘性多发性神经病(acute inflammatory demyelinating polyneuropathy, AIDP),又叫经典型GBS,临床上最常见。此外,还可见到以下亚型:即表现为纯运动性以轴索损害为主的急性运动轴突神经病

(acute motor axonal neuropathy，AMAN)及急性感觉运动性混合性轴突损害神经病(acute motor sensory axonal neuropathy，AMSAN)，米勒-费希尔(Miller-Fisher)综合征，急性泛自主神经病和急性感觉神经病。上述这些吉兰-巴雷综合征的亚型都是基于其不同的病理基础和电生理特点来分的。而传统的吉兰-巴雷综合征在病理上主要还是表现为多灶性节段性脱髓鞘和继发轴索变性，其诊断除了临床表现，主要是靠神经传导和肌电图，特别是在早期，尽早诊断可以提供合理的治疗。

(一)临床表现

男女均可发生本病，但年轻人多见。病前几周多有上呼吸道或消化道感染史，淋雨、过度劳累也可以是诱因，手术、外伤、生产、恶性肿瘤的患者多发。其首发和典型的临床表现为急性或亚急性起病的对称性肢体弛缓性瘫痪，近端可以重于远端，也可以远近端一样重。大约有一半患者可有面神经和后组脑神经损害，表现为双侧面瘫和构音、吞咽障碍。感觉障碍比运动障碍要轻，也可没有感觉障碍。感觉障碍主要为主观感觉障碍较重，但客观检查异常不明显，可以有手套、袜套样感觉障碍。有些患者可有小腿肌肉压痛、僵硬、神经根牵拉痛和背痛，尤其多见于小孩。可出现反射减低或消失，自主神经功能障碍表现为出汗异常，心律不齐，但大小便功能障碍很少见或持续时间很短。本病病情可在1～4周内加重，多数在1～2周内达高峰，4周后多不进展，1～2个月开始恢复。在实验室检查方面，在2～4周脑脊液可见蛋白和细胞分离现象。其病理改变主要为脊神经根和脊神经上的炎症性脱髓鞘和继发轴索变性。本病大约75%的患者可以恢复正常或接近正常，但伴有呼吸肌麻痹者预后较差，部分患者可遗留有足下垂和局部感觉障碍等。其预后差的主要原因是神经电生理检查伴有严重的轴索损害，此外，高龄、持久的呼吸肌麻痹、抗GM1抗体存在等也和预后差有关。治疗上目前对应用促皮质激素和皮质类固醇有不同意见，多数认为无效，近来的研究表明尽早采用大剂量人免疫球蛋白冲击治疗或血浆交换治疗有肯定的疗效。芬兰的一个多中心研究显示大剂量人免疫球蛋白冲击治疗和血浆交换治疗具有同样效果。

(二)吉兰-巴雷综合征诊断标准(2010)

(1)常有前驱感染史，呈急性起病，进行性加重，多在2周左右达高峰。

(2)对称性肢体和延髓支配肌肉，面部肌肉无力，重者可有呼吸肌无力，四肢腱反射减低或消失。

(3)可伴轻度感觉异常和自主身边经功能障碍。

(4)CSF于2～3周出现蛋白质升高而细胞数正常。

(5)神经电生理检查提示远端运动神经传导潜伏时延长，传导速度减慢，F波异常，传导阻滞，波形离散。

(6)病程有自限性。

(三)神经电生理检查

1. 神经传导检查

在发病前几天，即使肢体无力非常明显，但所有的运动神经传导均正常。最早出现的表现为F波或H反射潜伏时延长或消失，尤其是广泛的F波潜伏时延长，而运动传导却正常，此现象反映了近端的脱髓鞘。很快就出现运动传导远端潜伏时延长,肌肉动作电位时程加宽和波形离散,伴有非嵌压部位出现传导阻滞和局部传导减慢,可对称也可不完全对称,上述改变大多出现在病程的第3周及以后。此外,在早期还可出现四肢运动神经传导远端复合肌肉动作电位不能诱发出,这反映出早期远端传导阻滞即髓鞘脱失的可能,而当远端复合肌肉动作电位波幅在短期内恢复时,则是本病的有力证据。90%的患者在前几周均可出现运动传导异常,而感觉传导可以正常或异常相对较轻,并且感觉传导异常比运动传导异常出现得要晚,在发病的第1周,感觉传导正常,1周后有50%的患者可以出现正中神经和尺神经感觉神经电位波幅减低或消失,而腓肠神经感觉神经电位正常,这种感觉传导异常的类型在广泛的轴索病变很少见。因为广泛的轴索病变所引起感觉改变一般是腓肠神经感觉神经电位首先出现异常,而随后才是正中神经和尺神经的感觉神经电位异常。目前,多数人认为当这种异常的感觉传导类型出现在临床表现典型的患者时,更加支持吉兰-巴雷综合征的诊断,出现上述异常感觉障碍类型的原因可能是由于吉兰-巴雷综合征早期有髓鞘的小纤维首先受损,腓肠神经的感觉神经纤维比正中和尺神经中的感觉纤维更粗,而且含有更多的髓鞘,再加之正中和尺神经记录的是更细更远的手指的纤维,而腓肠神经在小腿部记录的是较粗的纤维,这种较粗的纤维对炎症的抵抗力相对也较强。

2.肌电图

在早期没有失神经电位出现,而且运动单位电位形状正常,仅在无力的肌肉上可见运动单位电位募集相减少。尽管吉兰-巴雷综合征的病理生理主要是以髓鞘脱失为主,但仍然有继发轴索变性存在,所以在2~5周时可以出现纤颤电位、正锐波,以6~10周时最明显,并且可以持续存在数月。大约在一个月以后,即开始出现神经芽生现象,肌电图上可出现多相电位,随着神经不断再生,可见运动单位电位的时程逐渐延长,波幅逐渐增高。

国外目前有关吉兰-巴雷综合征的神经传导诊断标准尚无有效的统一标准,其异常的类型比较多,常见的神经传导异常类型如下。

(1)H反射消失。

(2)F波延长或消失。

(3)轻度的只局限在某些神经的远端潜伏时延长和传导速度减慢。

(4)低波幅的肌肉动作电位和感觉神经电位。

(5)正中神经感觉电位波幅减低或消失,而腓肠神经电位正常,即正中神经感觉和腓肠神经感觉分离现象。

(6)单独的神经传导阻滞或波形离散。

(7)多灶性运动或感觉神经传导减慢或多灶性传导阻滞。

国内中华医学会神经病学分会肌电图与临床神经电生理学组于2010年制定了吉兰-巴雷综合征的神经电生理诊断标准,见表18-4。认为对于吉兰-巴雷综合征的神经传导诊断标准可以设置得较为宽松,如果既往无其他周围神经病史,则神经传导检查时只要发现其指标超出了正常值范围,则可以认为新出现了周围神经损害,这对于在急性期与能够引起四肢对称性迟缓性瘫痪的疾病如重症肌无力、急性脊髓炎等具有较高的鉴别诊断价值。

表 18-4 中国吉兰-巴雷综合征的神经电生理诊断标准(2010)

运动神经传导:至少有 2 根运动神经存在下述参数中的至少 1 项异常

    A. 远端潜伏时较正常值上限延长 25% 以上

    B. 运动神经传导速度较正常值下限减慢 20% 以上

    C. F 波潜伏时较正常值上限延长 20% 以上和(或)出现率下降

    D. 运动神经部分传导阻滞:周围神经近端与远端比较,复合肌肉动作电位负相波波幅下降 20% 以上,时限增宽低于 15%

    E. 波形离散:周围神经近端与远端比较,复合肌肉动作电位负相波时限增宽 15% 以上

感觉神经传导:一般正常,但异常时不能排除诊断

针电极肌电图:10 天至 2 周后肌电图可出现异常自发电位。随着神经再生则出现运动单位电位时限增宽、波幅增高、多相波增多

    总之,神经电生理检查对于诊断吉兰-巴雷综合征主要是根据运动神经传导测定。运动神经传导提示周围神经存在脱髓鞘性病变,在非嵌压部位出现传导阻滞或异常波形离散对诊断脱髓鞘病变有重要的价值。电生理改变的程度与疾病严重程度相关,在病程的不同阶段电生理改变特点也会有所不同。

(四)常见吉兰-巴雷综合征变异型

    在临床实践中,对于典型病例诊断并不困难,而对于那些临床表现不典型的吉兰-巴雷综合征诊断就相对比较困难,近年来报道有很多吉兰-巴雷综合征的变异型(表 18-5),其发病机制被认为是免疫攻击发生在施万细胞、轴索,或感觉、运动和自主神经等周围神经上,导致其产生不同的临床和神经电生理表现。

表 18-5 吉兰-巴雷综合征变异型

1. Miller-Fisher 综合征

2. 急性运动轴突性神经病

3. 急性运动感觉轴突性神经病

4. 急性感觉神经病

5. 急性泛自主神经病

6. 咽颈臂丛神经无力

7. 严重的眼睑下垂而不伴有眼肌麻痹

8. 面部麻木和瘫痪并伴随反射减低

9. 展神经麻痹并伴随反射减低

10. 双侧腰神经根病

    1. Miller-Fisher 综合征

    Miller-Fisher 综合征大约占吉兰-巴雷综合征病例的 5%,大部分患者病前有感染史,急性起病,其典型特点眼外肌麻痹,共济失调和腱反射减低或消失,多不影响瞳孔,部分患者伴有眼睑下垂。有些患者会发展成典型的吉兰-巴雷综合征。脑脊液蛋白可以升高,也可以正常。其

神经电生理改变报道较少,多来自个案报道或小规模研究。有报道认为它和以脱髓鞘为主的吉兰-巴雷综合征不完全一样,其轴索变性比脱髓鞘更明显,远端潜伏时延长和传导速度减慢并不明显,主要是肌肉动作电位波幅减低;感觉神经损害比运动神经更明显,可出现感觉神经电位波幅减低或消失;面神经肌肉动作电位减低,但潜伏时无明显延长;瞬目反射潜伏时正常或轻度延长。

2.急性运动轴突性神经病

急性运动轴突性神经病病前可有上呼吸道感染或腹泻等前驱症状,多为空肠弯曲菌感染后激发。在临床上表现为迅速进展的肢体无力,平均在 6～12 天达到高峰,少数患者在 24～48 小时内达到高峰。这种无力为上行性、对称性,从下肢开始,也可出现吞咽困难,面肌无力和呼吸肌麻痹,通常没有感觉症状。本病病情危重,常有呼吸肌受累,肌肉萎缩出现早,致残率高,预后差。脑脊液蛋白可以升高。本病由于主要为运动轴索损害,因此反映髓鞘功能的远端潜伏时和传导速度基本正常,而神经传导异常主要为动作电位波幅的明显减低或消失,具体表现为,运动神经传导:①远端刺激时复合肌肉动作电位波幅较正常值下限下降20%以上,严重时引不出波形,2～4 周后重复检查复合肌肉动作电位波幅无改善。②除嵌压性周围神经病常见受累部位的异常外,所有检查神经均不符合 AIDP 标准中脱髓鞘的电生理改变(至少测定 3条神经)。③感觉神经检查通常正常。④针电极肌电图:早期即可见运动单位募集减少,发病 1～2 周后,肌电图可见大量异常自发电位,此后随神经再生则出现运动单位电位的时限增宽、波幅增高、多相波增多。

3.急性运动感觉轴突性神经病

急性运动感觉轴突性神经病以广泛神经根和周围神经的运动与感觉纤维的轴索变性为主。其临床表现和急性运动轴索性神经病很像,预后很差,恢复很慢并且不完全,重者可危及生命。多数患者早期脑脊液蛋白正常,后期可以升高。神经电生理改变为早期出现的以轴索损害为主的肌肉动作电位和感觉神经电位波幅明显减低或完全引不出,而不伴有明显的脱髓鞘样的电生理改变。

4.急性感觉神经病(acute sensory axonal neuropathy,ASN)

急性感觉神经病少见,以感觉神经受累为主。急性起病,数天或数周达到高峰,广泛对称性四肢麻木,可有疼痛,感觉性共济失调,腱反射减低或消失,可有自主神经受累。脑脊液可以出现蛋白细胞分离。神经电生理检查,感觉神经传导可见传导速度轻度减慢,感觉神经动作电位波幅明显下降或消失。运动神经传导测定可有脱髓鞘表现。针电极肌电图通常正常。

二、慢性获得性脱髓鞘性多发性神经病

慢性获得性脱髓鞘性多发性神经病(chronic acquired demyelinating polyneuropathy,CADP)是一种可能和免疫介导有关的获得性脱髓鞘性运动感觉周围神经病。其病因不明,自身免疫为其发病的主要机制。主要包括慢性炎症性脱髓鞘性多发性神经根神经病(chronic inflammatory demyelinating polyneuropathy,CIDP)及其变异型,其病理改变主要是受损害神经的节段性脱髓鞘和髓鞘重新形成。其病程呈慢性进展或缓解复发。多伴有脑脊液蛋-细胞分离,电生理表现为周围神经传导速度减慢、传导阻滞及异常波形离散。

CADP 除了包括经典型 CIDP 及其变异型(纯运动型、纯感觉型)外,还包括远端获得性脱

髓鞘性对称性神经病(distal acquired demyelinating symmetric neuropathy，DADS)、多灶性获得性脱髓鞘性感觉运动神经病(multifocal acquired demyelinating sensory and motor neuropathy，MADSAM，或称 Lewis-Sumner 综合征)等。

(一)临床表现

1. 经典型 CIDP

经典型 CIDP 可发生于任何年龄，40～60 岁多见，男女发病相近。在临床上分慢性进展型、缓解复发型、单次起病即缓解型。发病年龄早的多为缓解复发型，预后较好，发病年龄晚的多为进展型，单次起病即缓解的多见于小儿。病前较少有明确的前驱感染史，慢性起病，症状进展在8周以上，但有极少数患者呈亚急性起病，症状进展较快，在 4～8 周内即达高峰，且对糖皮质激素反应敏感，这部分患者目前仍倾向归类于 CIDP 而非急性炎性脱髓鞘性多发性神经根神经病(AIDP)。多数患者表现为感觉、运动和自主神经功能同时受损，但有一小部分患者可以表现为以感觉或以运动症状损害为主。运动症状表现为四肢进行性无力，可以以远端为重，也可以以近端为重，多数对称，但也可以不对称，无力重，而肌肉萎缩比较轻。感觉障碍表现为下肢重于上肢，远端重于近端，主要为手脚麻木和感觉异常，疼痛较少出现。本病对感觉纤维的影响主要是和关节位置觉有关的粗纤维，而对于与痛温觉有关的细小纤维影响较小，所以在临床上可以出现步态不稳，而呼吸肌和脑神经支配的肌肉很少受累。当脑神经受累时，其麻痹可以是眼球运动障碍，面肌无力和延髓肌麻痹。腱反射均减弱或消失，脑脊液检查蛋白可升高，但也可以正常。

2. 变异型 CIDP

(1)纯运动型:约占 10%～11%，仅表现为肢体无力而无感觉症状。

(2)纯感觉型:约占 8%～17%，仅表现为感觉症状，如感觉性共济失调、麻木、疼痛等，随着病程的延长可出现运动受累症状。

3. DADS

DADS 表现为在肢体远端肢体的无力和(或)感觉障碍局限。DADS 比经典型 CIDP 进展慢，部分伴 IgM 单克隆 γ 球蛋白血症，属单克隆丙种球蛋白病(monoclonal gammopathy of unknown significance，MGUS)伴周围神经病范畴，激素治疗无效，而不伴单克隆 γ 球蛋白血症的属 CIDP 变异型，对免疫治疗敏感。

4. MADSAM

主要表现为四肢不对称的感觉运动周围神经病，临床类似多灶性运动神经病(multifocal motor neuropathy，MMN)，但存在感觉损害的证据，且未发现抗神经节苷脂 GM 抗体滴度升高。

(二)神经电生理检查

CIDP 为获得性慢性脱髓鞘疾病，其电生理检查时反映脱髓鞘指标的神经传导异常程度应该比 AIDP 更加明显。由于在临床上 CIDP 所需要鉴别的疾病与 AIDP 明显不同，它包括遗传性感觉运动神经病、运动神经元病、多灶性运动神经病及其他慢性轴索性周围神经病等，因此所需要的诊断标准应该较 AIDP 更为严格。如果仅仅采用超过正常值范围作为异常的标准显然会导致误诊。因为在轴索性周围神经病，随着波幅的下降，传导速度也会有轻微减慢，相位抵消的程度增加，导致一定程度的波形离散和近端与远端比较波幅的下降。因此 CIDP 的诊断除了神经电生理检查外，还要根据病史，临床表现来判断。非常重要的一点是要排除由其他原因引起的髓鞘脱失为主的周围神经损害。

近年来,美国和欧洲多位学者先后发表了十余套有关 CIDP 的神经电生理诊断标准,早期的诊断标准过于简单,只考虑了神经传导速度,远端潜伏时和 F 波潜伏时,而没有考虑复合肌肉动作电位波形离散后波幅降低对传导速度,远端潜伏时和 F 波潜伏时的影响,其中主要原因是对传导阻滞的定义没有具体化。1999 年美国神经电生理学会确定了传导阻滞的定义,即需要近端比远端刺激引出的复合肌肉动作电位波幅下降达 50% 以上,或负峰面积减低 40% 以上。美国神经病学会也制定了 CIDP 的神经电生理诊断标准,但此标准对电生理异常标准的判断过分严格,导致其敏感性较低,延误治疗;而在临床上,获得性慢性脱髓鞘病除了包括典型的 CIDP 外,还包括很多不典型的脱髓鞘病变,而每一套标准不可能囊括所有的病变类型,并且复杂,不具有实用性。

以 CIDP 为代表的这一大类以髓鞘脱失为主的获得性周围神经病,其特点是髓鞘脱失往往是多部位的,影响不同的神经节段,总结国外的神经电生理异常大致如下。

1. 运动传导异常

运动传导异常主要是双侧的,多部位的,可以表现为远端潜伏时延长,神经传导速度减慢,F 波潜伏时延长,出现局部神经传导减慢和传导阻滞(图 18-3),但其异常的程度远远重于 AIDP,具体异常数值标准各个标准不完全一样。当继发轴索变性时,远端肌肉动作电位波幅减低,而尤其以下肢明显。

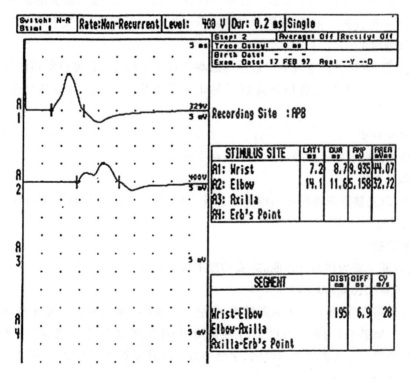

CIDP 患者正中神经运动传导速度检查,在前臂出现神经传导阻滞和波形离散,表现为肘部刺激时,肌肉动作电位波幅下降达 47%,时程和面积均明显下降,并且出现双峰,这是由于髓鞘脱失导致肌纤维未能同时兴奋,出现神经传导阻滞和波形离散。神经传导速度也明显减慢,仅为 28 m/s。

图 18-3　神经传导阻滞图

2. 感觉传导异常

CIDP 患者感觉神经电位的变化范围比较大,可以正常,也可以异常,其异常的类型主要是:①正中神经和腓肠神经感觉传导均异常,而此点恰好和吉兰-巴雷综合征不一样。吉兰-巴雷综合征的感觉异常为正中神经感觉电位异常而腓肠神经感觉电位正常。②感觉神经电位波幅均减低,但传导速度均正常。③感觉神经电位均消失。

3. 针电极肌电图

针电极肌电图主要异常为当出现继发轴索变性时显示出慢性并且正在进行的轴索变性,可见纤颤电位、正锐波及高波幅、长时程的运动单位电位并伴有其募集相减少。而这种肌电图异常在肢体近端比远端明显,包括椎旁肌,这主要是由于 CIDP 的损害主要是以神经根为重。

国内 2010 年中华医学会神经病学分会肌电图与临床神经电生理学组制定了中国 CIDP 神经电生理诊断标准,如下。

1. 运动神经传导

至少要有 2 根神经均存在下述参数中的至少 1 项异常。

(1)远端潜伏期较正常值上限延长 50% 以上。

(2)运动神经传导速度较正常值下限下降 30% 以上。

(3)F 波潜伏期较正常值上限延长 20% 以上,但当远端复合肌肉动作电位负相波波幅较正常值下限下降 20% 以上时,则要求 F 波潜伏期延长 50% 以上,或无法引出 F 波。

(4)运动神经部分传导阻滞:周围神经常规节段近端与远端比较,复合肌肉动作电位负相波波幅下降 50% 以上。

(5)波形离散:周围神经常规节段近端与远端比较复合肌肉动作电位负相波时限增宽30% 以上。当复合肌肉动作电位负相波波幅不足正常值下限 20% 时,检测传导阻滞的可靠性下降。

2. 感觉神经传导

可以有感觉神经传导速度减慢和(或)波幅下降。

3. 针电极肌电图

通常正常,继发轴索损害时可出现异常自发电位、运动单位电位时限增宽和波幅增高,以及运动单位丢失。

(三)鉴别诊断

CIDP 的诊断主要为排除性诊断,需要和以下疾病进行鉴别。

1. 克罗-深濑(Crow-Fukase)综合征

除周围神经损害外,还表现为脏器肿大(如肝、脾、淋巴结肿大)、内分泌异常(糖尿病、甲状腺功能低下等)、M 蛋白(通常为 IgG 型,γ 轻链增多)和皮肤改变(肤色变深)。其周围神经损害表现为以髓鞘脱失为主的周围神经病,主要通过全身其他脏器损害和 CIDP 鉴别。

2. 多灶性运动神经病

多灶性运动神经病是一种仅累及运动神经的不对称性的获得性周围神经病。起病初期为不对称的上肢远端无力,逐渐累及上肢近端和下肢,也可下肢起病。受累肌肉分布呈现多数单神经病的特点。神经电生理检查提示为多灶分布的运动神经传导阻滞。

3. 遗传性感觉运动性周围神经病

见本章第四节。

4. 遗传性压力易感性周围神经病

见本章第四节。

(四)治疗

由于 CIDP 的损害早期主要是以脱髓鞘为主,以后继发轴索变性,如果未及时治疗或延误治疗将会造成不可逆性的损害。而进展型者,伴有中枢神经系统侵犯和病理改变以轴索损害为主的其预后均差。目前有关 CIDP 治疗比较一致的看法是用糖皮质激素,静脉注射免疫球蛋白和血浆交换治疗。多数学者赞成早期用静脉注射免疫球蛋白治疗,对于那些年轻患者,又没有糖尿病、溃疡病等激素禁忌证者可用泼尼松治疗。对于那些临床表现比较重,但肌电图检查轴索损害不很严重的患者,可用血浆交换或静脉注射免疫球蛋白,通常临床反应比较好。不过,有 1/3 的患者对上述任何一项治疗效果都不佳,此时,应该考虑诊断是否正确,最好重复神经电生理检查和神经活检,可以换成另外一种治疗。对于轴索损害很明显的患者,通常需要延长或反复上述治疗,而这些患者可能近端肌力恢复得比较好,但远端肌力多恢复得比较差。

三、多灶性运动神经病

多灶性运动神经病(multifocal motor neuropathy with conduction block,MMN)是在 1982 年由路易斯(Lewis)首次提出,并将本病描述为一种缓慢进展的与自身免疫反应有关的选择性损害运动纤维的下运动神经元性、多灶性运动神经疾病。主要临床表现是慢性、多发性、不对称性的肢体无力,其电生理特点是节段性运动神经传导阻滞,显示它为一种获得性以脱髓鞘损害为主的运动神经病,而感觉神经几乎没有受到影响。神经电生理检查是诊断 MMN 的重要方法,其运动神经传导检查突出的特征性改变是多灶性运动神经传导阻滞,其名称多灶性运动神经病后加伴传导阻滞更能突出本病的脱髓鞘损害的特点。本病 50%的患者血中抗 GM1 抗体明显升高,在临床上表现和肌萎缩侧索硬化的早期临床表现很像。目前尚不清楚本病是否是 CIDP 的变异型,还是一个单独的综合征,但由于其症状的非对称性,上肢首先受侵犯,缺乏感觉障碍,激素治疗无效,提示它可能是一个单独的疾病,而非 CIDP,其鉴别见表 18-6。

表 18-6　CIDP 和多灶性运动神经病鉴别表

	CIDP	多灶性运动神经病
发病年龄	成人或任何年龄,儿童少见	成人或任何年龄
性别	男性稍多于女性	男性明显多于女性
就诊时病程	几个月或几年	多为几年
无力分布	四肢对称	不对称,在周围神经分布区,上肢多于下肢,远端重于近端
感觉障碍	对称	无
反射	全部消失	局部减低或消失
感觉神经检查	多对称异常	正常

续表

	CIDP	多灶性运动神经病
运动神经检查	传导阻滞,波形离散,传导减慢,远端潜伏时延长,F波延长	多灶性传导阻滞,波形离散,传导减慢,远端潜伏时延长,F波延长
抗GM1抗体	可能阳性	一半患者阳性,且滴度很高
CSF蛋白	通常增高	多正常或轻微增高
感觉神经活检	脱髓鞘或轴索变性,炎症,水肿	多正常
治疗	激素,免疫球蛋白,血浆置换均有效	免疫球蛋白有效,激素无效
病程	缓解,复发或进行性	未经过治疗者进行性加重

(一)临床表现

本病的发病年龄多数小于50岁,而比肌萎缩侧索硬化的发病年龄轻,男性发病多于女性。临床上表现为隐匿起病,缓慢进展的非对称性的肢体无力,以上肢受累最多见,远端终于近端,病程至少在半年以上。本病受影响肢体的分布和周围神经分布区一致,随着病情进展,可出现其他肢体无力和肌肉萎缩、少见的肌束颤动。而有些患者肌肉萎缩和无力可以长期局限于一个肢体,其典型临床表现可以描述为中年男性出现缓慢进展的单侧手部肌肉无力和萎缩,而无力和萎缩不成比例,也就是说无力很明显,而萎缩很轻或不明显,除非病程已经很长。因为多没有肯定的上运动神经元损害的体征,一般不影响延髓和脑神经支配的肌肉,多数患者没有感觉障碍或感觉障碍很轻。所以在临床上,很多患者被误认为肌萎缩侧索硬化,而肌萎缩侧索硬化目前尚无有效的治疗方法,预后又差。相反,本病是一个可治疗性的疾病,对皮质激素治疗无效,有的甚至加重,血浆置换也无效,但大剂量免疫球蛋白治疗通常对本病有效,而且通常在2周内见效,这点可被神经电生理检查所证实,当然,对已经出现明显肌肉萎缩者的效果就比较差了,但通常需要在短期内重复进行,所以对本病和肌萎缩侧索硬化的鉴别非常重要。本病脑脊液蛋白通常正常或略微升高,有些患者血中GM1抗体为阳性。

(二)神经电生理检查

运动神经传导测定中表现的节段性传导阻滞是MMN特征性的神经电生理改变,即肌肉动作电位波形离散,时程增宽,远近端刺激复合肌肉动作电位波幅明显降低和局部传导减慢,而这些表现多不对称的出现,且不在肢体常受嵌压的部位如尺神经的肘部、腓总神经的腓骨小头处,上述这些典型的神经传导异常可以作为和肌萎缩侧索硬化的鉴别点。近年来不少学者提出MMN患者除了可见运动神经多灶性传导阻滞外,还可有其他脱髓鞘的电生理改变,包括远端潜伏时延长,传导速度减慢,F波延长。本病感觉神经传导通常正常,即使在有运动神经传导阻滞的神经上感觉神经传导也仍然是正常的。肌电图改变并非MMN的特征性改变,部分临床有肌肉无力伴萎缩和束颤者,肌电图可见纤颤电位、正锐波、运动单位电位时限增宽及波幅增高、大力收缩时募集相减少等神经源性损害的表现。异常肌电图的分布以上肢远端多见。临床无症状的肌肉肌电图通常正常。

第三节　营养、代谢、药物中毒性和其他多发性周围神经病

一、糖尿病周围神经病

糖尿病引起的周围神经病变有很多种(表18-7),在临床上很多见,在没有神经电生理检查时,糖尿病性多发性周围神经病的诊断主要靠临床表现和神经系统检查。近年来,由于神经电生理的应用,更多的糖尿病神经病尤其是周围神经病能够更早地被发现,有一项研究表明,Ⅱ型糖尿病患者大约在病后10年有40%的患者会出现神经电生理的改变,曾有报道糖尿病的神经系统并发症的发病率为5%～50%。其神经病变的发生机制仍未完全清楚,公认血糖过高是一个重要因素,由于高血糖可使位于施万细胞内的醛糖还原酶活性增加,将过多的葡萄糖催化生成山梨醇,山梨醇脱氢酶再将其氧化为果糖,山梨醇和果糖都是高渗性物质,它们在神经细胞内的积聚过多可引起神经细胞内的渗透压增高,造成水与钠的潴留,致使神经细胞水肿、变性、坏死,并引起神经纤维脱髓鞘和轴索变性。另一种学说认为是微血管病变导致小血管梗死,继之神经发生缺血性改变。糖尿病性多发神经病,既可见轴索变性,亦可见节段性脱髓鞘的混合性损害,早期主要影响的是管痛温觉的小神经纤维,病程较久者,将会影响到管深感觉的大纤维。

表 18-7　糖尿病周围神经病变分类

远端对称性多发神经病
(1)感觉、运动、自主神经混合性多发神经病
(2)感觉为主多发性神经病:小纤维损害为主
大纤维损害为主
不对称性近端神经根神经病
(1)不对称性近端运动神经病(糖尿病近端肌萎缩)
(2)胸神经根病
单发脑神经病:Ⅲ、Ⅳ、Ⅵ和Ⅶ对脑神经病
嵌压性神经病:正中神经在腕部嵌压:腕管综合征
尺神经在肘部嵌压:肘管综合征
腓总神经在腓骨小头处嵌压及股外侧皮神经在腹股沟处嵌压
上述四种混合型

在糖尿病神经病变中,最常见的就是慢性远端对称性感觉运动性神经病,以下重点介绍糖尿病慢性远端对称性感觉运动性神经病和不对称性近端运动性神经病(糖尿病近端肌萎缩)。

(一)慢性远端对称性感觉运动性周围神经病

1.临床表现

糖尿病病程越久,血糖控制情况越差的患者,神经系统并发症就越多,表现为肢体远端对

称的多发性神经病。其症状的发展多是对称性的,且和受损的神经长度有关,也就是说越远端的神经,损害得就越早。大多起病隐匿,自下向上进展,下肢较重。早期感觉症状主要包括从脚开始出现的疼痛和感觉异常,疼痛多为隐痛、刺痛、烧灼痛,夜间尤甚,提示其神经损害主要是以小纤维为主,而运动症状无或不明显。随着病情的进展,当大纤维受累时,可出现四肢的深感觉缺失,表现为行走不稳、容易跌倒等感觉性共济失调,四肢远端肌肉无力、萎缩。查体可发现袜套、手套式感觉减退或缺失,跟、膝腱反射减弱或消失。

2.神经电生理检查

神经传导检查在早期患者仅表现为以小纤维损害为主的症状时,周围神经传导检查基本正常,而最早出现的异常是 H 反射潜伏时延长或消失(但对老年人要注意,因为有些正常老年人的 H 反射就不明显)。继之出现腓肠神经和腓浅神经感觉神经电位波幅减低或消失,随着病情加重,可出现腓总神经和胫神经运动神经传导动作电位波幅减低,传导速度减慢,F 波潜伏时延长。传导速度的减慢是由代谢因素导致快传导纤维的轴索损害,而非脱髓鞘改变,所以传导速度减慢程度不会达到脱髓病变那样严重。当病情进展到一定程度时,很多患者会出现上肢嵌压性病变,可以合并有一侧或双侧腕管综合征,以及一侧或双侧尺神经在肘部的损害。上述神经电生理改变多表现为对称性,由于糖尿病引起神经的改变主要是轴索变性,而且运动和感觉神经纤维同样都会受到影响,只是影响的程度和早晚不同。所以,即使患者在临床上只有感觉症状,但神经传导检查却几乎没有纯感觉性损害的表现,而运动神经也已经受累,尤其对严重的周围神经损害的患者,腓总神经和胫神经的运动神经动作电位波幅可以很低或者消失,上肢正中神经和尺神经运动传导动作电位波幅很低或消失,感觉神经电位也会消失。此时,肌电图检查主要在肢体远端肌肉上出现慢性神经源性损害,但需要注意的是有时糖尿病合并神经根病变时可以出现近端肌肉异常。

(二)不对称性近端运动性神经病

不对称性近端运动性神经病又叫糖尿病近端肌萎缩。本病是由佳兰德(Garland)和泰维纳(Taverner)于 1953 年首次命名,但多年来此命名由于缺乏足够的病理学研究,其准确的损害部位尚没有被证实,所以对本病的命名一直有争议。其可能的损害部位是脊髓前角细胞、腰神经根、腰神经丛、股神经。

1.临床表现

本病主要影响 L_2、L_3、L_4 的神经根和神经丛,有时相邻的神经根如下胸段神经根也可以被累及而导致糖尿病胸神经根病。如果 $L_5 \sim S_1$ 神经根被累及,也可以出现糖尿病性足下垂。一般说本病多为老年糖尿病患者,亚急性起病,病程可以几周或几个月,主要表现为单侧近端腿无力,大腿疼痛较常见,多为大腿近端到臀部和腰部的疼痛,晚上比较明显。无力主要表现为股四头肌、髂腰肌和大腿收肌,但也可影响到胫前肌、臀肌、大腿后肌群和腓肠肌,膝反射减低或消失。本病需要和 $L_2 \sim L_4$ 神经根压迫性病变相鉴别,如果两者均以疼痛为主要表现,则夜间疼痛明显可能更倾向于糖尿病近端神经病,而影像学检查有助于确诊,其他鉴别诊断还包括腰丛病变、股神经病变和运动神经元病。

2.神经电生理检查

由于本病通常和糖尿病感觉运动多发性神经病共存,所以大多数患者常规的感觉、运动神经传导检查均为异常。其具体表现为胫神经、腓总神经运动传导动作电位波幅明显减低或消失，远端潜伏期延长，腓肠神经感觉电位波幅减低或消失。需做常规股神经运动传导检查，可出现股神经动作电位波幅减低。肌电图改变提示本病是以轴索损害为主，可出现纤颤电位，神经源性运动单位电位募集相减少，多相电位增多，高波幅、长时程的运动单位电位，这些改变多出现在股四头肌（L_2、L_3、L_4）、髂肌（L_2、L_3）和大腿收肌（L_2、L_3、L_4），胫前肌（L_4、L_5）也可出现异常。当叠加有远端多发性神经病时，远端肌肉即蹬展肌和趾短伸肌也可以出现这种神经源性损害，这就形成了典型的"跳跃区"，即下肢远端和近端的肌肉异常，而小腿部肌肉如胫前肌和腓肠肌则正常或损害很轻，做肌电图时不论患者对侧有无症状，有些患者的对侧肌电图也可出现异常。另外，要注意检查椎旁肌，对糖尿病患者来说，椎旁肌出现纤颤电位很常见，它提示是根性损害，而非丛性损害，而且即使患者没有糖尿病近端肌萎缩，也不能说患者有神经根受压。

（三）糖尿病脑神经病

糖尿病脑神经病多急性起病，最常累及的脑神经是Ⅵ，其次是Ⅲ和Ⅳ，多单独损害，表现为复视。也可以累及面神经，导致一侧周围性面瘫，它和特发性面神经麻痹，即贝尔麻痹（Bell's palsy）很像。此外，还可以出现一侧眼眶周围和耳后的疼痛，当影响到动眼神经时，通常瞳孔不受影响，此点可以和动脉瘤等压迫性病变引起的动眼神经损害相鉴别。大多数糖尿病脑神经病在几周到几个月可完全恢复，但糖尿病 Bell 麻痹比原发性 Bell 麻痹的预后差。神经电生理检查对面神经麻痹的患者主要检查面神经动作电位和潜伏时，并对比两侧，肌电图主要检查额肌、上唇方肌和下唇方肌。

二、酒精中毒性多发性周围神经病

在欧美等国家，有 5％的成年人酗酒，而有 10％的酗酒者发生周围神经病，酒精中毒性多发性神经病已经成为最常见的周围神经病。曾有一项长期的、大规模的调查显示，有 1/3 到 1/2 的长期酗酒者均有不同程度的肢体感觉异常或神经传导检查异常。目前在我国，其发病率也在逐渐增加，而本病是完全可以预防的。其致病原因尚有争议，可能主要是长期大量酗酒导致营养缺乏，包括 B 族维生素缺乏，以及消化吸收障碍所造成，也可能是由于酒精本身对神经系统的直接毒性作用。病理改变主要为大、小有髓鞘纤维的髓鞘脱失，以及轴索的变性和再生。

临床表现主要为隐匿起病，缓慢进展，多有长期大量饮酒史。感觉症状比运动症状出现的要早且重。开始多表现为对称性的肢体末端如脚趾的感觉异常，如疼痛、麻木、烧灼样感等，先下肢后上肢，有些患者由于失去痛觉而多次受伤，出现足部溃疡，严重的患者可有手脚肌肉萎缩。神经系统检查具有长度依赖性损害的特点，即远端重、近端轻，表现为远端肢体痛温觉障碍，即脚和小腿比较重，之后才影响到手，远端肌肉萎缩很常见，早期出现踝反射消失，到晚期四肢腱反射均消失。

神经电生理改变和其他轴索变性性周围神经病一样，运动传导表现为动作电位波幅明显降低，感觉神经电位波幅也降低，由于感觉纤维比运动纤维损害得更重，所以感觉传导异常重于运动传导异常，F 波可延长。肌电图可见受影响的肌肉上出现纤颤电位，高波幅，长时程运动单位电位。

本病治疗除了戒酒，每日服用维生素 B_1 也可使症状缓解。

三、尿毒症性多发性周围神经病

肾功能衰竭可以引起各种不同的神经系统损害,但以多发性周围神经病最常见。尿毒症性多发性周围神经病多发生在慢性长期肾功能衰竭或进行血透析的患者,病理改变主要为轴索变性和继发髓鞘脱失,主要影响感觉神经,但晚期也可影响到运动神经。临床上多为慢性起病,早期主要表现为远端对称性感觉神经病,下肢深感觉障碍比较明显,患者通常感觉到腿脚麻木、疼痛及不适,晚上为重,有的患者表现很像不宁腿综合征,活动后稍微好转,但远端肢体无力多不明显,到晚期可出现四肢远端无力,肌肉萎缩。查体主要以感觉性共济失调为主,腱反射减弱或消失。神经电生理改变早期主要为感觉神经电位波幅减低,晚期可出现四肢感觉运动神经传导速度均减慢,但经过血透析或肾移植后可见神经传导速度恢复,肌电图上晚期可以出现大量的纤颤电位,以及轴索变性后神经芽生产生的再生电位。

四、癌性周围神经病

癌症可以从多方面影响周围神经系统,如淋巴瘤和白血病可以通过血源侵入,而各种实质性的肿瘤可以通过直接压迫或转移而损害周围神经。而癌性周围神经病是由癌症对周围神经系统的远隔损害引起,不是因其继发因素如感染、凝血异常、营养代谢障碍、化疗的副作用所引起的周围神经损害。属神经系统副肿瘤的范畴。由于其临床表现缺乏特异性,并且可于癌症前数月或数年发病,故诊断十分困难,其确切的发病率很难统计。免疫系统针对癌性神经元共同抗原做出的免疫应答导致神经系统损害是本病的主要发病机制。其损害主要累及脊髓后根神经节,也可累及周围神经。病理特点可以是神经轴索的退行性变并继发髓鞘脱失,也可以是以脱髓鞘损害为主,还有表现为小血管炎合并有沃勒变性的多发性单神经病,上述这些病理改变往往是相互重叠。临床上最常见的是亚急性感觉神经元病,少见的有副肿瘤性运动神经元病、感觉运动性周围神经病、周围性自主神经病和多发性单神经炎。

亚急性感觉神经元病常见于小细胞肺癌或神经内分泌相关的肿瘤,卵巢癌、乳腺癌、淋巴瘤和胸腺瘤等。病变主要累及后根神经节。亚急性起病(数天至数周),早期症状多为局灶性或不对称性,上肢多首先受累,然后扩展到四肢、躯干和面部,症状主要包括肢体疼痛、感觉异常和麻木和深感觉缺失,查体主要表现为感觉性共济失调,腱反射减退,可同时伴浅感觉障碍,患者可以没有肌肉萎缩和肌力的减低。神经传导异常的特征主要为感觉神经电位明显减低或消失,而这种感觉神经电位的异常不具有长度依赖性,即上、下肢均明显受损,有时上肢可能会更严重。运动神经传导速度基本正常。脑脊液蛋白可增高,有时出现 IgG 寡克隆带。

癌性运动神经元病是以运动神经元损害为主的运动性神经病,主要累及脊髓前角细胞,表现为肢体远端肌肉无力和肌肉萎缩,临床表现很像肌萎缩侧索硬化症。而临床上还可见到各种不同表现的混合,即感觉运动性多发性神经病。因为大约有1/3的患者先出现多发性周围神经病,而后才被诊断为癌症,有时两者之间相隔几年之久。所以在临床上对于中年以上患者,临床上和实验室均查不到引起周围神经病的病因,如糖尿病、酒精中毒、营养缺乏、尿毒症或遗传病时,应该慎重考虑有无癌症的可能。神经传导检查主要为运动神经动作电位和感觉神经电位波幅减低,传导速度正常或轻度减慢。肌电图主要表现为慢性神经源性损害。

癌性周围神经病目前尚无有效的治疗办法,有报道血浆置换或静脉注射免疫球蛋白可能有效。

五、HIV 感染后多发性周围神经病

HIV 感染后其神经系统损害最常见的为远端对称性多发性周围神经病,尤其多见于 HIV 感染的后期。病理改变为轴索损害性多发性神经病,感觉和运动神经均累及。临床表现为肢体远端麻木、疼痛、以下肢为重,无力较轻,可出现踝反射减弱或消失。神经电生理检查早期主要表现为腓肠神经感觉电位波幅减低或消失,运动神经动作电位波幅可以正常或轻度减低,肌电图异常多出现在下肢远端,可见急性或亚急性期的部分失神经支配现象和神经再支配现象。

六、药物中毒性多发性周围神经病

对药物引起的周围神经损害除了要注意到药物本身对神经系统的损害外,还要注意到患者本身疾病对周围神经系统的影响。根据药物损害的部位可分为三种。

1.维生素 B_6 过量所致的感觉性周围神经病

神经毒素主要侵犯神经细胞体,通常是侵犯后根神经节。尽管人体每天需要 $2\sim4$ mg 的维生素 B_6,但大剂量的维生素 B_6(每天超过 200 mg)就会选择性地侵犯后根神经节内的感觉神经元,导致以感觉性共济失调为主的醇感觉性周围神经病,部分患者可有轻度的肌肉无力。临床上可急性、亚急性及慢性起病,急性大剂量用药引起的感觉性周围神经病恢复困难,而慢性小剂量用药引起的感觉性周围神经病可完全恢复。神经传导检查表现为所有的感觉神经电位均消失,但运动传导均正常。

2.抗肿瘤药物所致的药物性周围神经病

常见的抗肿瘤药物有铂类(顺铂、卡铂、奥沙利铂)。也可见于阿霉素、紫杉醇类等。化疗药物引起周围神经损害和药物的累积给药剂量、单次最高给药剂量、剂量的滴定速度等都有关。其共同特征是呈药物剂量依赖性的对称性多发性周围神经病,多以感觉受累为主。损害的部位可以在后根神经节内的感觉神经元,临床主要表现为感觉障碍性共济失调。也可以损害远端的神经轴索,表现为肢体远端的疼痛、麻木。神经传导异常表现为弥漫性感觉神经电位波幅减低或消失,也可表现为轻度的以感觉神经为主伴有轻度的运动神经传导波幅减低和传导速度减慢。

3.重金属中毒

毒素主要侵犯周围神经的轴索,以远端为主,可见于铅中毒,由于其毒素主要影响到了周围的运动神经轴索,其临床上主要表现为纯运动性周围神经病,其症状主要在上肢,也可以局限在一个单个的神经,如常见的是桡神经,表现为腕下垂,运动传导可见桡神经动作电位远端潜伏期延长,波幅明显降低,肌电图可见失神经支配改变,腓肠神经活检显示轴索变性。

七、多发性单神经病

多发性单神经病指的是在不同的肢体上相继有两个或两个以上的周围神经被累及的一种综合征。此病是一组由原发或继发的原因而导致血管壁的炎症和坏死,继之出现血管狭窄的疾病,同时伴随血管支配区的血管栓塞或组织缺血,它可以影响到微血管和小、中动脉,而这种血管改变,最终可以累及神经,导致某个神经支配区出现感觉、运动功能障碍,又称血管炎性周围神经病。可分为:①系统性血管炎性周围神经病,是指除周围神经累及并出现临床表现,还不同程度地累及肺、肾、皮肤、胃肠道、心脏等脏器和血管,受累脏器血管炎后分别出现相应的临床表现。②非系统性血管炎性周围神经病,是仅限于损害周围神经的坏死性血管炎,无多脏

器损害表现。③其他类神经微血管炎,可能系自身免疫性糖尿病或遗传等因素造成。

(一)临床表现

临床表现取决于所累及的血管和神经,患者多合并有多脏器损害,如肝、肾、皮肤、关节等,但有些患者早期在其他脏器损害之前即可表现为血管病变引起的周围神经损害。多亚急性起病,75%的患者可以有一次急性发作,50%～60%的患者在急性发作后可有暂时缓解,出现阶梯性的进展,少部分患者表现为慢性起病,缓慢进展。对神经的影响可以是多部位的,表现为非对称性的多发性单神经炎,可以是肢体的周围神经或神经丛,最常损害的神经是下肢为腓总神经和胫神经,上肢为尺神经,也可以累及脑神经(图 18-4)。少数患者由于损害部位叠加,因此临床上很像非对称性多发性神经病,但其临床特点却不是和长度依赖有关的。早期疼痛是一个非常明显的特点,疼痛位置很深,不好确定,可同时伴有感觉和运动症状。对本病的诊断包括血化验、神经电生理检查和神经活检。由于本病是可治性疾病,而很多患者却一直不能得到正确的诊断,因此贻误治疗,本病治疗主要采用免疫抑制剂。

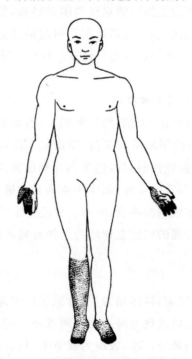

图 18-4 多发性单神经病神经损害类型图

(二)神经电生理检查

感觉和运动神经的损害是多灶性但非对称性,以轴索损害为主,表现为肌肉动作电位和感觉神经电位波幅均很低,亚急性者可由于短暂的缺血改变而发生短暂的神经传导阻滞,但很快就恢复。需要注意的是以脱髓鞘为主的改变很少出现,当出现时要重新考虑诊断。肌电图检查可见失神经电位、募集相减少和再生的运动单位电位,而这种肌电图的改变是不对称的,并且和神经长度无关。

总之,急性或亚急性起病伴有临床及神经电生理支持的单神经、多发性单神经或神经丛损害者,同时合并有皮肤和内脏损害的患者,或有肝、肾等器官化验出现损害者,应考虑系统性多发性周围神经病,如 ANCA,SSA/SSB 等免疫指标异常者,则更提示周围神经损害是和继发性系统性疾病有关。

第四节 遗传性周围神经病

遗传性周围神经病是由遗传变异引起的伴有运动、感觉和自主神经功能损害的一大类疾病。其发病年龄、临床表现因其遗传方式不一样而表现不一。对于这类疾病的诊断多数根据临床表现和神经电生理检查即可确定,但要进一步分类及判断基因类型则需要分子生物学的检测。本组疾病目前尚无有效的治疗办法,主要为神经营养药和康复治疗。

遗传性周围神经病分以下几型(表 18-8),各型又分若干亚型,不同类型有其相应的相关基因和特异的临床表现(表 18-9)。其中以遗传性运动感觉神经病(hereditary motor sensory neuropathy, HMSN)的 Ⅰ 型和 Ⅱ 型最多见,研究也最多,临床上又叫沙尔科-马里-图思病(Charcot-Marie-Tooth disease, CMT)。

表 18-8 遗传性周围神经病分型

遗传性感觉运动性神经病 Ⅰ 型:又叫 Charcot-Marie-Tooth Ⅰ 型,脱髓鞘型
遗传性感觉运动性神经病 Ⅱ 型:又叫 Charcot-Marie-Tooth Ⅱ 型,轴索型
遗传性感觉运动性神经病 Ⅲ 型:又叫 Dejerine-Sottas disease,肥大性多发性神经病
遗传性感觉运动性神经病 Ⅳ 型:又叫 refsum disease,遗传性共济失调性多发性神经病
家族性淀粉样多发性神经病
遗传性压力易感性周围神经病
混合型

表 18-9 遗传性运动感觉性周围神经病各型鉴别表

	Ⅰ 型	Ⅱ 型	Ⅲ 型	Ⅳ 型
发病年龄	青少年或成人	成人	婴幼儿或儿童	儿童
性别	男=女	男=女	男=女	男=女
肢体无力	远端	远端	远端或近端	远端>近端
远端感觉缺失	轻微	轻微	中～重	轻微
腱反射减低	远端>近端	远端	广泛	广泛
脊柱侧突	轻微	无	重	重
震颤	常见	少见	舞蹈样	少见
神经增粗	有	无	有	无
神经传导	<75% 正常值下限	传导速度在正常值范围,但波幅明显减低	<10 m/s	15～30 m/s
病理	洋葱皮样改变	轴索损害	洋葱皮样改变	洋葱皮样改变

一、遗传性运动感觉周围神经病

（一）临床表现

遗传性运动感觉周围神经病Ⅰ型：是遗传性多发性周围神经病中最常见的一种，在国内报道较多，多数是常染色体显性遗传，少数为常染色体隐性遗传。以髓鞘损害为主。其临床表现为一种缓慢进展的以远端损害为重，并且运动重于感觉的脱髓鞘性多发性神经病。男性多见，10～20岁发病，多从双下肢远端开始，表现为无力和肌肉萎缩，不能和同龄人一起奔跑、跳跃，累及的肌肉从远端向近端发展，一般不超过大腿下1/3，呈现为典型的倒置的酒瓶状或鹤腿状外表，随着病情进展，双上肢也开始出现从远端向近端发展的肌肉无力和萎缩，一般到达肘部为止，面部、颈部很少受累，但也有以腕下垂或四肢无力为首发症状的。感觉障碍较轻，而常被患者忽略，主要为肢体远端深感觉障碍，四肢腱反射减低或消失。本病多伴有弓形足，锤状指等畸形，有25%的患者可以出现神经变粗大，尤其在一些表浅部位可触摸到变粗的神经（图18-5），这主要是慢性髓鞘脱失的结果。有些患者可有姿势性震颤，部分患者可有视神经萎缩、视网膜变性、眼震等。病情进展很慢，也有的暂时停止进展，但通常本病不影响患者的寿命。根据其基因突变类型，又将Ⅰ型分为ⅠA、ⅠB及ⅠC三个亚型。

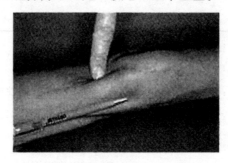

23岁男性，被诊断为遗传性运动感觉性神经病Ⅰ型，图中可见右肘下肥大的尺神经。

图18-5　肥大的尺神经

遗传性运动感觉周围神经病Ⅱ型：为常染色体显性遗传，发病年龄比Ⅰ型晚，甚至有70岁才发病。以轴索损害为主，脚和脊柱畸形比较少见，无震颤和神经变粗大，其他临床表现和Ⅰ型很像，但症状相对较轻，可以通过神经电生理检查来鉴别。

遗传性运动感觉周围神经病Ⅲ型：又叫肥大性多发性神经病，本病是进行性肥大性神经病的一种，病情最重，为常染色体隐性遗传，周围的运动和感觉神经同样受累，以轴索损害为主。婴儿期发病，动作发育迟缓，走路困难，先累及双下肢，后累及上肢，表现为肌无力，肌萎缩，肢体末端感觉障碍，尤其以触觉、音叉觉为明显，可出现明显的感觉性共济失调。腱反射普遍减弱或消失，可伴有弓形足，痛性肌肉痉挛，脚和脊柱畸形，Babinski征，可以触到肥大的神经。神经传导检查表现为感觉运动传导速度明显减慢，尤其是运动神经，在所有的周围神经病中，本病的运动神经传导减慢最明显，可慢到5～10 m/s，肌电图显示慢性的神经源性损害。

遗传性运动感觉周围神经病Ⅳ型：又叫遗传性共济失调性多发性神经病或植烷酸贮积症。由于患者体内缺乏植烷酸α-羟化酶，因此血中植烷酸的含量升高，为常染色体隐性遗传。多为儿童或青少年发病，表现为视力减退，夜盲和视网膜色素变性，多发性感觉运动性神经病，小脑性共济失调，眼球震颤等三组表现。此外，还会有皮肤的损害，如鱼鳞病，有弓形足，脊柱侧弯等,血清植烷酸的含量升高可以确诊。由于患者体内有大量脂质沉积,周围神经有肥大性改变,髓鞘广泛性脱失和再生,形成洋葱皮样改变。

(二)神经电生理检查

1.神经传导检查

感觉神经电位均异常,表现为其波幅降低和传导速度减慢。而运动传导在Ⅰ型时,由于它是以髓鞘脱失为主,所以表现为远端潜伏期延长,传导速度减慢,F波延长,但动作电位波幅正常。Ⅱ型则是以轴索损害为主,其神经动作电位波幅明显减低,但远端潜伏期正常,传导速度正常或稍减慢。神经传导检查除了可以帮助分型,还可以帮助鉴别多发性神经病是遗传性的,还是获得性的,它们的运动神经传导鉴别要点如下。

(1)在遗传性感觉运动性神经病Ⅰ型中,神经传导速度减慢非常明显,而且感觉和运动减慢的程度一样,并且对任何节段周围神经的影响程度都相等,但在获得性多发性神经病如CIDP,其神经传导速度的减慢并非很明显。

(2)在遗传性感觉运动性神经病Ⅰ型中,传导速度减慢是对称的,并且同一肢体相邻的神经或两侧肢体的不同神经传导减慢基本一致,而获得性脱髓鞘神经病通常同一肢体相邻神经的传导速度可相差 $5\sim10$ m/s。

(3)在遗传性感觉运动性神经病Ⅰ型中,无运动神经的传导阻滞或动作电位的波形离散;而获得性脱髓鞘神经病,可见运动神经传导阻滞或动作电位波形离散。

2.肌电图

由于本病进展慢,肌电图显示慢性去神经支配和神经再生现象,表现为长时程、高波幅的运动单位电位,并且募集相减少,尤其在肢体远端,但纤颤电位较少见。本病的肌电图改变无特异性,神经传导检查的异常对诊断本病起主要作用。

二、家族性淀粉样多神经病变

家族性淀粉样多神经病变(familial amyloid polyneuropathy,FAP)是一种常染色体显性遗传的淀粉样疾病。因其在患者神经系统及多种内脏器官的细胞外均有淀粉样物质的沉积并具有遗传特性而得名。本病是一种十分少见的病症,病理改变主要为淀粉样蛋白沉积于周围神经、脊神经节和交感神经节及它们的营养血管,各器官的基底膜或血管也可有淀粉样蛋白沉积。临床表现主要为以周围神经及内脏损害为主的症状。

本病发病年龄在 $30\sim60$ 岁。隐匿起病,逐渐加重,大多数患者以进行性发展的周围神经损害为主。首发症状多为感觉障碍,从双下肢远端起病,主要表现为双足麻木和针刺感,随后向上发展,约2年后上肢也出现类似症状,并且出现运动功能受累,四肢远端肌肉萎缩、无力,行走困难,在出现周围神经损害的同时,均伴有自主神经受损的表现。如胃肠功能紊乱,表现为腹泻或腹泻与便秘交替;括约肌功能受累,表现为尿频、尿急、尿潴留。在男性患者,阳痿是一个重要的症状,常常在早期出现。有些患者常有头晕发作,尤以起立时明显,表现为直立性低血压,另有些患者可以表现为出汗异常,多汗,肢体水肿,出现营养性溃疡。除上述周围神经损害的表现外,还可出现神经系统以外的表现,主要为脏器受损的表现,如心功能不全,肝肾功损害等。

神经电生理检查主要为以轴索损害为主的周围神经损害。神经传导主要变化为复合肌肉动作电位和感觉神经电位波幅下降或消失,传导速度可轻度减慢,但一般不会低于正常范围的70%,F波消失,均为下肢重于上肢。肌电图可见自发纤颤电位、正锐波,运动单位电位波幅增高时程增加,出现单纯相或混合相。自主神经功能检查可以出现交感皮肤反应波形消失或潜伏时延长,下肢重于上肢。体位性低血压和心率变异异常。

本病的诊断主要根据临床和神经电生理检测有慢性周围神经病变的症状和证据及多脏器功能受损的表现,且具有家族史的患者应考虑本病。组织病理检查有重要意义。但需要和下列疾病鉴别:①遗传性感觉运动性周围神经病。运动症状重,感觉及自主神经受累较轻,不伴有其他脏器受损的表现。②POEMS综合征。除多发性周围神经病外,表现为脏器肿大、内分泌改变、M蛋白血症和皮肤损害。③CIDP。无明显自主神经损害表现,电生理检查示脱髓鞘改变,神经活检有助于鉴别。④糖尿病性多发性神经病。有些糖尿病患者自主神经症状突出,累及括约肌功能、性功能、胃肠及循环功能,酷似本病,但无家族史,血糖及糖耐量异常可资鉴别,对可疑病例应做病理学检查。

三、遗传性压迫易感性神经病

遗传性压迫易感性神经病(hereditary neuropathy with liability to pressure palsies, HNPP)是一种常染色体显性遗传的周围神经病。病理学可见局灶性腊肠样的髓鞘增厚,节段性脱髓鞘和髓鞘再生。临床上以轻微受压后反复出现的单神经或神经丛损害为特点。主要根据临床、神经电生理检查及神经病理检查诊断。神经电生理检查对本病具有重要的诊断价值,不仅可以对先证者检查,而且可以对其家系的每个成员进行筛查,对疾病的预防及减少发作次数具有重要的指导意义。

本病首次发病年龄多为10~20岁,多有家族史,多为急性起病的无痛性肢体无力,感觉症状很轻。临床特点为由于轻微受压后反复出现的周围神经麻痹,如有些患者可反复出现无痛性臂丛神经麻痹、尺神经麻痹等、桡神经麻痹和腓总神经麻痹,而这种神经麻痹恢复较快,但并非很完全,几周或几个月即可恢复,但也可半年或更久才恢复。临床上除了可有反射减低外,几乎没有其他神经系统阳性发现。本病的神经电生理检查显示,无论临床上是否神经受累及,患者均可能出现神经传导的异常,而且这种异常是弥漫性和广泛性的,累及感觉和运动神经,表现为临床表现轻,而神经电生理损害重。神经电生理检查明显的特点是广泛的感觉神经传导速度明显减慢,可有感觉神经电位波幅减低或消失,表明其背景是以髓鞘脱失为主。而运动传导与广泛的感觉传导减慢相比,其程度相对较轻,主要为远端潜伏期延长,以正中神经和腓总神经延长的最明显,F波潜伏时延长。运动神经传导速度基本正常,但伴有明显的运动神经多部位传导阻滞,以尺神经肘部和腓总神经腓骨小头处多见,提示多部位嵌压性神经病。有些患者在临床上从来就没有出现过尺神经或腓总神经麻痹,而神经传导检查却发现广泛的感觉运动神经病伴多部位运动神经传导阻滞,肌电图检查表现为广泛的神经源性损害。

临床上对于有家族史的患者,出现反复无痛性周围神经麻痹,而神经电生理检查发现广泛的感觉运动神经病,且叠加有多部位的神经嵌压,则高度提示本病。本病需要和CIDP及遗传性感觉运动神经病如腓骨肌萎缩症鉴别,神经传导检查有助于对它们的鉴别,如果在多条运动神经上出现传导阻滞,并有明显的感觉神经电位异常时,则提示是HNPP,而CIDP出现的神经传导减慢是以运动神经为主,恰好和HNPP相反。

第十九章　运动神经元病

运动神经元病是一组隐匿起病、病因不明,主要侵犯大脑皮质锥体细胞、脑干脑神经运动核及脊髓前角运动神经细胞为主的神经系统变性病,最终导致广泛的肌肉无力、萎缩和痉挛,而感觉和自主神经系统一般不受影响。本病在临床上主要分为四型(表 19-1),其分类是根据对上、下运动神经元受损的不同部位,以及是否累及脑神经或是脊髓而定。目前这种分类完全是人为的,但已广泛被临床接受。无论最初的起病形式如何,这四型都被认为是相关的疾病实体,最终都会进展为肌萎缩侧索硬化,而它也是目前临床上研究最多的。其早期临床症状局限且不典型,与其他多种神经系统疾病相似而不易被确诊,导致疾病被延误,失去最佳治疗时机,所以正确和及早的诊断对本病非常重要。目前尚无有效的生物学指标诊断早期肌萎缩侧索硬化。神经电生理检查的主要目的是发现下运动神经元损害的证据,鉴别出那些和运动神经元病很像但却具有可治性的疾病,以避免贻误诊断,同时,它也是判断疗效和病情进展的有效方法。肌电图检查者必须清楚运动神经元病的诊断需要结合临床、神经电生理检查和影像学检查的结果,而不能单靠神经电生理检查。

表 19-1　运动神经元病分类

原发性	感染或感染后	遗传性
肌萎缩侧索硬化	脊髓灰质炎	家族性肌萎缩侧索硬化
进行性延髓麻痹	脊髓灰质炎后综合征	脊髓性肌萎缩
原发性侧索硬化		
进行性脊肌髓性萎缩		

一、临床分型及诊断

(一)肌萎缩侧索硬化(amyotrophic lateral sclerosis, ALS)

1. 临床表现

肌萎缩侧索硬化是运动神经元病中最常见的一种,其中 5%～10% 为家族性,90%～95% 为散发性,临床见到的多为散发性。其发病率为每 10 万人中有 1～2 人,发病年龄多在 40 岁以上,年轻患者较少。病程一般为 3～5 年,个别患者可存活 8～10 年。病变部位主要在脑和脊髓的运动神经元,导致广泛的肌肉无力和萎缩,早期表现主要为下运动神经元损害包括肌肉无力、肌束震颤和肌肉萎缩。受影响的肢体多不对称,多数患者局限在单侧手或上肢的无力和肌肉萎缩,以拇短展肌和第一骨间肌最常见,少数患者以足下垂或下肢首先受损害。临床上有时很像尺神经麻痹或腓总神经麻痹。随着病情进展,渐渐波及其他肢体,最终影响到躯干、头、颈、延髓肌和呼吸肌。患者可以出现舌肌纤颤,舌肌萎缩,以及全身明显的肌束震颤,行走困难,语言不清,饮水呛咳,吞咽困难。晚期时胸锁乳突肌和颈部肌肉无力和萎缩,导致抬头转颈困难,但患者智能多不受影响,一般不出现括约肌功能障碍和感觉障碍。腱反射改变取决于上下运动神经元损害的程度,典型的改变是萎缩的肌肉出现腱反射亢进。几乎所有的患者到后期都会出现程度不同的呼吸肌受累,呼吸障碍,而且不易控制。散发型 ALS 目前仍缺乏特异性强的生物学诊断标志物,其主要诊断仍有赖于临床特征和电生理特点。对于典型的肌萎缩侧索硬化患者,临床诊断不难,但早期症状不典型的患者尤其是仅有单肢萎缩和无力时诊断并不容易,尤其需要和脊髓病性颈、腰椎病等疾病鉴别。

除了典型的肌萎缩侧索硬化外,临床上还有一种少见的、临床表现为对称性双上肢近端为主的显著肌肉萎缩和无力,而双下肢、球部受累轻微,又称为连枷臂综合征(flail arm syndrome,FAS)。另有一种临床特征突出的表现为对称性下肢远端肌无力和肌萎缩,下肢腱反射消失,又称为连枷腿综合征(flail leg syndrome,FLS),早期容易被误诊为周围神经病。多数学者认为此两型是肌萎缩侧索硬化的变异型,其进展较慢,预后相对较好。FAS 和 FLS 的下运动神经元体征均很突出,而上运动神经元体征往往也会存在,但分布一般不与下运动神经元体征在同一区域,即 FAS 的上运动神经元体征在下肢明显,而 FLS 在上肢明显,与经典 ALS 不同。FAS 和 FLS 在首发临床症状出现后,临床症状向第 2 个脊髓节段扩展的时间明显滞后,通常要超过 12 个月,虽然 FAS 和 FLS 具有临床不可逆进展的趋势,但发展速度比经典 ALS 慢得多。本病的神经电生理改变主要为:FAS 型为近端神经传导动作电位波幅明显减低,远端基本正常,感觉神经传导正常。FLS 型为远端神经传导动作电位波幅明显减低,近端基本正常,感觉神经传导正常。针电极肌电图可以发现广泛的正在发生的和慢性神经再生现象。

2. 诊断

根据中年以后隐匿起病,慢性进展病程,以肌无力、萎缩和肌束震颤、伴腱反射亢进、病理征等上、下神经元同时受累的临床表现,无感觉障碍,有典型的神经电生理异常,再结合神经影像检查及其他实验室检查排除其他疾病,即可临床诊断。

1994 年世界神经病学联盟提出了西班牙 EI Escorial 会议诊断标准,1998 年又对这一标准进行了补充和修订,2001 中华医学会神经病学分组结合我国具体情况制定了 ALS 的诊断标准及诊断级别如下。

(1)临床、神经电生理或神经病理学有下运动神经元损害的证据。

(2)临床检查具有上运动神经元损害的证据。

(3)病史中症状和体征逐渐进展,从一个区域累及到其他区域。

同时排除以下两点。

(1)神经电生理和病理检查发现能够解释上或下运动神经元损害的疾病。

(2)神经影像学上发现。

3. 诊断分级

根据上述三个特征,可做以下三个程度的诊断分级。

(1)肯定的 ALS:全身四个区域(延髓、颈、胸和腰骶神经支配区)的肌群中,3 个区域有上、下运动神经元并损的症状和体征。

(2)拟诊 ALS:2 个区域有上、下运动神经元并损的症状和体征。

(3)可能 ALS:1 个区域有上、下运动神经元并损的症状和体征,或在 2～3 个区域有上运动神经元损害的体征。

4. 鉴别诊断

由于目前对运动神经元病尚无有效的治疗办法,因此鉴别诊断就非常重要,主要是要鉴别出那些临床上和本病很像但却有有效治疗办法的疾病,以免耽误对患者的治疗。需要鉴别的疾病有以下几种。

(1)脊髓病性颈腰椎病:脊髓病性颈腰椎病是一种慢性的老年人退行性改变,有时在临床上和神经电生理上很像 ALS。颈段的神经根和颈髓受压可以导致上肢的下运动神经元性损害和下肢的上运动神经元性损害,如果病变在 C_4、C_5 以上,上肢也可以出现上运动神经元性损害;如果同时又合并有腰段神经根和腰髓病变,则又可导致下肢下运动神经元损害。所有这些表现综合起来很像肌萎缩侧索硬化,然而,在病史方面仍然有一些鉴别要点,如颈椎病引起者通常是阶梯样进展,有时,可以有一段时间的缓解。另外,它通常有颈部的酸痛,颈部活动受限制和上肢感觉异常,而腰椎病通常多有腰背痛,尤其以走路后明显,休息后好转。在肌电图检查方面,要注意检查延髓和胸段脊神经支配的肌肉,因为这些肌肉在颈腰椎病变时是不会出现异常的,此外,影像学检查也是必不可少的。

(2)脊髓灰质炎后遗症:脊髓灰质炎在我国曾经是急性下运动神经元损害的最常见原因,但经过十几年的预防工作,本病已经得到了基本的控制。虽然脊髓灰质炎现在已经很少见了,但由于脊髓灰质炎后很久又出现的肢体无力在肌电图室仍然可以见到,又叫脊髓灰质炎后遗症,至少有 1/5 的脊髓灰质炎患者在若干年后发生脊髓灰质炎后遗症。本病多发生在急性感染后 25～30 年,患者多表现为先前受累肌肉的疼痛、无力,然后在先前曾经正常的肌肉上现在也出现无力和疼痛。本病的病因尚不完全清楚,有人认为有潜伏的病毒感染,也有人发现脊髓灰质炎和运动神经元病有关,近来有些学者认为可能是在慢性失神经支配的肌肉上出现的一种老化过程,因为正常人在 55 岁以后也可以出现一些运动神经元的丢失。在肌电图室遇到这种患者时要注意排除一些新发生的疾病,如神经根病、嵌压性神经病等。其肌电图的改变主要是慢性神经源性损害,很少见到失神经电位。

(3)多灶性运动神经病:几乎所有的周围神经病都会具有感觉和运动症状,多不会和运动神经元病混淆。可是当损害主要以运动神经为主时,就需要和运动神经元病鉴别。而本病只影响运动纤维,不影响感觉纤维,临床表现早期为非对称性的肢体远端肌肉无力和萎缩,其患病年龄比肌萎缩侧索硬化年轻,肌肉无力和萎缩不成比例,也就是说无力很明显,而萎缩相对比较轻微,反映出本病是以髓鞘脱失为主,而非轴索的损害。另外,本病不会影响上运动神经元,所以不会出现上运动神经元损害的表现。而本病主要是靠神经电生理检查来鉴别,其神经电生理特点在多发性周围神经病一章中已经叙述过。

(4)单肢肌萎缩:又叫平山病。它是在 1959 年首次被医学专家描述,之后有很多个有关本病的同义词出现,包括良性局限性肌萎缩,青少年上肢远端肌萎缩等。其病因尚不清楚,可能与上臂和颈部由外伤造成的缺血而导致的前角细胞死亡有关,也有报道和常染色体遗传有关。本病好发于青春期男性,隐匿起病,多在病后 3 年病情逐渐稳定,预后相对良好,但部分患者病情进展不利,最终导致手部残疾。有些患者病前有上肢或颈部外伤史,但无脊髓灰质炎病史。本病多以单侧上肢远端肌肉无力和萎缩为首发表现,也有大约 10% 的患者无力和萎缩累及单侧或双侧上肢近端。表现为隐匿起病的局限肌肉无力和萎缩,上肢多见,无力和萎缩主要局限在手和前臂的内侧肌群,出现前臂特有的体征,即斜坡样改变,并伴有前臂伸展时手指震颤。无力可表现为冷麻痹,即天冷时无力明显加重。查体反射可正常或减低,有些患者反射可增强,但没有病理反射,脑神经支配肌肉不受影响。发病开始的2~3年病情进展相对比较快,但之后进展很慢,甚至处于稳定阶段。尽管患者存在局限的肌肉萎缩,但手和上肢的功能一般没有大的影响。常规位MRI检查可以正常,也可以发现和临床表现相对应的下颈髓节段出现萎缩,而过屈位MRI可以发现下颈髓硬膜外条带状迂曲血管,导致脊髓受压,神经电生理检查对于鉴别和本病很像的病如多灶性运动神经病、颈神经根病、脊髓空洞症、脊髓灰质炎后肌肉萎缩均很重要。本病神经传导检查通常正常或受累肌肉动作电位波幅减低,针电极肌电图检查在患肢受累的肌肉可见程度不同的失神经电位及出现慢性神经源性损害的改变,而在未受累或受累较轻的肢体上仅见很轻微的慢性神经源性损害改变。本病在刚开始时很难和运动神经元病区别,很多患者是在回顾性随访时根据其良性病程才被确诊。和其他运动神经元病一样,本病目前尚无有效的治疗方法,当颈髓过屈位MRI发现异常时,可采取戴颈托的办法,部分患者可取得较好的效果,预后较好。

(5)脊髓延髓性肌萎缩:又称肯尼迪病(Kennedy disease),本病是在1968年首先被Kennedy发现并且命名,发病于40~50岁,其临床表现很像肌萎缩侧索硬化。早期症状多样,但主要包括缓慢进展的肢体肌肉无力和萎缩,肌肉痉挛和肌束震颤,肌肉无力和萎缩在下肢以近端为重,上肢则以手部肌肉为重,可有延髓肌肉和面肌无力,舌肌纤颤和萎缩比较突出。此外,尚可有手抖,男性乳房发育等内分泌方面的异常,有些患者可有糖尿病、男性不育、阳痿,晚期出现吞咽困难和构音障碍。神经系统检查可发现面肌无力和口周肌肉肌束震颤,四肢腱反射减弱或消失,无任何感觉障碍。神经电生理检查对本病诊断非常重要,运动传导检查多正常,但萎缩很明显的肌肉上可以出现动作电位波幅减低。感觉神经传导的异常是本病具有特征性的改变,尽管患者在临床上没有任何感觉障碍,但可出现广泛的低波幅的感觉神经电位或感觉神经电位消失。肌电图改变同慢性脊髓前角细胞病变改变一样,失神经电位比较少见,但特征性改变是束颤电位,尤其多见于口周旁的肌肉,受累及的肌肉可出现慢性神经源性损害的表现包括长时程、高波幅的多相运动单位电位。血清的肌酸激酶(creatine kinase, CK)可明显升高,有的可达900~8 000 IU/L,而肌萎缩侧索硬化则没有CK的升高,本病最后确诊仍需要基因检查。

(二)进行性延髓麻痹

进行性延髓麻痹主要累及的是脑干运动神经元,影响延髓部肌肉。其主要临床表现为延髓麻痹,表现为缓慢进展的构音不清,吞咽和咀嚼困难,饮水呛咳。查体可见舌肌纤颤,舌肌萎缩,大多数患者最终会影响到肢体,出现典型的肌萎缩侧索硬化的表现,但也有很少一部分患者病变可相对局限于延髓。本型进展相对较快。

(三)原发性侧索硬化

很少见原发性侧索硬化,缓慢起病,病程较长,选择性的仅损害上运动神经元即双侧皮质脊髓束,而并不损害下运动神经元。临床上表现为四肢肌张力增高,腱反射亢进,病理反射阳性和假性延髓麻痹,而肌肉萎缩和肌无力不明显。本病的预后比ALS要好,有些患者可以存活数十年,但在临床上需要和高位颈髓病变、基亚里(Chiari)畸形、脊髓肿瘤相鉴别。

(四)进行性脊髓性肌萎缩

进行性脊髓性肌萎缩约占运动神经元病的 15%,主要为单纯的下运动神经元即脊髓前角细胞损害为主,但在病理上也可见有较少的皮质脊髓束受累,病变首先侵犯颈膨大。首发症状为一侧手部小肌肉的萎缩和无力,渐渐发展至肢体的近端,有些患者在临床上很像腓骨肌萎缩症,但后者是下肢首先受累,较少累及延髓。本病病史比较长,而且进展比肌萎缩侧索硬化慢,但一般是持续进展,没有缓解,在临床上也需要和多灶性运动神经病来鉴别。

二、神经电生理检查

(一)神经传导检查

神经传导检查主要目的是除外其他类似于运动神经元病的周围神经病。通常检查一侧肢体的运动神经传导,有异常时,需要和对侧比较(表 6-2)。神经传导结果可分为以下几种。

(1)感觉运动神经传导全部正常。

(2)受累肌肉轻度萎缩时,肌肉动作电位波幅减低,但其余感觉运动传导各项均正常。

(3)受累肌肉萎缩明显时,肌肉动作电位波幅明显降低或消失,运动传导末端潜伏时轻度延长,传导速度轻度减慢,感觉神经传导速度正常。

表 6-2 运动神经元病常规神经电生理检查

神经传导
正中神经、尺神经、腓总神经和胫神经常规运动检查,通常先检查症状较重侧的肢体
正中神经示指,尺神经小指和腓肠神经常规感觉检查,通常先检查症状较重侧的肢体
运动神经的 F 波
注意
对双侧有症状者,或一侧神经传导检查可疑异常者,一定要和对侧比较
运动传导检查时要特别注意有无传导阻滞
肌电图检查　应检查延髓、颈、胸和腰骶神经支配区的肌肉
肢体肌肉:至少检查 3 个肢体的包括近端、远端和不同的周围神经和神经根支配的肌肉
胸椎旁肌:至少检查 3 个节段的肌肉
延髓神经支配的肌肉:舌肌和胸锁乳突肌

无论是临床上累及还是没有累及的肢体,早期其运动神经传导均正常,但对于肌肉萎缩的病例,由于轴索损害明显,可以出现动作电位波幅减低,而这种波幅减低往往是早期神经传导异常的唯一表现,末端潜伏时和传导速度正常。不过,如果快传导纤维的轴索损害明显时,可出现末端潜伏时轻度延长和传导速度轻度减慢(不低于正常值的 70%),但绝不会达到脱髓鞘病变那样严重。运动传导检查的一个很重要的目的是寻找传导阻滞,有传导阻滞出现时,说明病变可能是运动神经病而非运动神经元病,无力的主要原因是传导阻滞,而非运动神经元丢失或轴索损害。传导阻滞出现也提示本病可能是一种免疫介导的可治疗性疾病,但也应该注意运动神经元病合并有其他嵌压性神经病而出现的传导阻滞。感觉传导通常多检查一侧肢体,运动神经元病的患者感觉神经传导通常正常,但如果患者合并有多发性周围神经病或嵌压性

神经病时可以出现感觉传导异常。

(二)肌电图检查

对于临床上可疑运动神经元病的患者,肌电图检查应该是全面和广泛的,即使患者的症状只局限于某个单侧肢体,也要检查四肢,并且要检查每个肢体的远近端肌肉,同时也要检查椎旁肌和延髓肌。肌电图的异常至少要出现在 3 个肢体上,其异常表现具有多样性的特点,也就是说可以同时出现广泛的正在进行的失神经现象和慢性神经再生现象,而这种异常可出现在延髓、颈、胸、腰段所支配的区域,即使是那些在早期可能仅表现为单肢受损害的患者。而对于每一块所检查的肌肉,可以看到正在进行的轴索变性,即失神经电位和轴索的再生和巨大的再生电位。正在发生的失神经现象主要表现为肌肉放松时出现的纤颤电位、正锐波和束颤电位,其中束颤电位是一种不规则的而且比较慢(<1 Hz)的电位,它可以是两个或更多的运动单位在一起同时发放电位。在 ALS 时可以出现广泛而严重的束颤电位,而在 Kennedy 病时束颤电位尤其明显。检查束颤电位时最好是把针插入肌肉里,让患者放松来观察,束颤电位是 ALS 患者的典型肌电图特点,这种束颤电位通常是长时程的多相电位,尤其是当它出现在既有失神经支配现象又有慢性神经再生现象的肌肉上时就更有意义。但要注意正常人有时也可以出现束颤电位,不过,它的形态和异常的束颤电位不一样,并且不伴有其他神经源性损害。此外,还可见到一种复合放电叫复杂重复放电,在运动神经元病中,出现这种放电代表着疾病的一种慢性过程,它也可以出现在其他一些慢性下运动神经元损害疾病。另外,由于本病的慢性病程,在其神经再生过程中,可以出现神经纤维芽生,使运动单位病理性扩大,表现为运动单位电位为高波幅和长时程的巨大电位,而这种慢性的神经再生电位往往和失神经电位同时在同一块肌肉上出现。而那种急性或亚急性损害的肌电图类型如失神经电位,正常形态运动单位电位,和这种正常形态运动单位电位募集相减少在运动神经元病几乎看不到。在让患者做大力收缩时,要特别注意运动单位电位的募集形式,募集相明显减少,表明运动单位丢失很明显,以至于在大力收缩时,不能出现干扰型电活动,不过募集相形式的判断受肌电图检查者主观因素的影响很大,也和检查者的经验有很大的关系。

对于临床上可疑运动神经元病的患者,首先检查肢体肌肉,但仅有肢体上广泛的肌电图异常并不能鉴别肌萎缩侧索硬化和其他病如颈、腰段多发性神经根病。由于颈腰段退行性病变,通常不影响胸段椎旁肌,所以胸段椎旁肌异常不能用共同存在的颈腰段退行性病变来解释,因此必须要检查胸段神经根和延髓神经支配的肌肉,胸椎旁肌广泛异常常提示足肌萎缩侧索硬化而非颈腰段退行性病变。曾经有一项大规模的研究显示,最终诊断为肌萎缩侧索硬化的患者中,有 78% 的患者出现三或四个不同节段椎旁肌异常,而另一组同颈腰段退行性病变的对比研究,在 21 个患者中,仅有 1 个人有胸段椎旁肌异常,而这一个患者还患有严重的腰椎管狭窄并波及胸段。胸段椎旁肌的检查通常比较安全和容易进行,尤其是 T_9、T_{10} 椎旁肌,唯一的困难就是患者不容易放松,尤其是对病情很重的患者,当呼吸时可以造成椎旁肌收缩,导致不易观察失神经电位。通常采取让患者侧卧或让患者俯卧,胸部下面垫一个枕头,这样可以让检查时椎旁肌放松。进针的部位通常在相应的棘突旁开 1 cm,垂直进针,深度因人而异。椎旁肌肌电图检查通常只检查肌肉放松时失神经电位,而由于患者对轻收缩力度不好掌握,故一般不做轻收缩。

　　此外，另一个对运动神经元病有鉴别意义的肌肉是延髓神经支配的肌肉，肯定的延髓神经支配的肌肉异常可以明确地排除颈腰段退行性病变。通常最常检查的肌肉是舌肌，但需要注意以下几点：一是舌肌很难放松，通常让患者把舌头伸出后，从侧面把针扎入，然后让患者把舌头再放入嘴里面，这样舌肌比较容易放松，也有些检查者直接从下颌下面把针插入舌根；二是舌肌肌纤维很小，其运动单位电位的大小和发放类型和肢体上肌肉不一样，它的运动单位电位时程较短，导致有时会误认为是纤颤电位或肌病电位；三是舌肌运动单位电位发放频率比肢体肌肉要高，这导致即使是正常的肌肉也会被误认为神经源性损害，上述这些都需要检查者要熟悉正常舌肌的运动单位电位的形态和发放频率。

　　近年来国内学者康德暄等人曾研究胸锁乳突肌肌电图对于肌萎缩侧索硬化和脊髓病性颈椎病鉴别诊断的价值。由于胸锁乳突肌接受副神经支配，而副神经运动核里有来自 C_2、C_3 的纤维，因此颈膨大是肌萎缩侧索硬化和脊髓病性颈椎病的首先好发部位，但由于前者是运动系统的变性病，它可以向上进展并影响到高位颈髓和延髓，而脊髓病性颈椎病则多好发于 C_5、C_6，而 C_2、C_3 很少见，所以认为检查此肌肉是一种较有价值的检查方法。国内外也有多个学者研究了有关腹直肌肌电图对肌萎缩侧索硬化的诊断价值，认为其阳性率高于椎旁肌肌电图，主要是与两者的神经支配不一样有关。腹直肌是由胸段脊神经的前支支配，此支粗大，而椎旁肌是由胸段脊神经的后支支配，此支细小，因此前支的异常提示脊神经受损的概率较大，也即腹直肌发现神经源性损害的可能更大。另外，由于椎旁肌不易采集运动单位电位，故只能观察是否存在失神经电位，而无法观察慢性神经源性损害。

　　综上，针电极肌电图检查对于运动神经元病来说主要是发现下运动神经元损害的证据，并且要证实这种损害是广泛的、多部位的且具有正在进行的失神经支配现象和慢性神经再生现象。对于临床上很典型的病例来说，肌电图应该很容易发现异常，但对于临床上早期病程较短，临床表现不典型，或仅仅局限于一只手或一个肢体时，由于神经传导多数是正常的，因此针电极肌电图检查就非常重要，不仅要做神经传导，而且要做延髓、颈、胸、腰骶多节段神经支配的肌肉的针电极肌电图。

第二十章　神经肌肉接头病变

第一节　概述

神经肌肉接头病变是由于各种原因引起的神经肌肉接头之间传递障碍的一大组疾病。其病因可以是免疫介导，也可以是毒素或代谢障碍引起，此外，先天性因素也可导致神经肌肉接头病变。在临床上它们表现为以对称性、近端肌肉为主的肌肉无力，可以侵犯咽喉肌、眼外肌和呼吸肌，通常需要和肌病来鉴别。根据其在突触处的损害部位分为以突触后膜损害为主的病变，即重症肌无力，和以突触前膜损害为主的病变，即肌无力综合征和肉毒毒素中毒。对本类疾病的诊断，除了依靠病史外，神经电生理检查也非常重要。这组疾病在临床上有时容易和肌病混淆，然而，如果掌握了神经和肌肉接头之间的生理知识，再结合神经传导，进行重复电刺激和肌电图检查，就可以对本组疾病有一个全面了解并作出正确的诊断。

一、神经和肌肉接头的解剖生理

神经和肌肉接头的解剖生理在重复电刺激一节中已经详细叙述过，这里再简单回顾一下。神经和肌肉接头是由周围神经的运动神经末梢、接头间隙和肌肉终板组成，它实际上是一种突触结构，是将神经冲动从神经末梢传递到肌纤维的最基本结构。它可分为三部分，即突触前区、突触间隙和突触后区。突触前区是由表面覆盖施万细胞的无髓鞘纤维构成，其内含有线粒体和突触小泡，每个突触小泡包含了将近 10 000 个乙酰胆碱分子。突触后区主要包括有突触后膜，在突触后膜上包含了无数个皱褶。与神经或肌肉本身的电传导完全不同，冲动在神经和肌肉之间的传导是由电活动到化学活动再到电活动的过程。神经和肌肉之间最基本的传导介质是乙酰胆碱，运动神经末梢也即突触前膜内有很多小泡，每个小泡内都含有上万的乙酰胆碱分子。在安静时，这些小泡逐渐接近并随突触前膜而释放出乙酰胆碱，释放出的乙酰胆碱与突触后膜上的乙酰胆碱受体结合，使突触后膜产生轻度去极化，产生微终板电位。然而，这些微终板电位并不能引起肌肉产生动作电位，而当有冲动发放时，轴索末端突触前膜去极化，电压依赖性钙通道被激活，导致钙内流，使得突触小泡大量释放乙酰胆碱，释放后的乙酰胆碱在突触间隙扩散，并和突触后膜上的乙酰胆碱受体结合，导致突触后膜上离子通道开放，由于此时乙酰胆碱活动极大增加和同步化，产生很多微终板电位叠加而成终板电位。当终板电位超过肌细胞兴奋阈值时，就会产生一个单个肌纤维动作电位，很多肌纤维动作电位叠加起来就产生肌肉动作电位，动作电位传播后就会通过兴奋收缩偶联机制产生肌肉收缩。

二、神经和肌肉接头的病理生理

在正常情况下，当冲动发放时，终板电位很容易达到正常的兴奋阈值，产生单个肌纤维的动作电位，因此无论是高频或低频重复电刺激，其终板电位均在阈值之上，其产生的肌肉动作电位波幅不会有明显变化。而在重症肌无力时,由于突触后膜上乙酰胆碱受体数量减少,尽管突触前膜上乙酰胆碱释放的数量正常,所诱发的终板电位仍然很小,当连续给予刺激时,突触前膜内的乙酰胆碱逐渐被耗竭,所释放的乙酰胆碱逐渐减少,从而产生较小的终板电位,不足以使肌纤维产生动作电位。另外,产生肌纤维动作电位的肌纤维数量也减少,不足以引起肌肉动作电位,在临床上就表现为活动后肌肉易疲劳性,在低频重复电刺激时,就会出现动作电位波幅逐渐减小。而在兰伯特-伊顿肌无力综合征和肉毒毒素中毒时,其病变部位是在突触前膜,导致乙酰胆碱释放障碍,使得一次的神经冲动所释放的乙酰胆碱量较正常减少,导致终板电位很小,明显低于其兴奋阈值,不足以产生动作电位,这就导致在休息时肌肉动作电位波幅很低,此时,当给予高频重复电刺激或让患者做疲劳试验时,乙酰胆碱释放量相对增加,使得阈值下终板电位大大提高到阈值上,就会产生单个肌纤维动作电位,导致肌肉动作电位波幅明显提高。由于其病变部位不一样,其临床表现也不一样(表20-1),以下分别介绍。

表 20-1　常见神经肌肉接头疾病临床特点

病名	起病	眼外肌	延髓肌	反射	自主神经功能障碍	感觉	肠道症状
重症肌无力	亚急性	有	有	正常	无	正常	无
兰伯特-伊顿肌无力综合征	亚急性	有或无	有或无减低	有或无	可异常	无	
肉毒毒素中毒	急性	有	有	正常	明显	正常	有
先天性重症肌无力	生来就有	有	有或无正常	无		正常	无

第二节　重症肌无力

重症肌无力是一种自身免疫性疾病,主要累及神经肌肉接头处突触后膜上的乙酰胆碱受体,大约 10%～15% 的重症肌无力患者合并有胸腺瘤,70% 的患者合并有胸腺增生,患者还可能伴发其他自身免疫性疾病,如甲状腺炎、甲状腺功能亢进、甲状腺功能减低、系统性红斑狼疮和类风湿性关节炎等。本病的发病原因尚不完全清楚,可能和病毒或其他非特异性因子感染胸腺后,导致胸腺中的"肌样细胞"上的乙酰胆碱受体构型发生了某些变化,刺激机体的免疫系统而产生了乙酰胆碱受体抗体,这种特异性的乙酰胆碱受体抗体和突触后膜上的乙酰胆碱受体结合,使得突触后膜上乙酰胆碱受体明显减少,导致突触后膜传递障碍,而产生肌无力。

一、临床表现

主要累及骨骼肌,表现为骨骼肌异常的容易疲劳和无力,于活动后加重,休息后减轻,呈现出晨轻暮重的特点。最常累及的肌肉是眼外肌,而几乎不影响眼内肌,即瞳孔正常,其中约半数患者表现为无痛性眼睑下垂,也可以表现为眼外肌麻痹,出现复视或眼球活动障碍,多从单眼开始,以后累及双眼或双眼交替出现。除了眼外肌外,第二个常累及的肌肉为咽喉部肌肉,包括软腭、咽部和舌部肌肉。患者表现为吞咽困难、呛咳和言语不清。尚可累及面部表情肌,表现为表情缺乏,闭目无力。本病很少以四肢无力首发,但当病情发展影响到肢体肌肉时,多是对称性的近端肢体无力,表现为上楼梯和站立困难,上肢举起和梳头困难。而在临床上,由于患者首次就医时,受累的肌肉多比较局限,此时,任何一项实验室检查都不能预测患者是否及何时会发生全身型重症肌无力。而那些在发病 1 年后受累及的肌肉仍然局限在眼肌的患者,发展为全身型重症肌无力的机会就相对较少。本病在临床上通常采用的诊断方法有:疲劳试验、新斯的明试验、神经电生理检查。

二、神经电生理检查

包括一般的神经传导检查、重复电刺激检查、肌电图、单纤维肌电图。

(一)神经传导检查

对任何可疑有重症肌无力的患者都不能省略运动和感觉神经传导检查(表 20-2),至少要检查一侧单肢的一条运动和感觉神经,以排除周围神经病变。此外,要特别注意运动神经动作电位波幅,在重症肌无力时,动作电位波幅正常,而肌无力综合征时,其动作电位波幅通常很低,于活动后波幅明显增高。

表 20-2　重症肌无力常规神经电生理检查

①常规运动和感觉神经传导检查:至少在一侧肢体检查两条神经,注意动作电位波幅,假如其波幅很低,则需要让所记录的肌肉活动 10 s,看动作电位波幅有无增高,以排除突触前膜病变

②重复电刺激和疲劳试验:至少在两块近端肌肉和一块远端肌肉上做低频重复电刺激,如果患者有肌肉无力,则最好在无力的肌肉上做,如果波幅下降大于 10%,要进一步确定其是否具有重复性。如果波幅没有下降,则需要做疲劳试验,然后再做重复电刺激,记录波幅下降情况

③肌电图:常规做近、远端肌肉,最好检查无力的肌肉,严重的重症肌无力可表现为不稳定的运动单位电位或肌病电位

④单纤维肌电图:如果上述检查都正常或可疑异常,而临床上又强烈提示是重症肌无力时,需要做此检查,主要是看颤抖值有无增加,通常检查无力最明显的肌肉

(二)重复电刺激

此检查对全身型重症肌无力的患者来说,其异常率为 50%~70%,但对眼肌型者多为正常。在正常人,低频刺激时(3 Hz),通常不会造成动作电位波幅下降(图 20-1),而重症肌无力患者,当连续刺激 10 次后,动作电位波幅下降可以大于 10%(图 20-2),多在第 5 个波时最明显,形成一个"V"字形,此现象尤其对近端肌肉更明显。我们实验室常规的检查方法为:肢体远端肌肉通常选尺神经支配的小指展肌(也可以选拇短展肌,但由于有些患者合并腕管综合征,动作电位波幅可能很低),近端肌肉多选腋神经支配的三角肌和副神经支配的斜方肌,面部肌肉选面神经支配的眼轮匝肌,刺激点分别位于腕部、Erb 点、胸锁乳突肌后缘和乳突处,刺激频率为 3 Hz,连续刺激 6 次或 10 次(取决于患者的耐受程度),记录动作电位波幅,测量第 1 和第 5 个波峰峰值,计算其变化的百分数。研究发现,正常人递减不超过 8%,如果在 10%~15% 之间,则认为可疑,如果超过 15%,则认为异常。当低频重复电刺激未见明显动作电位波幅下降时,可让患者做疲劳试验,如做三角肌时,可让患者反复外展和抬起上臂,同时检查者给予阻力,大约持续 1 min,然后停止,再每隔 1 min 重复电刺激一次,连续三次,注意观察动作电位波幅在疲劳后不同时间给予刺激时有何改变。由于疲劳后的衰竭,低频刺激后动作电位波幅减低更为明显,或由原来的正常递减超过 10%,大约在运动试验后 2 min 最明显。重复电

刺激出现递减现象有时会在临床上肌力完全正常的患者中见到,而在临床上经过治疗已经缓解的肌无力患者中,此检查也相应地有所好转,对于单纯眼肌型的患者可以加做眼轮匝肌疲劳试验。

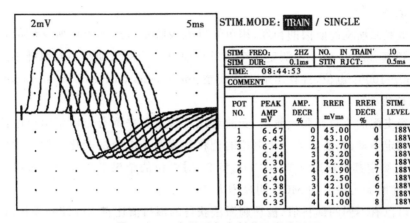

图 20-1　三角肌重复电刺激正常波形图

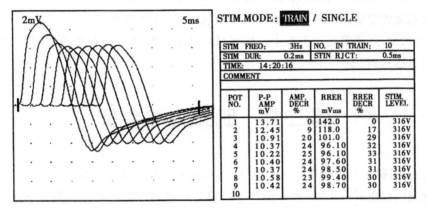

一重症肌无力患者复视伴全身肌肉无力一个月,具有活动后加重的特点,三角肌重复电刺激,于第5个波时,波幅下降达25%。

图 20-2　异常重复电刺激波形图

(三)肌电图检查

对于每个可疑有重症肌无力的患者,都应该按常规做肌电图,尤其要选择做临床上无力的肌肉。因为有些严重的失神经支配疾病如运动神经元病、多发性周围神经病和肌源性病都可以表现为重复电刺激时动作电位波幅递减现象,但上述这些病变都可以出现相应的肌电图异常,而重症肌无力的肌电图多为正常,仅可见不稳定的运动单位电位,表现为它的形状、大小在不断变化。然而,在神经源性损害后,出现神经重新支配的早期,由于新形成的神经和肌肉接头还不成熟,也可出现运动单位电位的形态多变。此外,重症肌无力时,个别患者可以出现肌病样的改变,但通常不会出现自发电位。

(四)单纤维肌电图

如果重复电刺激不能发现异常时,或需要进一步研究神经-肌肉接头之间传递的异常情况时,可做单纤维肌电图。单纤维肌电图使用的是特制的针电极,在针管旁边开一个小口安置活动电极,这种电极保证只有在 25～30 μm 直径范围内的电活动被收集,这就可以将针电极放在两条由同一运动神经元支配的肌纤维之间,而同时收集到两者的动作电位。

临床上常用的有两种检测方法。

1. 被动刺激法

用刺激电极刺激所支配肌肉的神经,用单纤维电极收集该运动单位所支配的两条肌纤维的电位。刺激频率一般为 15 Hz,测定每个单纤维肌电位的潜伏期和不同肌纤维之间的波间期,连续收集 50～100 个电位,计算出平均连续差(mean consecutive difference,MCD)。

2. 随意收缩法

多在桡神经支配的指总伸肌上测定,受测者用示指上抬来配合。由于两个电位中有一个是人为的使之固定不动的,所以另一个电位的位移代表两个电位的变化。如果我们连续收集 50～100 个电位,测定其平均连续差(MCD),将 20 对电位的结果平均起来就可以计算出该肌肉的颤抖值,重症肌无力患者的 MCD 明显增大。

不同肌肉可以有不同的颤抖值,被动刺激法获得的颤抖值比自主收缩的颤抖值小,这种方法的优点是患者无须配合,比较快,而且还可以在其他肌肉如三角肌、肱二头肌和眼轮匝肌上测定。重症肌无力患者测定被动刺激法单纤维肌电图,其异常率达 85%～95%。加快刺激频率时,颤抖也加宽,如果将此法和血中乙酰胆碱受体抗体检测结合起来考虑,则诊断重症肌无力的阳性率可高达到 95%。

第三节 肌无力综合征

兰伯特-伊顿肌无力综合征是由兰伯特(Lambert)和他的学生伊顿(Eaton)在 1957 年首先通过电生理测定提出来的,首例患者合并有小细胞肺癌。目前的研究认为本病是一种可能和自身免疫有关的突触前膜乙酰胆碱释放障碍综合征。对本病患者和对照组进行突触前膜定量冷冻蚀刻电镜观察,发现患者突触前膜乙酰胆碱释放部位单位面积上的两排颗粒组成的活动带即钙离子通道减少而且排列不正常,很可能本综合征是由于钙离子进入神经末梢(突触前膜)的量减少,而突触前膜乙酰胆碱释放减少。免疫学研究证明,该综合征是一种主要由 IgG 抗体介导的自身免疫性疾病,这些 IgG 抗体干扰了钙通道依赖性的突触前膜乙酰胆碱量子样释放,继之导致突触后膜终板电位明显减少,使得神经肌肉传递障碍。

一、临床表现

本病很少见,多侵犯 40 岁以上的成年人,男女均可以发生。主要临床表现为近端肌肉无力和易疲劳,尤其是下肢和骨盆带肌,而此种肌肉无力和重症肌无力具有明显的不同(表 20-3)。本病在早上起床时或休息后无力加重,而运动后有一过性减轻,患者往往表现为上楼梯困难或由椅子上站起来困难,偶尔会有眼外肌麻痹、眼睑下垂和延髓麻痹,但程度很轻,受累的肌肉一般比较对称,自主神经功能障碍的症状如口干、阳痿等较常见,说明乙酰胆碱减少也同样累及自主神经系统。大约有 60% 的兰伯特-伊顿肌无力综合征患者最终发现有小细胞肺癌,尤其是那些 40 岁以上,吸烟的男性,患小细胞肺癌的可能性更大。不过,很多患者的首发症状都是肌无力,而几年后才发现癌症,所以在临床上对 40 岁以上男性患者发生该综合征时,应该高度警惕癌症尤其是肺癌的可能。而未发现癌症的年轻或中年女性,也应该检查有无其他自身免疫性疾病,如甲状腺疾病。本病查体可发现肢体近端肌肉无力和易疲劳,下肢更明显,在测定肌力的过程中,当患者反复活动后,肌力反而增强,腱反射多减弱或消失,感觉障碍很少见。腾喜龙试验可为阳性,但没有重症肌无力那么明显。

表 20-3　重症肌无力和肌无力综合征鉴别

肌肉受累部位	重症肌无力	兰伯特-伊顿肌无力综合征
眼肌	多且较明显	很少见
延髓肌	多且较明显	很少见
感觉症状	无	可有感觉异常
自主神经功能障碍	无	明显
腾喜龙试验	多为阳性	可为阳性
血清抗体的发现部位	突触后膜乙酰胆碱受体上	突触前膜钙通道
基础动作电位	正常	很低
活动后动作电位	无改变	明显增加
低频刺激	递减	递增
高频刺激	无变化或递减	递增

二、神经电生理检查

神经电生理检查(表 20-4)的异常是兰伯特-伊顿肌无力综合征最重要的诊断依据。感觉神经电位正常,在运动神经传导检查时,其动作电位波幅很低,多在 1 mV 以下,这是由于单次刺激后乙酰胆碱释放量不够,而很多肌纤维将不会产生动作电位,导致其波幅很低,而当活动后即疲劳试验后动作电位波幅明显增高。这是由于高频刺激后,钙离子大量内流,导致乙酰胆碱释放增加,产生大的终板电位,使许多肌纤维能够兴奋,使更多的运动单位电位叠加起来,于是,动作电位的波幅就明显增高,一般比起始波幅增高 50%～100%,甚至到 250% 以上。肌电图检查多数正常,有时可见不稳定的运动单位电位,个别患者可以出现类似肌病样的电位。所以,在临床上对于任何动作电位波幅很低,而传导速度和末端潜伏时正常,感觉神经电位正常的患者,一定要想到有兰伯特-伊顿肌无力综合征的存在,需要做高频重复电刺激试验。

表 20-4　常规兰伯特-伊顿肌无力综合征神经电生理检查

①常规感觉,运动神经传导检查:至少在一侧上、下肢检查两条神经,注意动作电位波幅。通常本病动作电位波幅很低,但这种低波幅的动作电位于运动 10 s 后明显增加,传导速度和末端潜伏时正常

②重复电刺激或疲劳试验:先做低频刺激,然后在远端神经所支配的肌肉上做高频刺激,任何动作电位波幅递增大于 140% 为异常,通常大多数患者动作电位波幅增加大于 200%

③常规检查近端肌肉,尤其是临床上无力的肌肉,本病肌电图一般正常,但严重的重症肌无力患者,可以出现不稳定的运动单位电位和肌病电位

第四节　肉毒毒素中毒

肉毒毒素中毒是由肉毒梭菌产生的毒素所致,其毒素可分为由 A 到 G 七种不同的亚型,其中 A、B 和 E 是人类最常见的致病毒素。肉毒毒素引起人类中毒有两个基本途径:一是由于摄取已经形成的毒素;二是经口摄入或经过伤口感染了病原菌,进入体内的病原菌在人体内产生毒素而引起中毒。在罐头、肉类和蔬菜类中多为 A、B 型毒素,鱼肉中多为 E 型毒素,A 和 E 型毒素中毒后的死亡率大于 B 型毒素,肉毒毒素在单链多肽形态时对神经毒性作用极微,但经过胰蛋白酶或其他类似物的水解作用,即生成有全部活性,而且对神经肌肉接头有很大毒性作用的二硫键双链分子,双链分子进入神经末梢阻滞乙酰胆碱释放。离体研究发现,微终板电位发放频率很低,但波幅大小正常,由于每一次神经冲动释放的乙酰胆碱量很少。因此,终板电位就明显很小,导致神经和肌肉接头传导阻滞。目前,对这种剧毒毒素的研究发现,由于它可以导致神经肌肉接头传导阻滞,所以可以用来治疗眼睑痉挛、面肌痉挛、斜颈和其他的肌张力不全症。另外,肉毒毒素的阻滞可以刺激神经芽生,有利于神经最后支配到肌肉上,以恢复神经的功能。本病准确的发病机制尚不很清楚,但近来的研究显示肉毒毒素首先通过一个特殊的抗体而不是钙通道,之后不可逆地附着在轴索末端即突触前膜上,然后肉毒毒素干扰与乙酰胆碱释放有关的钙依赖性细胞内瀑布效应,最终导致神经和肌肉之间传导障碍。

一、临床表现

肉毒毒素中毒多发生在食用了罐头肉、鱼或发酵的肉制品,发病者常集中在一个食堂或一个家庭中,多人食用同一食物可同时发病。发病多在进食食物后 1～7 天,大量摄入食物后可以迅速引起心跳和呼吸衰竭,肉毒毒素中毒虽然少见,但足以致命。其临床表现的严重性和食入毒素类型、量及摄入方式有关,A 型毒素中毒主要表现为神经和肌肉接头传递障碍,B 和 E 型毒素中毒主要表现为自主神经功能障碍。根据毒素进入体内的方式不同,肉毒毒素中毒的临床表现又被分为下面两种。

1. 经食物感染的肉毒毒素中毒

经食物感染的肉毒毒素中毒是最严重的一型,感染源通常是被污染的食物如腐败的罐头和肉制品等,毒素被摄取后,经过肠道吸收到血中。这种感染往往是群体暴发,急性或亚急性起病,食入食物后12～36 小时发病,4～5 天达高峰。症状多首先表现为复视、眼睑下垂、构音困难、呛咳等眼外肌和延髓肌麻痹,继之出现对称性四肢无力以及躯干肌和呼吸肌无力,肢体无力近端重于远端,上肢重于下肢,另外,自主神经功能损害的表现很明显,表现为口干、瞳孔散大、对光反应消失、大量出汗、流涎、大小便潴留等自主神经胆碱能传递障碍的表现,肠道症状如恶心、呕吐、腹泻等很明显。查体可以发现肌张力减低,腱反射消失。

2. 婴儿型肉毒毒素中毒

婴儿型肉毒毒素中毒主要发生在婴儿,发病年龄在 1 岁以内,多发生在 2～4 个月的婴儿,通常是通过污染的蜂蜜而得病。首发症状是便秘,可以持续几天或几周,随之即出现全身无力、吸吮困难、哭声低微和眼外肌麻痹等,最后四肢和躯干肌肉完全瘫痪,瞳孔散大,对光反应消失,流涎,大小便潴留。

二、神经电生理检查

符合神经肌肉接头处突触前膜病变的神经电生理改变,感觉传导正常,运动传导动作电位波幅明显降低,但末端潜伏时和神经传导速度正常,而这种低波幅的动作电位于运动 10 s 后明显增加,这点很像肌无力综合征的改变。重复电刺激时,低频刺激时可见动作电位波幅递减,高频刺激时可见动作电位波幅递增,但对于肉毒毒素中毒很严重的患者,由于乙酰胆碱释放严重减少,即使短暂的运动和高频刺激动作电位的波幅也不能增加,此时,不能借此来排除肉毒毒素中毒。本病肌电图检查符合神经肌肉接头病变,即运动单位电位的形态正常,有时可见肌病电位,但它还可以出现纤颤电位和正锐波等失神经电位。

有关肉毒毒素中毒的诊断,如果为群聚发生,有特殊的不洁饮食史,诊断较为容易,但如果为散发,则诊断较为困难。在临床上遇到下列情况时,应该想到肉毒毒素中毒。

(1)迅速发生的下行性肌肉无力,从眼外肌发展到延髓肌,最后到肢体肌肉。

(2)急性起病的双侧眼外肌麻痹伴随瞳孔散大。

(3)广泛性的肌肉无力伴随自主神经功能障碍的表现如便秘、口干、大小便潴留。

第二十一章 肌病

第一节 概述

肌病是由于各种原因而导致的骨骼肌细胞本身发生病变的一组疾病。临床表现为慢性起病,进行性加重,对称性肢体近端或骨盆带肌和肩胛带肌无力和萎缩,腱反射和感觉功能完全正常,没有肌束震颤。神经传导包括运动和感觉传导检查完全正常,肌电图显示肌源性损害改变。对肌病的诊断主要是根据病史、临床表现、神经电生理检查、肌肉活检、血清肌酶和遗传学检查来诊断,而在临床上当遇到可疑肌病时,最简单、快速也是目前诊断肌病首选的检查方法就是肌电图,它除了可提供有关肌源性损害的肌电图证据外,尚可了解肌肉受累的分布情况及对治疗的疗效判定,如判断炎性肌病的治疗效果,对是否复发等情况进行观察。其在技术操作上具有快速、可检查多块肌肉等优点,并且可为肌肉活检提供合适的肌肉。然而,尽管肌电图对肌源性损害的检查起着非常重要的作用,但在临床实践中,对肌源性损害的肌电图改变的认识仍有一定的难度,尤其是对一些临床上症状很轻的患者,或在临床上不能确定而需要和其他病变鉴别的患者。此时,就需要结合患者的临床表现、实验室检查及定期的肌电图复查,同时,还需要检查者具有很丰富的肌电图检查经验,这样才能对一个肌源性损害的患者做出全面的分析和诊断。

有关肌病的分类有很多种,大致可以分为以下几类。

1. 炎性肌病

炎性肌病是最常见的一种肌病,可能和免疫反应有关,主要包括皮肌炎、多发性肌炎、包涵体肌炎,此外,还包括一些病毒或细菌感染造成的肌炎。

2. 肌营养不良

肌营养不良是一种遗传性肌病,包括一系列临床类型。自幼发病,病程缓慢进展,但逐渐加重,受累的肌肉各型有所不同,其遗传方式也有所不同。各型有其特殊临床表现和特殊的肌肉活检特点。最常见的有迪谢内(Duchenne)肌营养不良,贝克(Becker)肌营养不良。此外,还有面肩肱型肌营养不良,远端型肌营养不良,眼咽型肌营养不良。

3. 强直性肌病

强直性肌病是一类与遗传相关的,以既有肌肉无力又有肌肉强直、萎缩为特点的一组肌病,血清肌酶正常或轻度增高,主要包括强直性及营养不良和先天性肌强直。

4. 内分泌性肌病

内分泌性肌病包括各种内分泌性和获得性代谢性肌病。这类肌病多有典型的肌病表现,但血清 CK 多正常或轻度升高,最常见的就是甲状腺性肌病,此外还有肾上腺皮质性肌病等。

5.代谢性肌病

代谢性肌病是遗传因素导致肌细胞内产生能量的重要肌酶缺乏而造成,包括糖原累积病、脂质代谢肌病和线粒体肌病。

6.先天性肌病

先天性肌病一般都在婴幼儿时起病,主要表现为近端肌肉无力和肌张力低下,病史中有喂养困难、全身无力和运动功能发育迟缓。在2~4岁时才能行走,在儿童期和少年期肌无力相对稳定,但其后又进行性加重,本病诊断必须依靠肌肉活检。

一、临床表现

由于肌病是原发于骨骼肌细胞本身的疾病,所以它在临床上主要以运动症状为主,而不伴有感觉障碍和自主神经功能障碍。大多数肌病其肌肉无力为对称性的,以近端肌肉,特别是骨盆带和肩胛带肌肉受累为主,患者最常见的主诉就是蹲下或坐下后站起来困难,上楼梯困难,梳头时上肢抬举困难。尽管大多数肌源性损害都是以对称性近端损害为主,但也有一些是以非对称性的以远端损害为主,如包涵体肌炎。而萎缩性肌强直和一些遗传性肌病则是以对称性远端肌肉损害为主。肌病时,腱反射通常保留,有些患者可以减弱,但减弱的程度是和患者肌肉无力和萎缩的程度成比例的。在临床诊断时要特别注意患者的肌肉无力是否和疲劳有关,而这种活动后产生的无力很可能是重症肌无力或肌无力综合征,而非肌病。

二、神经电生理检查

(一)神经传导检查

神经传导检查通常多检查一侧肢体的上下肢,分别检查一条运动和一条感觉神经(表21-1)。常规感觉神经传导检查一般正常,但如果患者合并有周围神经病变时,则可以出现感觉神经传导异常。由于多数肌病主要影响的是近端肌肉,而常规运动神经传导检查记录的是远端肌肉,所以对于典型的肌病来说,常规运动神经传导检查也是正常,而那些同时影响到近端和远端肌肉的肌病或主要影响远端肌肉的较少见类型肌病,则可以出现运动传导动作电位波幅减低,但末端潜伏时和神经传导速度正常。肌病患者神经传导速度检查的主要目的是要排除那些临床表现和肌病很像并且以运动神经损害为主的周围神经病和脱髓鞘性多发性神经病,后者可以出现神经传导阻滞、末端潜伏时延长、波形离散和神经传导速度减慢。此外,神经和肌肉接头病变也是以近端肌肉无力为主,如以突触后膜病变为主的重症肌无力,其动作电位波幅正常,但低频重复电刺激会出现波幅递减。而以突触前膜病变为主的病变如肌无力综合征,其神经传导的特征性表现为在休息时,动作电位波幅明显降低,而末端潜伏时和神经传导速度正常,但短暂活动后可以出现动作电位波幅明显增高。

(二)肌电图检查

到目前为止,肌电图检查一直被认为是诊断肌病的最方便而又有价值的检查手段,常规所需要检查的肌肉见表21-2。它不但可以鉴别是神经源性损害还是肌源性损害,而且还可以了解肌肉受累的分布情况及对治疗疗效和预后进行判断。肌病时,肌电图上可以出现典型肌源性损害的改变,不过,在肌病晚期,由于出现了神经退行性改变和神经再生,使得肌电图检查也可以出现神经源性损害。通常对于可疑肌病患者,肌电图检查需要根据患者症状的分布情况来采取个体化原则,需要常规检查双上肢和双下肢近端和远端肌肉,但由于大多数肌病影响的是近端肌肉,而且越近端肌肉其异常率就越高,所以近端肌肉包括椎旁肌检查必不可少。在检查时,临床医生和肌电图检查者需要了解下面两种情况:一是有关血清 CK 的问题,最好不要在肌电图刚检查完后检查血清 CK,因为肌电图检查完后血清 CK 可以轻度升高,6 小时达高峰,48 小时后复原,因此最好在检查肌电图之前先检查血清 CK。但 CK 正常并不能除外肌病,因为多数的先天性肌病及内分泌性肌病,CK 往往正常。炎性肌病及一些肌营养不良如 Duchenne、Becker 型及肢带型肌营养不良都可出现血清 CK 均升高。也应该注意并非只有肌源性损害时 CK 才升高,有些病如脊肌萎缩症和肌萎缩侧索硬化都可以出现 CK 升高。剧烈运动后的正常人也可以出现一过性血清 CK 升高,其至高达 1 000 U/L,但几周后就恢复正常。二是有关肌肉活检的问题,肌病患者通常都要做肌肉活检,而肌肉活检一般应该在电生理和血清学检查以后进行,应该选择有中等程度受累的肌肉,最好不要选择在近期内做过肌电图的肌肉上进行,因为肌电图检查时针的创伤会使局部出现炎性反应及肌细胞坏死,有时持续时间可以长达几个月之久。

表 21-1　肌病时常规神经传导检查

常规检查
至少检查一个上肢和一个下肢的一条运动和一条感觉神经传导以及它们的 F 波
注意
如果动作电位波幅很低,尤其是多条运动神经传导均出现动作电位波幅很低,并且没有伴随肌肉萎缩时,则一定不要忘记让所记录的肌肉做 10 s 的大力运动,之后再检查,如果运动后动作电位的波幅明显升高超过 200%,则需要考虑肌无力综合征
如果患者病史可疑有重症肌无力,则不要忘记做重复电刺激试验

表 21-2　肌病时常规肌电图检查

常规检查
至少检查上肢的两块近端肌肉和两块远端肌肉:第 1 骨间肌,桡侧腕屈肌,肱二头肌,三角肌
至少检查下肢的两块近端肌肉和两块远端肌肉:胫前肌,腓肠肌内侧头,股直肌外侧头,髂肌
至少一块椎旁肌
注意
检查肌无力最明显的肌肉,检查肌肉的多少取决于肌无力的分布
最好检查那些具有对称性的肌肉,另一侧可作为肌肉活检的部位,如肱二头肌,三角肌

肌电图检查分三步观察,即插入时、放松时和肌肉收缩时,可分别出现下列表现。

1. 肌病时的自发电位

当肌肉放松时可见到下面三种自发电位:即纤颤电位和正锐波、肌强直电位和复杂重复放电。但这些自发电位并非只有在肌病时才有,在神经源性损害中也可以见到,其中纤颤电位最常见到。

(1)纤颤电位:早期的肌电图检查者认为纤颤电位仅出现在神经源性损害,而肌源性损害时不会出现纤颤电位,直到 1950 年以后,兰伯特(Lambert)等发现在肌源性损害中,尤其是多发性肌炎、包涵体肌炎、ICU 获得性肌病和一些进展比较快的肌营养不良,均可见纤颤电位,而纤颤电位在肌源性损害中出现的原因尚不清楚,目前多认为是由肌纤维的节段性坏死,导致终板破坏而产生。虽然纤颤电位可以出现在肌源性损害和神经源性损害,但两者在形态和大小上不容易区分开,唯一的区别是它们的发放频率,肌源性损害纤颤电位发放频率很低,但也绝不能仅凭此来鉴别。纤颤电位的大小由两个因素决定:其一是发放纤颤电位的肌纤维直径。其二是发放纤颤电位的肌纤维和记录针电极之间的距离。当肌病较严重时,肌纤维直径明显减小,此时产生的纤颤电位就很小,这种很小的纤颤电位经常出现在成人所患的慢性肌病和Duchenne 肌营养不良。此时,在做肌电图检查时,由于这种纤颤电位很小,有时很难观察到,必须注意以下两点:一是灵敏度最好放到每格 50 μV。二是所检查肌肉必须完全放松,否则,纤颤电位就会被背景噪声或未放松的肌肉所产生的运动单位电位所掩盖。另外,纤颤电位的分布也和肌病类型和严重性有关,它多见于椎旁肌、肢带肌和近端肌肉。纤颤电位出现的数量和肌病的活动程度也有关,通常在肌病活动期,纤颤电位很多,相反,如果纤颤电位已经明显减少,则说明肌病已经进入非活动期,此点尤其是对一些经过药物治疗后的肌病尤为重要,已经在相关章节中详细叙述。

(2)肌强直电位:是由单个肌纤维反复放电所产生,可能和肌细胞膜兴奋性异常有关,通常多在肌纤维受到机械性刺激包括记录针电极移动后出现。其形状可以是一连串正锐波发放或一连串纤颤电位发放,其波幅时大时小,它的发放频率多固定并且形状比较刻板,在肌电图检查时可以听到典型的"飞机俯冲样"声响,忽高忽低。多伴有临床上的肌强直,可出现于强直性肌营养不良、先天性肌强直、低钾性周期性瘫痪。

(3)复杂性重复放电(肌强直样放电):是由一组相邻的肌纤维反复放电所导致,其中有一个肌纤维为起搏点,依次激活相邻的一组肌纤维。复杂性重复放电并非对肌病特异,在肌源性和神经源性损害中都可以出现,但它的出现却提示病程已经进入慢性过程。

2. 肌源性损害时的运动单位电位

肌源性和神经源性损害的一个很重要的鉴别点是观察运动单位电位的变化。大多数肌病都可以导致很多单个肌纤维的功能损害,使得运动单位的面积明显减小,在这种情况下,实际的运动单位(如脊髓前角细胞和轴索)并没有改变,但运动单位内具有功能的肌纤维实际数量减少,导致肌病时运动单位电位时程明显缩短,波幅也降低即出现典型的肌病电位。对这种典型肌病电位的识别比较容易,但对于一些不典型电位,则有一定的困难,它需要对一块肌肉的不同点,许多肢体的不同肌肉进行仔细分析。目前,比较新的机器都有自动分析、计算、触发、延迟等功能,可以更好地分析单个运动单位电位。通常对不典型患者,最好是选 20 个电位并和年龄相匹配的正常人相比较来进行分析。在分析运动单位电位时,时程是一个非常重要的参数,它反映了一个运动单位里所有肌纤维的数量,包括离记录针电极较远的肌纤维,在一个运动单位内,距记录针电极较远的肌纤维与运动单位电位的起始和终止有关。在测量其时程时,通常不要选多相电位来测量,在正常情况下运动单位电位的变化范围很大,其时程根据不同的年龄和不同的肌肉不同,要正确地判断正常或异常的运动单位电位,需要具有丰富的经验,并且检查者必须检查多个运动单位电位以求其平均值。应该注意的是短时程运动单位电位并不只在肌病中出现,任何原因导致的肌纤维功能丧失而又没有影响到运动神经元和它的轴索时,都可以出现短时程运动单位电位,这种情况也可以见于严重的失神经支配后,当仅有一小部分神经纤维重新支配肌肉时,即可出现新生运动单位电位,它表现的也是短时程低波幅电位。另外,慢性肌源性损害其运动单位电位时程会变长且有时会伴有卫星电位,这是因为肌纤维的破坏和再生导致运动单位电位成分中每个单独的电位时相不一致。所以,对慢性或晚期肌源性损害很难单凭运动单位电位时程和神经源性损害区别,这就需要肌电图检查者在做诊断时应该全面结合患者的病史、病程、查体、神经传导检查和肌电图最终作出诊断。和时程相比,运动单位电位的波幅在诊断肌源性损害时的价值相对较低,因为它受到针电极影响的因素较多,通常运动单位电位波幅多与距针电极较近的一些肌纤维有关,在肌病时,它的波幅通常比较低,但也可以正常或增加,这取决于针电极距再生肌纤维的位置,如果在肌纤维再生中,其运动单位电位中的肌纤维密度增加,就会出现高波幅的运动单位电位。

　　肌病时在肌肉做轻微收缩时通常可以出现运动单位电位位相的增多,即表现为短时程、低波幅的多相电位(图 21-1)。而当肌肉做大力收缩时,会出现一个比较重要和可靠的现象,即早期募集现象,不过,这种现象多出现在肌病已经比较重的患者。此时,由于每个运动单位里有功能的肌纤维数量明显减少,使运动单位变小,产生的力量也减小,结果导致在大力收缩时,要产生同样大的力量,就需要比正常多的运动单位发放,此时产生的用较小的力量就可以激发更多的运动单位电位发放的现象即为早期募集现象,它是肌源性损害所特有的。通常判断早期募集现象需要有一定的经验,只有肌电图检查者自己可以比较准确地判断,因为在检查时只有检查者才能知道患者用力的程度是否和运动单位发放的数量一致。募集相的判断带有很大的主观性,它和肌电图检查者的经验非常有关。肌源性损害的患者可以出现下列形式的募集相:

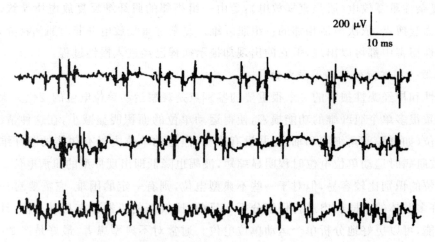

一患者四肢近端无力 3 个月,三角肌肌电图在轻收缩时显示广泛的低波幅、短时程的多相电位。

图 21-1　典型的肌病电位

　　(1)正常募集相:见于多数损害较轻的患者。

　　(2)早期募集相:由于严重的病变导致肌纤维的大量丢失,使得在大力收缩时,更多的运动单位发放,在屏幕上可见患者轻微用力时,即会出现大量的运动单位募集,和用力的程度不成正比。

　　(3)募集相减少并伴有运动单位电位的快速发放:这种情况很像神经源性损害,在肌源性损害中很少见到,仅见于非常严重的损害导致运动单位的功能几乎完全丧失。

　　在临床上大多数表现为广泛性肢体无力的患者都需要做肌电图,以确定是否有肌源性损害。对于这种情况,通常需要检查一侧肢体,如果一侧肢体发现有异常,则需要检查对侧肢体,通常常规检查神经传导速度,至少查一条感觉神经和一条运动神经,必要时检查对侧肢体。首先排除是否有周围神经损害,尤其是对那些肌电图检查并非很典型的患者。肌电图是判断是否有肌源性损害的一项重要检查,但它并没有一个绝对的正常标准,其肌电图的异常可以很明显,也可以是各种各样形式的组合,要结合插入电位、放松时的自发电位以及运动单位电位的形状和募集相综合判断。通常可根据病情来决定所要检查的肌肉,但一些特殊的肌肉包括肢带肌、骨盆带肌和椎旁肌一定要检查。

三、肌源性损害异常肌电图类型

　　1. 正常肌电图

　　正常肌电图包括代谢性肌病、内分泌性肌病,如激素性和甲状腺性肌病。

　　2. 纤颤电位和异常运动单位电位共存

　　纤颤电位和异常运动单位电位共存出现于炎症性和快速进展性的肌营养不良,急性 ICU 肌病。

　　3. 仅有运动单位电位的改变

　　缓慢进展的肌营养不良,遗传性肌病,中毒性、内分泌性、酒精性、激素性和甲状腺性肌病仅有运动单位电位的改变。

　　4. 仅有纤颤电位

　　早期或比较轻的炎症性肌病仅有纤颤电位。

　　5. 运动单位电位改变和肌强直电位

　　强直性肌萎缩,低钾性周期性瘫痪有运动单位电位改变和肌强直电位。

　　6. 仅有肌强直电位

　　先天性肌强直仅有肌强直电位。

　　肌电图对肌源性损害的检查具有可以检查多块肌肉以确定损害是局限性还是广泛性的特点,为肌肉活检提供部位。还可以识别有某些特殊特点的肌病,如强直性肌病。定期观察一些肌病的治疗疗效,判断预后。但仍具有局限性,如对诊断肌源性损害的敏感性并非很高,当肌源性损害已经比较严重,导致大量肌纤维坏死时,才可以出现典型的肌源性损害肌电图,但有些损害很轻,以及内分泌和代谢性肌病肌电图可能正常,所以肌电图检查正常不能除外肌源性损害。并非每一种肌病都有特异性的肌电图改变,也就是说,对很多肌病来说,肌电图改变很相像,使得肌电图检查不能对某一特殊的肌病作出准确的诊断,所以尚需要结合肌酶、肌活检和其他检查来判断。

第二节 常见炎性肌病

一、多发性肌炎和皮肌炎

(一)临床表现

多发性肌炎(polymyositis，PM)和皮肌炎(dermatomyositis，DM)是肌电图室中最常见的一种特发性炎症性肌病。其确切病因尚不清楚，可能是和自身免疫反应有关，大约有20％的患者患有自身免疫病或结缔组织病，如系统性红斑狼疮、风湿性关节炎。女性患者多于男性，皮肌炎的发病年龄相对较小，有的甚至是在儿童期，而多发性肌炎的发病年龄多在20岁以后，多亚急性起病，但也可缓慢起病。多发性肌炎的患者可仅有肌肉无力，而皮肌炎的患者可伴有皮肤的红疹，多在上眼睑处出现淡红色的网状皮疹，在面颊、肩和上胸等暴露部位也可出现红斑。肌肉无力主要表现在近端肢体，通常是对称性的，表现为从椅子上起来、洗澡、梳头、上楼梯均困难，但个别患者也会出现远端肌肉无力，有些患者可以出现言语不清。虽然患者的肌力很差，但深反射一般均存在，感觉正常，而肌肉萎缩相对较轻或根本没有。颈项肌肉特别是屈颈肌肉常常被累及，而面肌和眼外肌通常不受影响，这点使其和重症肌无力很容易鉴别。有很多患者出现肌肉肿胀，肌肉疼痛，关节僵硬等。大约40％的患者可以出现心脏问题，包括心律失常、心肌病。由于肌纤维的广泛坏死，导致心肌酶谱升高，其中血清CK是最敏感和最特异的。超过90％的患者血清CK可达到正常值50倍以上，不过其水平的升高并不完全与肌肉的无力程度成正比，有些肌肉明显无力的患者，其血清CK可以正常，特别是儿童期的皮肌炎，而有些患者肌肉无力很轻，但其血清CK却可以很高。对于皮肌炎的诊断，由于伴随有皮肤改变，所以诊断多比较容易。而很多多发性肌炎的患者，由于没有皮肤的改变，加之症状不典型，在临床上诊断多被延误。

(二)神经传导检查

运动神经和感觉神经传导检查完全正常。

肌电图检查：可出现自发电位如纤颤电位、正锐波、复杂重复放电，在急性或亚急性期可以出现短时程，低波幅运动单位电位，多相电位增多，并伴早期募集现象。自发电位见于椎旁肌，肩带肌和骨盆带肌，这些自发电位伴随着治疗会逐渐减少。在慢性(多大于1年)多发性肌炎和皮肌炎患者中，50％的患者可出现大而宽的运动单位电位，不过，这些运动单位电位多同时和小而短的运动单位电位同时存在，而很少单独存在。而当出现这种大的运动单位电位时容易误认为是神经源性损害，此时，应该注意募集相的观察，募集相相对正常并伴有大的运动单位电位时多见于慢性肌病。

通常，对多发性肌炎的患者做肌电图有两个主要目的。首先是协助诊断，其次是判断激素治疗的疗效。当诊断已经确定，而患者已经开始用激素治疗后，当治疗无反应或加重时，说明激素治疗效果不佳。出现上述情况可能的原因是：一是诊断正确，但疗效差，需要增加激素剂量；二是诊断正确，并对激素治疗有反应，但却发生了激素性肌病，此时，应该逐渐减少激素剂量；三是由于诊断错误而导致治疗失败。要确定是哪一种原因，通常需要做肌电图检查，如果经过治疗后,纤颤电位还有很多,而且很广泛,说明病变仍在活动期,需要继续治疗,相反,假如纤颤电位已经很少或已经基本没有了,则说明肌病并没有在活动期,目前的肌肉无力可能是继发了激素性肌病。如果病情进展,出现了新的肌肉无力,如屈指肌无力,则提示可能是包涵体肌炎而非多发性肌炎。总之,对于多发性肌炎的患者,一旦治疗开始显效,纤颤电位首先开始减少,继之才出现运动单位电位的改变,所以纤颤电位减少是对治疗有反应的一个较早期的指标。而当出现激素性肌病时,并不会出现纤颤电位增多,而当多发性肌炎复发时,首先出现的应该是纤颤电位增多,这点对于鉴别是否是多发性肌炎加重或复发及与激素性肌病的相鉴别很重要。

近年来,国内外均有报道发现多发性肌炎患者合并有周围神经损害,1994年,拉腊基(Laraki)对一组多发性肌炎的患者的临床、实验室、肌电图及神经肌肉病理结果研究发现确实存在有周围神经损害,认为它是一种独立的疾病,命名为神经肌炎。

神经肌炎在临床中并非少见,只是很多患者神经损害的临床表现较轻或被其更严重的肌肉损害所掩盖。神经肌炎患者的临床表现轻于电生理改变,这更加减弱了该病被人们所认识的程度。可能的发病机制和多发性肌炎相同,即体液免疫和细胞免疫共同参与的免疫性疾病,肌肉和神经共同受累。在多发性肌炎的过程中,肌内小神经受到了侵犯致神经源性损害。血管炎所引起的供血障碍和神经的直接损害有关。其临床表现除肌肉损害的表现外,尚有神经受累的表现,对称或不对称分布,可累及末梢神经、单神经和神经根;感觉神经损害常重于运动神经;下肢常重于上肢;神经电生理检查既有周围神经脱髓鞘改变,也有轴索损害。针电极肌电图为肌源性损害基础上叠加神经源性损害。

二、包涵体肌炎

(一)临床表现

包涵体肌炎(inclusion body myositis,IBM)是一种特发性、炎症性肌肉病变,其病因尚不清楚,可能和多发性肌炎和皮肌炎一样,是原发性的炎性肌病,也可能是继发于其他病变而导致的肌肉炎性改变,它是50岁以后患者出现肌病的最常见原因,大约有15%的患者患有其他自身免疫性疾病,在临床和肌肉活检上容易和多发性肌炎相混淆,过去很多按照多发性肌炎治疗无效的患者实际上可能患有包涵体肌炎,其鉴别见表21-3。

表21-3　多发性肌炎、皮肌炎、包涵体肌炎鉴别表

病名	性别比例	发病年龄	肌无力分布	血清CK	对免疫治疗反应
皮肌炎	女>男	儿童和成人	近端>远端	明显升高	好
多发性肌炎	女>男	成人	近端>远端	明显升高	好
包涵体肌炎	男>女	50岁以后	近端=远端,特别是指、腕的屈肌和伸膝肌	正常或轻度升高	无或反应很轻

本病男性多于女性,首次发病年龄多在50岁以后。在临床上表现为缓慢进展的肢体无力,除了近端肌肉无力以外,远端肌肉无力也很常见,有些患者甚至远端肌肉无力比近端肌肉无力还明显,肌无力分布多对称,但非对称性的分布也时常可以见到。本病更易侵犯某些特殊的肌肉,包括髂肌、股四头肌、胫前肌、肱二头肌、肱三头肌和屈指、屈腕肌,明显的肌肉萎缩特

别是股四头肌萎缩很常见,特征性的表现是伸膝、屈腕、屈指无力,面肌和眼外肌通常不受影响。患者很少出现构音障碍,但可以出现吞咽困难,而呼吸困难很少见。早期可以出现深反射减弱或消失,尤其是股四头肌反射。由于本病的临床表现不典型,导致很多患者的诊断多年来一直不能确定,而长期被误诊为多发性肌炎,当对治疗无反应,并且伴有严重的肢体无力和肌肉萎缩时,又常被误诊为运动神经元病。

(二)神经传导检查

运动神经和感觉神经传导检查完全正常。

肌电图检查和多发性肌炎很难区分,可以出现明显的纤颤电位、正锐波,运动单位电位的改变可以正常、短或长时程。很多人认为这种神经源性损害和肌源性损害结合的改变提示诊断可能是包涵体肌炎,尤其是这些改变在肢体上更明显时,则提示包涵体肌炎的可能性更大。血清 CK 可以正常或轻度升高,本病对免疫抑制剂治疗无效,多数患者在患病后 10～15 年发展至生活不能自理,而需要使用轮椅。

三、皮质类固醇肌病

皮质类固醇肌病,又叫激素性肌病,是指皮质类固醇激素所致的骨骼肌无力和萎缩,属治疗性副作用。在诱发肌病的药物所中,它是最常见的药物之一,主要以地塞米松和曲安奈德最常见,其确切病因尚不清楚,可能和皮质类固醇激素影响了肌细胞代谢和功能活动有关,其发生和发展受激素类型、剂量和时间长短的影响。随着激素剂量加大和时间延长,患本病的危险性就更大。目前,由于对此病的认识不足,且接受皮质类固醇激素治疗的患者部分有引起肌无力的基础疾病,如多发性肌炎、重症肌无力等,因而,影响对本病的确认。

(一)临床表现

根据发病情况可分为慢性和急性皮质类固醇肌病。

1. 慢性皮质类固醇肌病

多发生于长期使用皮质类固醇激素治疗的患者,其发病机制尚不完全清楚,可能和长期使用激素导致肌细胞内线粒体结构和功能破坏,使能量代谢出现障碍有关。其典型临床表现为对称性的肢体近端肌肉尤其是股四头肌和骨盆带肌肉明显无力,偶尔影响肩胛带肌,肢体远端和呼吸肌也可以受累,感觉系统不受累。CK 可正常或轻度升高,神经传导检查正常。肌电图检查多正常或轻度异常,有时,在近端肌肉上会出现短时程、低波幅的运动单位电位,重要的一点是通常没有自发电位出现,这点在和多发性肌炎相鉴别时很重要。多发性肌炎的患者在临床上常用激素来治疗,如果治疗有效,激素开始逐渐减量。如果治疗中患者又出现肌肉无力,则在临床上很难鉴别是多发性肌炎复发还是激素性肌病,而此时如果在肌电图上出现大量而广泛的自发电位,则提示是多发性肌炎复发而非类固醇性肌病。本病终止激素治疗后可使症状缓解,一般在数周或月恢复。

2. 急性皮类类固醇肌病

急性皮类类固醇肌病又叫急性四肢瘫痪性肌病、危重病性肌病或重症监护室肌病(critical care myopathy, ICU 获得性肌病)。该病是发生于重症监护室的一种获得性疾病,其发病机制尚不完全清楚。近年来,有关本病的报道越来越多,有报道认为本病和在重症监护病房里患者长时间接受大剂量静脉注射皮质类固醇激素和神经肌肉接头阻滞剂有关,最终导致患者出现广泛性的较严重的肢体无力。本病的病理生理机制尚不清楚,但多数学者认为是大剂量激素的毒素作用加上神经肌肉接头阻滞剂的作用而导致。多数患者同时用了两种药,但有少部分患者仅用了激素。有关引起本病的激素和神经肌肉接头阻滞剂的剂量和类型尚不完全清楚,一般认为静脉注射甲泼尼龙总量超过 1 000 mg,以及长效神经肌肉接头阻滞剂大于 48 h 可患此病。据统计,大约有 1/3 的哮喘持续状态患者在接受了吸入和静脉激素治疗后而患此病,大约有 7% 接受肝移植后患者患此病。也有报道认为本病可能和脓毒血症、多脏器功能衰竭、代谢的紊乱、大剂量的抗生素使用等有关。尽管本病起病较急,但患者多合并有脑病或使用大剂量镇静剂,导致其准确的发病时间不好确定。主要的特点是广泛的肌肉无力,这种无力可以包括肢体、颈部、面肌和膈肌,但眼外肌很少受累,下肢重于上肢。由于影响到了呼吸肌,多数患者都需要呼吸机辅助呼吸。感觉系统正常,四肢腱反射均减弱,很多患者有肌肉萎缩及明显的肢体水种,这种肌病往往和 ICU 多发性神经病重叠。实验室检查显示 CK 明显增高,特别是病程早期者,CK 水平在病程后期可以下降。神经电生理检查对诊断本病非常重要,神经传导的典型特点是:运动神经传导的动作电位波幅可以很低或消失或是正常值下限,而末端潜伏时和神经传导速度正常,感觉神经电位相对正常(但有时由于患者肢体肿胀,也可以很低),膈肌动作电位波幅很低,但在疾病恢复时,动作电位波幅可以逐渐恢复,其恢复的原因不太清楚,可能和水肿消退有关。重复电刺激检查正常,肌电图检查在有些患者的肢体肌肉上可见少量纤颤电位和正锐波,但不如 ICU 多发性神经病那样明显,由于多数 ICU 患者不能配合做肌肉收缩,所以要观察运动单位电位形态很困难。有些患者可见低幅运动单位电位,但时程正常,随着病情的好转,运动单位电位的波幅可增加。肌肉活检有助于本病的诊断,主要表现为脂肪变性、肌纤维萎缩,无炎性细胞浸润。

需要强调的是,在重症监护室除了可以出现 ICU 获得性肌病,尚可以出现 ICU 周围神经病,两者临床表现很像,但 ICU 周围神经病是一种感觉运动性以轴索损害为主的周围神经病,血清 CK 正常,神经传导表现主要为感觉和运动神经电位波幅均明显减低或消失,针电极肌电图可见多量的失神经电位。但少数患者周围神经损害仅限于运动神经,感觉神经电位正常,此时,如果针电极肌电图检查不满意,很难和 ICU 肌病相鉴别,应该行肌肉活检确定诊断。

(二)诊断

本病的诊断有一定的困难,除了受 ICU 患者意识状态的影响外,尚缺乏特异的实验室检查指标。一旦发现重症监护室患者肢体对疼痛刺激时活动度减少,尤其是使用皮质激素治疗的患者,应该注意其可能出现的对骨骼肌的影响。急性起病者较易引起注意,而慢性起病者不易察觉。诊断时要注意下面几点:近端对称性的肌肉无力,但远端和呼吸肌也可能受到影响,动态观察血清肌酶变化,肌电图和肌活检显示肌源性损害,同时也有注意 ICU 获得性肌病和 ICU 周围神经病可能同时存在,有时鉴别非常困难,肌肉和神经活检有助于诊断。

第三节　肌营养不良

肌营养不良是一组与遗传有关的肌肉疾病，自幼发病，并且病情逐渐加重。由于其遗传方式不同，受累肌肉无力和萎缩的程度和分布也不同，以下主要介绍几种常见的类型。

一、Duchenne 肌营养不良

Duchenne 肌营养不良是肌营养不良中最常见的一种，属性连锁隐性遗传，主要累及男性。受累的男孩多在 3～5 岁起病，首先表现为在行走或跑步时容易跌倒，上楼梯困难，逐渐出现足尖走路和鸭步，躺下后站起困难，需要自己用手依次撑住踝、膝、大腿后，才能直起腰[高尔（Gower）征]，双小腿可有假性肌肉肥大，有些病儿可有不同程度的智能障碍。随着年龄增长，渐出现明显的骨盆带、肩胛带和肢体近端肌群萎缩和无力，并且出现脊柱畸形，一般到十几岁时患者就不能行走。约有 5%～10% 的女性携带者可有不同程度的肌肉无力，不过，这种无力通常不对称，可能儿童时就有，但直到成人时才明显，假性肌肉肥大比较常见，进展比较缓慢，有些甚至稳定。实验室检查方面血清 CK 水平可明显升高，达正常人的几十到几百倍。神经传导检查正常，肌电图可出现典型的肌源性损害。

二、Becker 肌营养不良

和 Duchenne 肌营养不良相比，Becker 肌营养不良的临床表现明显轻。一般发病比较晚，12 岁左右发病，但有些患者可能到很大年龄才有症状，进展比较缓慢，可存活到 40～50 岁，小腿假性肥大很明显，但骨关节的畸形不如 Duchenne 肌营养不良明显。本型和 Duchenne 肌营养不良的鉴别主要是靠基因检查来确定。

三、面肩肱型肌营养不良

面肩肱型肌营养不良（facio-scapulo-humeral muscular dystrophy，FSH）为常染色体显性遗传，男女均可受累，其严重程度不等。发病年龄可早可晚，多数在 20～40 岁之间，发病较早者病情较重，也有的患者终生没有症状。典型的表现为面肌、肩带肌及上臂近端肌肉受累，可以不对称，前锯肌、菱形肌、斜方肌无力产生翼状肩胛和肩下垂，肱二头肌和肱三头肌也可受累，但三角肌通常不受累。由于面肌受累，导致患者睁眼睡觉，不能吹口哨，面部表情少。晚期可影响到下肢，当胫前肌和腓骨肌受累时，可以出现足下垂，严重者可出现行走困难。患者通常智力正常，不影响延髓肌、眼外肌、舌肌和呼吸肌，多不影响寿命。实验室检查血清 CK 水平可正常或轻度升高。神经传导检查正常，肌电图可出现典型的肌源性损害的表现。

四、肢带型肌营养不良

肢带型肌营养不良（limb-girdle tupe muscular dystrophy，LGMD）是一组具有高度遗传异质性的常染色体遗传性疾病，多数属于常染色体隐性遗传，但也有不少散发病例。男女均可受累，发病年龄为 20～30 岁，首先累及肩胛带或骨盆带肌肉，可从上肢扩展到下肢，也可从下肢扩展到上肢，不累及面肌。有腓肠肌或其他肌肉的假性肥大，病情进展缓慢，平均在出现症状后20～30 年患者丧失运动能力，血清 CK 明显增高，肌电图提示肌源性损害。由于本病是以近端肌肉损害为主，因此在临床上需要和近端性脊髓性肌萎缩、内分泌性及代谢性肌病鉴别。

第四节 肌强直性肌病

肌强直性肌病是一类在临床上既表现为肌肉无力和萎缩又有肌强直的肌肉肌病。其特征为骨骼肌在随意收缩后不易立即放松;电刺激或机械性刺激时肌肉兴奋性增高,而重复骨骼肌收缩后骨骼肌松弛,症状消失;寒冷环境中肌强直加重;肌电图检查呈现连续肌强直放电现象,代表疾病为强直性肌营养不良。

强直性肌营养不良(myotonic dystrophy)又叫萎缩性肌强直,是常染色体显性遗传的进行性多系统损害疾病。临床上以肌肉无力,肌肉强直、肌肉萎缩为特点。除骨骼肌受损外,还伴有白内障、心律失常、糖尿病、秃发、多汗和性功能障碍等表现。少数患者还可出现周围神经损害。

(一)临床表现

多在 20 岁后起病,隐匿起病,缓慢进展,肌强直通常在肌肉萎缩之前数年或同时发生,病情严重程度差异很大,部分患者可无自觉异常,仅在查体时发现。可有家族史。首发表现多为肌肉用力后不能立即正常松开,此现象在寒冷时明显加重,主要影响的是手,表现为手握拳后不能立即松开,需要重复数次后才能松开,此外,脑神经支配的肌肉包括眼外肌、面肌和咀嚼肌受累是本病的一个特征。早期肌无力和肌萎缩不明显,随病情进展,可以出现肌萎缩,先累及手及前臂肌肉,继之影响头面部肌肉,尤其以颞肌和咬肌萎缩最明显,患者可出现特殊的面容,表现为面容瘦长,颧骨隆起,呈"斧状脸",少数患者可有构音障碍和足下垂,肢体远端出现周围神经损害。除了上述神经系统表现外,还可有白内障,内分泌紊乱,心律失常,性功能障碍等。查体突出的表现为肌丘,即用叩诊锤叩击肌肉,可见局部肌肉隆起,即肌丘形成,持续数秒后恢复原状。血清 CK 正常或轻度增高,心电图提示心律不齐或房室传导阻滞。肌肉活检有特征性的改变。

(二)神经电生理检查

较轻的患者神经传导检查多数正常,但病情较重及肌肉萎缩明显的患者可以出现神经传导的异常,主要表现为远端感觉运动性轴索损害,即感觉运动神经电位波幅均明显减低,而神经传导速度和远端潜伏时可轻度减慢和延长。本病针电极肌电图改变非常重要,主要为肌强直电位,表现为放松时受累肌肉出现连续高频强直电位并逐渐衰减,同时伴随有类似飞机俯冲样声音。轻收缩时受累肌肉可以出现肌源性损害表现。

第二十二章 肌膜兴奋性异常疾病

第一节 概述

近年来随着对离子通道结构和功能的认识和进步，以及分子生物学、遗传学、生理学研究的进展，对这组疾病的发病机制、诊断、分类及治疗方法有了新的认识，发现这类疾病非肌营养不良性肌强直和周期性瘫痪，可能是由于肌细胞膜上特殊的离子通道突变或蛋白激活酶缺陷而导致膜传导系统功能紊乱所致，又将它们都归为离子通道病。

这是一组主要表现为间歇性或持续性出现的肌肉僵硬即肌强直、无力和萎缩为主的肌病。肌强直在临床上表现为肌肉收缩后松弛缓慢，是由肌纤维本身自发放电而引起，比较常见的有萎缩性肌病和周期性瘫痪综合征。肌电图检查对诊断本病具有关键性的作用，这是由于肌纤维的异常放电而导致本病出现一种特殊的肌强直电位，这种电位只有在肌电图检查时才能发现。当针尖插入或在肌肉内移动时，激发肌纤维节律性电位发放，可以产生这种肌强直电位。其发放可有两种不同形式：一种是正锐波样放电；另一种是纤颤电位样放电。它们的发放频率多固定并且波幅忽大忽小，在 $10\ \mu V \sim 1\ mV$ 之间变化，发放频率为 $20 \sim 150\ Hz$，因此在检查时，可以听到典型的飞机俯冲样声音，或是像摩托车发动的声音。它可以出现在萎缩性肌强直、先天性肌强直和周期性瘫痪，在有些代谢性、炎性、中毒性和遗传性肌病时也可以出现，有些失神经支配的肌病也可以出现较短暂的肌强直放电。

目前，由于遗传和分子生物学的发展，根据离子通道的类型和蛋白激活酶的缺陷，以及临床和神经电生理的特点已经可以将本组疾病进行分类（表 22-1）。

表 22-1 肌强直和周期性瘫痪的分类

Ⅰ.遗传性肌强直/周期性瘫痪

　1.萎缩性强直性肌病

　　(1)萎缩性肌强直

　　(2)近端强直性肌病

　2.非萎缩性强直性肌病

　　(1)与氯通道障碍有关

　　　常染色体显性先天性肌强直

　　　常染色体隐性先天性肌强直

　　(2)与钠通道障碍有关

　　　先天性副肌强直

　　高钾性周期性瘫痪

　　钠通道先天性肌强直

　　(3)高钾性周期性瘫痪伴心律失常

3.低钾性周期性瘫痪

Ⅱ.获得性周期性瘫痪

1.继发性高钾性周期性瘫痪(可以伴随有肌强直),可继发于下列情况

　　(1)肾衰竭

　　(2)肾上腺皮质功能减退

　　(3)醛固酮减少

　　(4)代谢性酸中毒

2.继发性低钾性周期性瘫痪(不伴随有肌强直),可继发于下列情况

　　(1)甲状腺功能亢进

　　(2)原发性醛固酮增多症

　　(3)钾摄取过少

　　(4)慢性棉籽油中毒

　　(5)出汗导致大量钾丢失

　　(6)长期使用激素

Ⅲ.肌肉疾病伴随肌强直电位

1.炎性肌病:多发性肌炎

2.先天性:肌管性肌病

3.恶性高热

　　对于临床上出现肌强直的患者,最直接的检查就是肌电图,此外,近年来很多肌电图室也相继开展了一些其他的电生理检查来区别萎缩性和非萎缩性强直性肌病,伴有肌强直电位的肌病和周期性瘫痪综合征。除了常规的神经传导检查以外,肌肉遇冷试验和运动试验是最常用的两种。

一、肌肉遇冷试验

　　对于有些肌强直性肌病,肌肉遇冷试验可以明显增加肌强直电位发放。通常将被检查肢体包在一个大的装满冰块的袋子里,持续 10～20 分钟,当皮肤温度降到 20 ℃时,观察肌电图肌强直放电的情况。

二、运动试验

　　运动试验主要用于检查肌强直和周期性瘫痪。在运动试验之前先做常规运动传导检查做远端神经如尺神经肌肉动作电位,找出比较稳定的基线水平,然后开始运动 3～5 分钟,每运动15 秒后,休息几秒,当运动 5 分钟后,让患者完全放松,立即记录动作电位,然后每 1 分钟记录一次,一直记录60 分钟。对于周期性瘫痪的患者,无论遗传性还是获得性,运动停止后动作电

位波幅立即有所轻微升高,之后就逐渐下降,在 20～40 分钟时最明显,下降超过 40％即为异常,于 1 小时后恢复。

在做上述检查时,技术因素非常重要,否则,会出现假阳性。需要注意以下情况。

(1)遇冷试验多选用肢体远端肌肉,由于操作上比较方便,通常选手上的小肌肉,如小指展肌或拇短展肌。

(2)进行肌肉遇冷试验检查前,要向患者解释清楚,以取得患者的配合,如果在遇冷时,患者出现肌强直或肌肉无力时,应该立即将患者的手从冰中拿出。

(3)在运动试验时,由于要观察的主要是肌肉动作电位的波幅改变,所以在检查时,要用胶布将记录电极和参考电极充分固定在所检查肌肉上,使得在以后 60 分钟的刺激过程中,不会因记录电极位置改变而导致肌肉动作电位波幅改变。同时,刺激电极位置也不要移动,最好由专人一直操作,直到 60 分钟结束。选择超强激强度,一旦拿到了稳定的基线波形后,刺激强度不要再改变。

分析结果时要注意以下四点。

(1)常规神经传导检查是否正常。

(2)针电极检查如果发现肌强直电位,则要注意它的分布,即是局限的,还是广泛的;是以近端肌肉为主,还是以远端肌肉为主;是否伴随有其他自发电位出现;运动单位电位是否正常;募集相是否正常;有无肌源性或神经源性损害存在。

(3)肌肉遇冷时,有无肌强直电位增加。

(4)运动试验后,有无肌肉动作电位波幅改变。

第二节　常见肌强直肌病和周期性瘫痪

一、强直性肌营养不良

强直性肌营养不良(myotonic dystrophy,DM)又叫萎缩性肌强直,是最常见的肌强直性肌病,属常染色体显性遗传。典型的表现为隐匿发展的肌肉强直,进行性肌肉无力和萎缩。本病可影响多系统,如人格智能障碍、视力障碍、心脏病、生殖系统损害等。本病确切发病机制尚不很清楚,目前的研究表明其导致发病的基因是在第 19 号染色体长臂上,对本病的生理研究发现,其肌肉松弛减慢是病理性的持续性肌纤维异常放电的结果。而由于这种肌强直放电在脊髓、神经干被阻滞和神经肌肉接头被箭毒阻滞时仍然存在,提示这种肌强直放电是由肌细胞膜异常所导致的,可能与肌膜内离子通道系统受累有关。

(一)临床表现

本病多见青年或中年发病者,主要表现为肌强直、肌无力和肌肉萎缩。肌强直多出现在远端肌肉上,患者最早的表现往往是手握拳后不能正常地迅速松弛,而当反复握拳和松弛后,肌肉强直明显好转,甚至消失。后期患者可以出现肌肉无力和萎缩,不过这种肌肉无力和萎缩与肌强直不一定平行,有时,肌肉无力和萎缩很明显时,肌强直可不明显。肌无力和肌萎缩主要出现在肢体远端肌肉上,但最终可累及全身肌肉,包括屈颈肌。肌无力和肌萎缩也可以出现在面肌、颞肌、咀嚼肌、眼轮匝肌和颈部肌群,患者出现典型的"斧状脸",即面部瘦长,上宽下窄,无表情,患者躺下后抬头困难,有时伴有吞咽困难。查体发现当刺激肌肉时,如叩击肢体肌肉尤其是远端肌肉时,可以出现局部肌肉的隆起,即肌丘,但无感觉异常,随着病情进展可出现腱反射减弱或消失。本病可累及多个系统,最终影响眼睛、内分泌系统、骨骼系统,部分患者可出现智能障碍,心脏功能及性功能异常也可见到。血清 CK 可以正常或轻度升高。

(二)神经电生理检查

神经传导通常检查一侧肢体的运动和感觉神经,以排除周围神经病变。本病运动和感觉神经传导、F 波均正常,但晚期伴有明显肌肉萎缩时,可出现远端动作电位波幅减低。肌电图最好要检查一侧肢体,同时,要检查面肌和椎旁肌。肌电图检查可出现持续的肌强直电位,约有半数患者的高危亲属中也可出现这一典型的电位发放,肌强直电位表现为持续性很密集的肌纤维电位发放,伴有频率和波幅的明显变化,产生典型的飞机俯冲样声音,这种肌强直放电主要出现在手部小肌肉、前臂伸肌、面肌和眼轮匝肌,在胫前肌和趾伸肌比较少见,近端肌和椎旁肌最少见。在肢体的远端肌肉尤其是萎缩比较明显的肌肉上,可出现肌源性损害的表现。肌肉遇冷后肌电图上无任何改变。但运动试验后,动作电位波幅会出现明显改变。当患者出现上述电生理改变时,再结合临床表现则可诊断为萎缩性肌强直。

二、先天性肌强直

从临床和遗传学角度可将先天性肌强直分为两型,这两型都是由于 7q 染色体上氯离子通道基因的异常导致。一型是常染色体显性遗传,是在 1876 年被尤利乌斯·汤姆森(Julius Thomsen)命名,男女两性均等受累,一般于婴儿期或儿童期发病,但一生中症状均很轻,进展不明显。另一型是常染色体隐性遗传,是由贝克(Becker)首次命名,多见于男性,儿童期发病,肌强直比较严重,临床上不但没有肌肉萎缩,反而肌肉很发达。肌强直主要影响下肢,导致起步走路时困难,当行走开始时,由于肌强直,使得动作缓慢。但如果连续运动,肌强直就明显减轻,由于多没有其他器官受累,患者可以保持正常寿命。

神经电生理检查:常规检查一侧肢体的运动和感觉神经传导、F 波。肌电图可见广泛的肌强直放电,包括椎旁肌,近、远端肌肉,在常染色体显性遗传型,运动单位电位的形状和募集相正常,肌肉遇冷试验后,肌强直电位增多。在常染色体隐性遗传型,运动单位电位的形状和募集相表现为轻度的肌源性损害。

三、先天性副肌强直

先天性副肌强直和高钾性周期性瘫痪一样为常染色体显性遗传,于 1886 年由奥伊伦堡(Eulenburg)首次报道,婴儿期发病。肌强直首先影响到面、咽、颈和手部肌肉,并且运动后肌强直不但不减轻,反而加重,这点和萎缩性肌强直刚好相反,遇冷时肌强直明显加重,而温暖时,肌强直明显减轻。此种患者外表上看起来很强壮,寒冷可造成有些患者突发肢体无力,尤其是那些在冷天里锻炼的人。

神经传导检查正常,肌电图检查在远、近端肌肉均出现肌强直电位,但在远端比较重,运动单位电位和募集相正常。肌肉遇冷时的肌电图改变是本病的特点,肌肉稍微遇冷后会短暂地出现大量纤颤电位,当温度下降到 28 ℃时,大量纤颤电位消失,但肌肉进一步冷却到 20 ℃以下时,所有的肌强直电位全部消失,而运动试验后可出现动作电位波幅的明显减低。

四、高钾性周期性瘫痪

高钾性周期性瘫痪在儿童期发病,主要表现为由于禁食、锻炼后休息和遇到寒冷时出现的突发肢体无力。发作时间可以很短,只有几分钟到几小时,发作时腱反射减低,血清钾升高,但有些患者正常,症状多于进食后减轻。发作间歇期时可有临床或电生理检查出现的肌强直。神经传导检查在发作间歇期时正常,在发作期时,动作电位波幅降低,其降低的程度和肌肉无力的程度成正比。肌电图检查,在发作间歇期时,近端和远端肌肉都可见肌强直电位,运动单位电位和募集相正常。在发作期时,无力肌肉上出现运动单位电位数量减少,募集相减少,当无力很严重时,肌强直电位明显减少或消失。遇冷试验后肌电图无明显变化。运动试验后,可立即出现动作电位波幅增高,之后逐渐出现动作电位波幅减小,在运动后 20～40 分钟时最明显,波幅下降可超过 50%。

五、低钾性周期性瘫痪

低钾性周期性瘫痪在青壮年发病,表现为发作性的肢体对称性无力,常在休息后发作,如晚上睡眠后或清晨醒来时,可由于进食大量的碳水化合物、寒冷或运动后休息而诱发。发作时,四肢无力的程度变化很大,轻的仅有下肢行走不便,而重的可有四肢严重瘫痪,较少影响呼吸肌,症状持续时间从几小时到几天不等,但一般不超过 3 天。发作间歇期不等,严重时可每天发作,但在 30 岁后发作频率下降,而 50 岁后几乎罕见发作。发作时腱反射减弱或消失,感觉正常。血清钾通常很低,有些患者可以正常。不论从临床上还是肌电图上都没有肌强直的出现,但除外有些患者可出现眼睑肌强直,发作间歇期可相隔 1 年,间歇期时患者完全正常,男性发作比女性频繁。神经传导检查在发作间歇期正常,在发作期,动作电位波幅降低,其降低的程度和肌肉无力程度成正比。肌电图检查,无肌强直电位发放,在发作间歇期,运动单位电位和募集相正常。在发作期,无力肌肉上出现运动单位电位数量减少,募集相减少。遇冷试验结果尚不清楚,运动试验后,可立即出现动作电位波幅增高,之后逐渐出现动作电位波幅减小,在运动后 20～40 分钟时最明显,波幅下降可超过 50%。

参 考 文 献

[1]鲁在清,殷全喜,薛兆荣.临床脑电图入门[M].济南:山东科学技术出版社,1996.

[2]刘晓燕,冯保蓉.儿童 14 和 6 Hz 正相棘波的临床意义[J].临床脑电学杂志,1998(2):7-9.

[3]大熊辉雄.临床脑电图学[M].周锦华,译.5 版.北京:清华大学出版社,2005.

[4]刘晓燕,冯保蓉.额叶癫痫发作的临床与脑电图特征[J].临床脑电学杂志,2000(4):196-199,226.

[5]小儿癫痫的诊断[J].中国实用儿科杂志,2000(9):520.

[6]福山幸夫.小儿实用脑电图学[M].张书香,译.北京:人民卫生出版社,1987.

[7]美国临床神经生理学会.美国临床神经生理学会指南(3)疑似脑死亡的脑电图记录最低技术标准[J].秦兵,译.癫痫与神经电生理学杂志,2011,20(4):241-243.

[8]董永绥,方峰.小儿常见病毒感染的实验室诊断及评价[J].中国实用儿科杂志,2001(8):449-451.

[9]鲁在清,汤海涵,徐景华,等.小儿拟诊轻型病毒性脑炎与脑电图变化的相关性研究[J].临床神经电生理学杂志,2003(3):165-166,168.

[10]鲁在清,汤海涵,徐卫,等,小儿轻型急性脑炎诊断模型及其应用评价[J].现代电生理学杂志,2005(4):206-210.

[11]李新宇,王薇薇,吴逊.脑梗死急性期脑电图检查意义探究[J].临床神经电生理学杂志,2006,15(5):284-286.

[12]许又新.精神病理学:精神症状的分析[M].长沙:湖南科学技术出版社,1998.

[13]刘晓燕.临床脑电图学[M].北京:人民卫生出版社,2006.

[14]党静霞.肌电图诊断与临床应用[M].北京:人民卫生出版社,2005.

[15]WEISS J M,WEISS D L,SILVER K J.轻松学习肌电图:神经传导检查和肌电图操作指南[M].潘华,译.2 版.北京:北京大学医学出版社,2017.